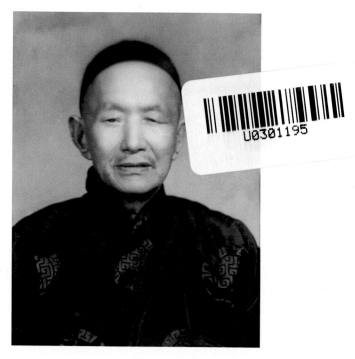

施源昌（1888–1959 年）

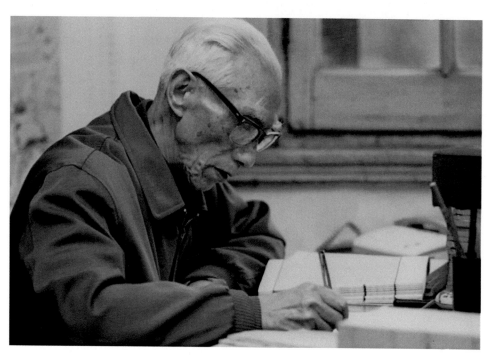

施维智（1917–1998 年）

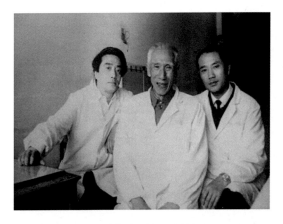

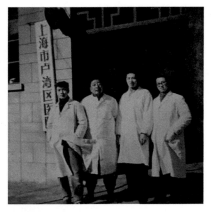

施维智与学生合影   陆文（1906–1980 年），左二

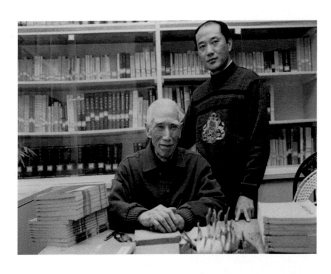

吴云定教授与恩师
施维智合影

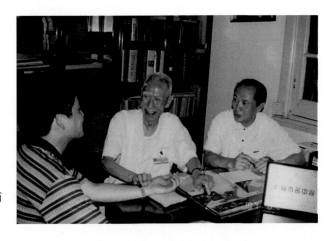

吴云定教授跟师
施维智诊病

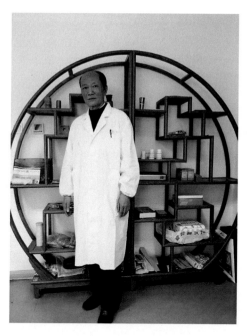
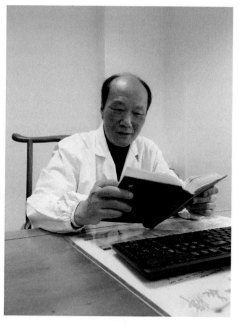

吴云定教授于施氏伤科研究室

吴云定教授日常工作照

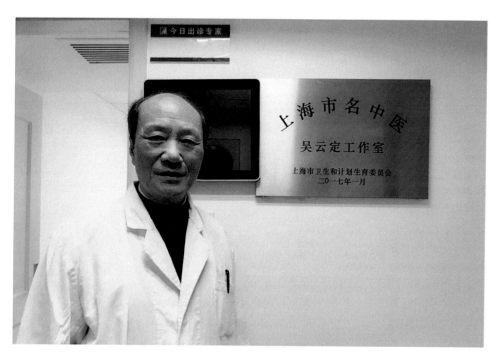

吴云定教授在上海市名中医吴云定工作室门口留影

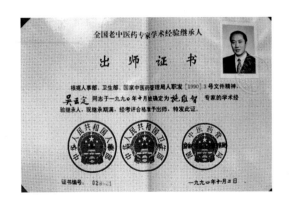

吴云定教授的全国老中医药专家
学术经验继承人出师证书

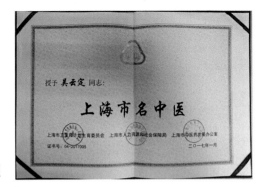

吴云定教授被评为上海市名中医

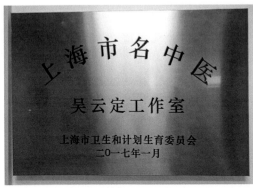

上海市名中医吴云定工作室的名牌

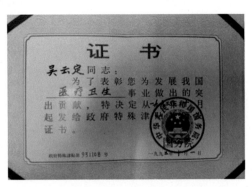

吴云定教授获国务院特殊津贴

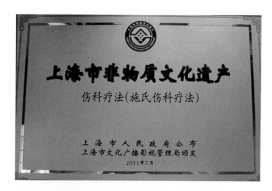

施氏伤科被上海市卫生局评为上海市
医学领先专业——施氏伤科特色专科

施氏伤科疗法入选上
海市非物质文化遗产

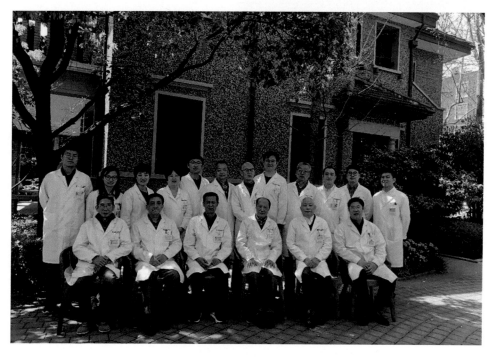

香山中医医院施氏伤科团队

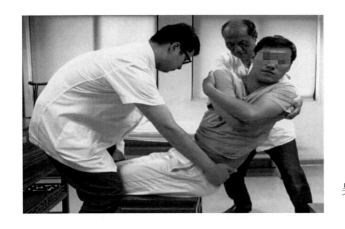

吴云定教授演示施氏
伤科整骨手法

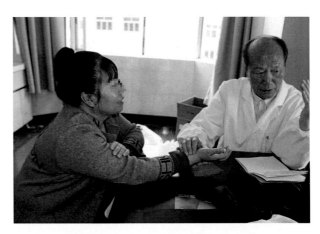

吴云定教授门诊工作

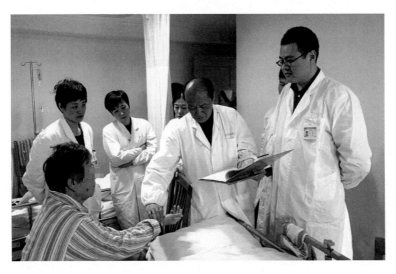

吴云定教授病房带教

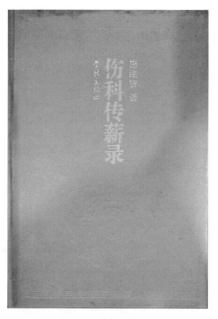

《伤科传薪录》

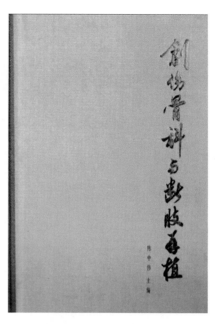

《创伤骨科与断肢再植》

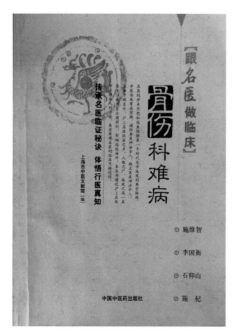

《骨伤科难病》

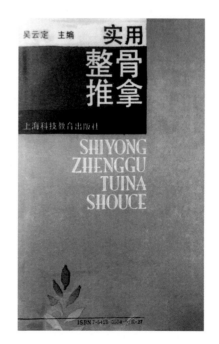

《实用整骨推拿》

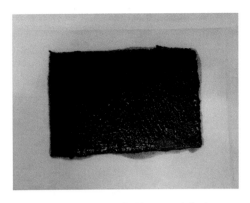

施氏伤科外用膏药——吊伤膏

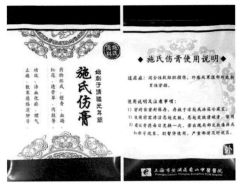

施氏伤科外用膏药——施氏伤膏

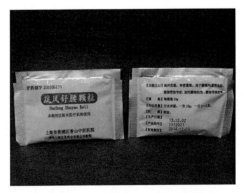

施氏伤科自制制剂——疏风舒腰颗粒

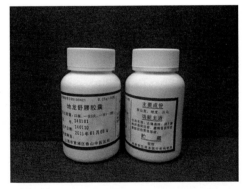

施氏伤科自制制剂——地龙舒腰胶囊

海派中医伤科系列丛书

施氏伤科吴云定临证经验集萃

孙 波 陈建华 主编

科学出版社

北 京

内 容 简 介

本书分为三部分，第一章施氏伤科总论，介绍施氏伤科的发展史及代表性人物、学术思想、治疗经验和特色、外用药证治概说、治伤手法；第二章列了十一大类常见疾病，逐一介绍施氏伤科吴云定的治疗经验，多附有治验病案；第三章把关于吴云定临证经验介绍的一些论文予以整理。

本书适合广大骨伤、针灸、推拿医师及中医爱好者阅读。

图书在版编目（CIP）数据

施氏伤科吴云定临证经验集萃 / 孙波，陈建华主编. —北京：科学出版社，2019.7

（海派中医伤科系列丛书）

ISBN 978-7-03-061404-9

Ⅰ.①施… Ⅱ.①孙… ②陈… Ⅲ. ①中医伤科学－中医临床－经验－中国－现代 Ⅳ.①R274

中国版本图书馆 CIP 数据核字（2019）第 107204 号

责任编辑：陆纯燕 王立红 / 责任校对：杨 赛
责任印制：黄晓鸣 / 封面设计：殷 靓

科 学 出 版 社 出版

北京东黄城根北街 16 号
邮政编码：100717
http://www.sciencep.com

广东虎彩云印刷有限公司 印刷
科学出版社发行 各地新华书店经销

*

2019 年 7 月第 一 版 开本：B5（720×1000）
2021 年 5 月第二次印刷 印张：12 3/4
字数：247 000

定价：60.00 元

（如有印装质量问题，我社负责调换）

前　言

　　施氏伤科源于清代道光年间江苏海门施镇仓，经过家族传承，至第五代施维智先生达到了空前的高度，誉列"上海伤科八大家"之列。其于 20 世纪 50 年代提出的"四肢闭合性骨折三期分治"观点为业内称道，获得了国家卫生部颁发的"在继承发扬祖国医药学方面表现积极、成绩颇佳"奖状。其于 1990 年被国家中医药管理局列为急需继承的全国 500 名老中医药专家之一，也被评为上海市名中医，授予"上海市劳动模范"等荣誉称号。

　　吴云定作为第一批全国老中医药专家学术经验继承班学员，拜师于施维智先生，潜心学习和总结施维智先生的理法方药、治疗经验，并于 20 世纪 60 年代拜师整骨推拿名家陆文先生，学习了陆文祖传的整骨推拿手法经验，吴云定将两者的精华融会贯通，在中国科学院院士陈中伟教授的指导下，把内服外用药和整骨推拿手法等骨伤科诊疗手段有机地融合在一起，从而形成了施氏伤科新的特色。因此，吴云定也是施氏伤科当之无愧的第六代代表性传承人，也被评为上海市名中医，享受国务院政府特殊津贴。

　　吴云定在诊治骨伤科疾病时，遵照施维智先生推崇的"十三科一理贯之"的整体观念，治病探究其因，综合、整体考虑患者的表里、寒热、内外、虚实，从而灵活处方用药。另外，对骨折、脱位等的整复，以及运用整骨推拿手法诊治颈腰椎疾病，吴云定均有独到的认识，兹将在后面的章节中逐一介绍。

　　限于编者水平不足，难免有些认识和理解上的偏差，竭诚希望阅读此书的同道多多批评指正！

编　者

上海市香山中医医院

2018 年 11 月

目　录

第一章 施氏伤科总论

第一节 施氏伤科发展史及代表性人物

一 施氏伤科发展史

施氏伤科是中医骨伤科一大流派，肇始于清代道光年间（1821～1850 年）江苏海门施镇仓，融传统武术整骨手法与中医内治调理方法、外敷中药于一体，创立了中医骨伤科独特的诊治方法，至今已历 180 年余。

施氏伤科历经 1938 年施维智先生悬壶沪上，1958 年转入南洋医院、上海市公费医疗第一门诊部、卢湾区中心医院，广收门徒，直至 1985 年创办上海市香山中医医院骨伤科，将祖传的理法方药加以发挥，沿用至今，疗效卓著。

施维智先生之后，在施氏伤科代表性传承人、上海著名伤科专家、上海市名中医、国务院政府特殊津贴获得者吴云定带领下，继承和发扬了施维智先生的学术思想和临证经验，融合了上海已故推拿名家陆文先生的整骨推拿经验，并与已故中国科学院院士、"断肢再植之父"陈中伟教授一起，运用现代科学技术加以研究应用，在腰椎间盘突出症、腰椎椎管狭窄症、颈椎病、急慢性软组织损伤、寰枢椎半脱位、骨关节病等方面取得了显著的疗效。施氏伤科二次入选上海市医学领先专业医疗特色专科建设。

进入 21 世纪，在上海市非物质文化遗产施氏伤科疗法代表性传承人、上海市香山中医医院骨伤科主任陈建华，施氏伤科研究室主任孙波，上海市香山中医医院骨伤科副主任刘光明的带领下，以及在施氏伤科疗法代表性传承人、上海市名中医、骨伤科顾问吴云定的指导下，施氏伤科先后于 2012 年入选国家中医药管理局"十二五"国家中医临床重点专科协作组成员单位，2014 年入选国家中医药管理局全国中医学术流派传承工作室二级站建设，2015 年入选国家中医药管理局全国基层名老中医药专家传承工作室建设，2017 年获批吴云定上海市名老中医学术经验研究工作室。2012 年，施氏伤科成为上海市卫生健康委员会海派中医流派及特色技术扶植项目，2015 年滚动进入第二轮建设；2005～2008 年，"中医骨伤科学"进入卢湾区卫生系统重点专科建设；2006～2009 年进入卢湾区卫生系统"骨伤科工作室"建设；2008～2011 年入选上海市中医临床优势专科（专病）建设；

2012 年成为上海市中医临床重点学科建设项目。

2009 年，中医骨伤科学专业成为上海中医药大学硕士研究生培养点，已先后培养 4 名硕士研究生。2010 年，"施氏伤科疗法"入选上海市非物质文化遗产保护名录，吴云定、陈建华、李麟平先后被认定为施氏伤科疗法代表性传承人。

施氏伤科先后承担和完成市、区科学技术委员会及卫生健康委员会课题 40 余项；主编著作 4 部，其中《伤科传薪录》《实用整骨推拿手册》系统反映了施氏伤科的诊疗特色和水平；参编著作 8 部，如《创伤骨科与断肢再植》《百家方剂精华》等；发表学术论文 70 余篇；获国家发明专利 1 项，实用新型专利 4 项；获尚天裕国际科技奖 2 项，国际成就奖 1 项，上海市科技成果奖 2 项，上海市卫生局科技成果奖 2 项，卢湾区科技进步奖二等奖 2 项、三等奖 2 项；二次获得卢湾区政府颁发的"先进集体"称号。此外，还有上海市名中医、国务院政府特殊津贴、国际交流医科大学授予的"杰出医学成就奖"、世界手法医学会颁发的"手法名师"、上海市区域名医提名奖等荣誉。施氏伤科先后有 10 余人次入选全国、市、区各级各类人才培养项目。

施氏伤科现有医护人员 28 名，医生 19 名，护士 11 名。其中上海市名中医 1 名，上海市著名专家 1 名，国务院政府特殊津贴获得者 1 名；主任医师 4 名，副主任医师 3 名，拥有硕士学位者 9 名，上海中医药大学硕士研究生导师 3 名，培养硕士研究生 4 名；上海市非物质文化遗产"施氏伤科疗法"第三批、第四批代表性传承人 3 名。施氏伤科设有专科门诊及腰椎间盘突出症、颈椎病、肩关节周围炎、骨关节病、骨质疏松症、类风湿关节炎/强直性脊柱炎等专病门诊，年门诊量 6 万人次。病房开设 35 张床位，年出院近 700 人次。另设有"施氏伤科研究室""施氏伤科陈列室"，设有专职人员，供教学及科研使用，以继承和整理施氏伤科学术经验，传承中医骨伤科文化特色。

施维智先生于 20 世纪 50 年代首次提出"四肢闭合性骨折三期分治"观点，进而促进了骨折治疗水平的提高和临床诊疗方案的建立，获得上海市中医、中西医结合医疗成果奖，以及卫生部颁发的"在继承发扬祖国医药学方面表现积极、成绩颇佳"奖状。20 世纪 70 年代，施氏伤科又专攻腰椎椎管狭窄症的中医治疗，提出了辨证分型论治的学术观点，创设了地龙舒腰汤等效验方药，并获得上海市中医、中西医结合医疗成果奖。20 世纪 90 年代初，施氏伤科开展了腰椎间盘突出症的临床和科研工作，制订了腰椎间盘突出症的三期辨证分型诊疗方案及个体化评估和治疗方案，获得了尚天裕国际科技奖，使腰椎间盘突出症的诊疗达到国内先进水平。

在第六代传人吴云定、陈建华和第七代传人孙波、刘光明的带领下，骨伤科全体同仁继承和发扬了施氏伤科理法方药及诊疗技术，结合陆文整骨推拿技术和现代医学的技术方法，从而形成了施氏伤科新的医疗特色，即运用中医传统治疗措施：中药汤方辨证论治，自制膏药循经敷贴，整骨推拿，中药熏洗和牵引，穴位注射，骨折、脱位的手法复位，夹板、石膏包扎固定，针灸等技术和手段，治疗的病种主要是骨折，脱位，伤筋，脑外伤后遗症，急、慢性软组织损伤，腰椎间盘突出症，腰椎椎管狭窄症，颈椎病（脊髓型），颈性眩晕，肩关节周围炎，风湿/类风湿/退变性关节炎，强直性脊柱炎，骨质疏松/骨质增生症，股骨头坏死等。已开发了疏风舒腰颗粒、地龙舒腰胶囊、天麻颈脑宁、归龟壮骨片等 5 种口服制剂，以及吊伤膏、施氏伤膏、宿伤膏、壮筋通络外洗方等 12 种外用制剂。并且拥有中药热敷牵引床 6 台，中医定向透药治疗仪 4 台，医用智能汽疗仪 2 台，经皮神经电刺激（TENS）治疗仪 2 台，三维脊柱牵引治疗仪 1 台，骨质疏松治疗仪 1 台，激光治疗仪 2 台，微波治疗仪 3 台，全自动智能牵引椅 1 台，上、下肢关节功能恢复器（CPM 机）各 1 台，脑循环治疗仪 1 台等 20 余台治疗设备。已发展成为以中药内服、外敷结合手法治疗为主，物理治疗为辅，结合功能训练和健康教育，对骨伤科疾病进行预防、治疗、康复的重点专科。

二 代表性人物

　　第一代 施镇仓，于清代道光年间从宋锡万老师学得拳术和理伤技术，后又与少林寺拳师郭九皋结莫逆交，相互琢磨，尽得其传，开创了施氏伤科流派之源。

　　第二代 施端葵、施墨香、施简如、施兴葵弟兄四人，均承家业，精通拳术和理伤技法。

　　第三代 施秀康（1860～1919 年）从叔叔施简如学得拳术和理伤后，又师从外科名医郁灿先生，学得外科，遂以伤、外科悬壶乡里，一时名噪南通地区，就诊者众。

　　第四代 施源亮（生于 1886 年，卒年不详）、施源昌（1888～1959 年）兄弟，自幼家学伤、外科。施源昌于清末毕业于南通通州师范学校，后又继承祖传，且向同里儒医沈昌济先生学习中医理论和内科。学成与其兄共同执业伤、外科，其兼理内科。

　　第五代 施维智（1917～1998 年），兄弟姐妹九人，其为长子。1934 年，其读完初中后，随父学医 5 年。1937 年抗日战争爆发，举家到上海避难。1939 年秋，其父与其弟、妹等回乡开业，施维智留在上海独立行医。由此奠定了施氏伤科誉列江南"伤科八大名家"之名。

　　1958 年公私合营，结束个体诊疗，施维智进入卢湾区南洋医院，1985 年创办上海市香山中医医院，担任名誉院长。施维智伤科理论造诣颇深，曾创"四肢闭合性骨折三期分治"说，对诊治骨折、内伤、软组织损伤、脑外伤后遗症等疾患尤多独到之处。施维智主编《伤科传薪录》，参编多部著作，发表《脏象学说在伤科临床上的运用》《阴阳五行学说在伤科临床上的运用》《中医伤科简史》《骨折的诊断与治疗》等 10 余篇有影响的文章、论著。1959 年，施维智获颁"在继承发扬祖国医药学方面表现积极、成绩颇佳"奖状，1983 年获"上海市劳动模范"称号，1995 年获"上海市名中医"称号。

施维智为首批全国 500 名中医药专家之一，先后担任上海中医药大学专家委员会名誉委员，中国中医研究院骨伤科研究所客籍教授，上海市中医文献馆馆员，上海中医药大学附属曙光医院顾问，中华中医药学会骨伤科分会顾问，上海中医药学会理事，上海中医药学会骨伤科分会顾问、副主任委员，《中国中医骨伤科杂志》顾问，《上海中医药杂志》顾问、编委，上海市高级职称评审委员会委员，卢湾区政协委员等职。1993 年起享受国务院政府特殊津贴。

第六代 吴云定、陈志文、崔仲梁、黄震西、施祖同、袁希庆、黄恤民、王佛勇、张伯禹、金惠芳、陈建华、李麟平、牛守国、王林元、施瑜民等，进一步发展施氏伤科理伤经验。

吴云定，男，1944 年出生，主任医师，上海市著名专家，上海市名中医，享受国务院政府特殊津贴，上海中医药大学兼职教授、硕士研究生导师，曾任卢湾区政协委员，为上海市非物质文化遗产项目——施氏伤科疗法代表性传承人，为第一批全国老中医药专家学术经验继承班学员，师从已故全国名老中医施维智先生。

吴云定先后担任上海市香山中医医院副院长、代院长，骨伤科主任、顾问，中华中医学术流派联盟骨伤分盟副理事长，世界手法医学会副主席，中国中医药研究促进会手法诊疗分会顾问，美国国际中医药研究院教授兼研究员，上海市中医药学会理事，上海市中医药学会骨伤科分会副主任委员、顾问，上海市盲人医疗按摩中级职称评审委员会委员，《上海中医药杂志》编委，为上海市"高层次针推伤人才培养计划"指导老师，上海市"杏林新星"计划指导老师，"黄浦区卫生系统优秀人才培养计划"指导老师。

吴云定从事中医骨伤科工作近 50 年，对骨伤科疑难杂病有着较深的中医学理论造诣和独特的治疗方法，尤其运用手法治疗腰椎间盘突出症疗效突出。

吴云定发表学术论文 30 余篇，主编《实用整骨推拿手册》《跟名医做临床·骨伤科难病》，参编《创伤骨科与断肢再植》《百家方技精华》《伤科传薪录》等著作，为上海市医学领先专业医疗特色专科——施氏伤科负责人；海派中医流派扶植项目——施氏伤科负责人；上海市中医临床重点专科——中医骨伤科学学术带头人。

吴云定主持和参与上海市科学技术委员会课题 1 项，上海市卫生局课题 4 项，卢湾区科学技术委员会课题 2 项，卢湾区卫生局课题 10 余项；获得上海市科技成果奖 2 项，卢湾区科技进步奖 2 项。

陈志文，男，1936 年出生，师从施维智先生，为其大弟子，卢湾区政协委员，曾担任卢湾区中心医院副院长，1985 年起担任上海市香山中医医院首任院长，首届中华全国中医伤科学会秘书等职。

陈建华，男，1954年出生，主任医师，上海市香山中医医院骨伤科主任，上海中医药大学兼职教授、硕士研究生导师，为上海市非物质文化遗产项目——施氏伤科疗法代表性传承人。

目前，陈建华担任中国中医药研究促进会手法诊疗分会副主任委员，中国民间中医医药研究开发协会确有专长分会副会长，上海中医药学会骨伤科分会副主任委员，上海市中西医结合学会脊柱医学专业委员会委员，上海市盲人医疗按摩中级职称评审委员会委员。

陈建华从事中医骨伤科工作近40年，对腰椎间盘突出症、颈椎病、骨关节病、骨质疏松症、骨质增生症的中医药综合治疗有独到的经验。

陈建华为国家中医药管理局全国基层名老中医药专家传承工作室中医专家，国家中医药管理局"十二五"国家中医重点专科协作组成员单位负责人，上海市中医临床重点学科中医骨伤科学学科负责人，上海市中医临床优势专病专科——施氏伤科负责人，海派中医流派扶植项目——施氏伤科负责人，卢湾区卫生系统医学重点专科负责人，卢湾区卫生系统"骨伤科工作室"负责人。

陈建华参加《实用整骨推拿手册》等的编写工作，发表学术论文20余篇，主持和参与上海市科学技术委员会课题1项，上海市卫生局课题5项，卢湾区科学技术委员会课题2项，卢湾区卫生局课题10余项，获得尚天裕国际科技奖1项，上海市科技成果奖2项，卢湾区科技进步奖2项。

施瑜民，男，1946年出生，大专学历，为施源亮先生之孙，1963年进入上海市卫生局中医带徒班学习，1969年毕业。1969～1982年于安徽六安地区中医院任职，1983年调回上海，在华通开关厂保健站工作，1998年调入闸北区永和医院（现上海市第三康复医院）伤科工作至今。

第七代 孙波、徐丰、刘光明等，在继承施氏伤科传统诊疗技法的基础上，融合了其他流派的特色和现代诊疗技法，将施氏伤科理伤经验的传承、人才培养和学科建设向前推进了一步。

孙波，男，1973年出生，辽宁人，主任医师，上海中医药大学硕士研究生导师，获2018年"上海市区域名医"提名奖，2015～2017年度上海卫生计生系统先进工作者，上海市中医专家社区师带徒项目指导老师，入选上海市中医药领军人才培养计划。

1998年，孙波毕业于上海中医药大学，获临床医学硕士学位，同年工作于上海市香山中医医院至今，任上海市香山中医医院施氏伤科研究室主任、骨伤科副主任、传统医学科副主任，为上海市非物质文化遗产项目——施氏伤科疗法第七代传承人之一，为全国基层名老中医药专家传承工作室负责人，上海市中医临床重点学科——中医骨伤科学科带头人，海派中医流派及特色技术扶植项目——施氏伤科负责人，吴云定上海市名老中医学术经验传承研究工作室负责人，上海市黄浦区医疗重点研究发展专科——中医骨伤科负责人。

孙波出身于中医骨伤世家，先后师从吴云定（上海，施氏伤科），石印玉教授（上海，石氏伤科），石关桐教授（上海，石氏伤科），刘海起教授（辽宁，华山正骨），陈益群主任医师（江苏，苏州市中医医院）等名师。

目前，孙波担任世界中医药学会联合会骨关节疾病专业委员会常务理事，世界中医药学会联合会脊柱健康专业委员会常务理事，中华中医药学会整脊分会常委，中华中医药学会疼痛学分会委员，中华中医药学会亚健康分会委员，中国中医药研究促进会手法诊疗分会副会长，中国中医药研究促进会骨伤科分会委员，中国中医药研究促进会中医学术流派分会委员，中华中医学术流派联盟骨伤分盟副秘书长，中国民间中医医药研究开发协会副秘书长，上海市中医药学会骨伤科分会常委兼秘书，上海市中医药学会亚健康分会委员，上海市中西医结合学会脊柱医学专业委员会委员，上海市中西医结合学会关节专业委员会委员，上海市康复医学会中医骨伤康复专业委员会委员，世界中医骨科联合会常务理事，《中国临床实用医学》杂志编委等职。

专业方向主要是运用中药和手法治疗颈腰椎退行性疾病、颈性眩晕、软组织损伤等；运用穴位注射、关节腔注射治疗肩关节周围炎、骨关节炎、腱鞘炎等；运用中西医结合方法治疗脊柱关节病、类风湿关节炎等；运用中医药疗法治疗骨折、脱位等创伤性疾病。

孙波主编著作1部，参编著作4部，发表学术论文20余篇，主持和参与省部级课题4项，厅局级课题20余项；国家发明专利1项，国家实用新型专利1项；培养硕士研究生3名，指导本科生2名；带教社区优秀青年中医师2名；2008年获世界中医骨科联合会颁发的尚天裕国际科技奖1项，2012年获世界手法医学会颁发的"首届评选世界手法医学名医"称号。

徐丰，男，1966年出生，施维智先生外孙，施氏伤科第七代嫡传，上海沃德医疗中心康复医师。

1987年，徐丰毕业于苏州医学院临床专业（现苏州大学医学部），1987年起工作于上海市第六人民医院，在工作的同时随外祖父施维智学习家传的施氏伤科，前后共7年。1994年起赴日留学，师从现名古屋大学总长滨口道成教授获名古屋大学医学博士。毕业后在日本开业，利用施氏伤科的技术在日本行医。2004～2005年担任日本丰田橄榄球特邀队医。2011年回国后，先后在盛和康复诊所和上海沃德医疗中心康复科工作。

徐丰擅长将家传中医跌打损伤技术和现代医学运动损伤治疗相结合，形成其独特的治疗风格，注重手法、施氏传统伤药和现代物理治疗相结合，追求以非口服药物和创伤方法治疗各种运动损伤。

刘光明，男，湖南人，1978 年出生，硕士研究生，副主任医师，上海市香山中医医院骨伤科副主任，上海中医药大学硕士研究生导师。

2003 年，刘光明毕业于河北医科大学中医学院，获得学士学位；2006 年毕业于上海中医药大学，获得硕士学位。2006 年至今，于上海市香山中医医院骨伤科工作。刘光明为施氏伤科第七代传承人，师从吴云定。

刘光明入选第六批全国名老中医药专家学术经验继承班，跟师上海交通大学医学院附属瑞金医院李飞跃主任学习魏氏伤科理伤技法，曾跟师上海中医药大学附属曙光医院詹红生主任学习石氏伤科理伤技法。

刘光明现为世界中医药学会联合会骨关节疾病专业委员会理事，中国中医药研究促进会手法诊疗分会常务委员，上海市康复医学会肌肉骨骼专业委员会委员，上海市中医药学会骨伤科分会委员。

刘光明临诊善于运用针刺、手法治疗骨与关节损伤疾病，对中药辨证施治骨伤科疾病有一定心得，对中医保守治疗各类骨折有较丰富的临床经验。

刘光明作为第一负责人主持了市卫生健康委员会课题 1 项，区卫生健康委员会课题 2 项。以第一作者发表论文 11 篇。获国家实用新型专利 3 项。入选国家级、市、区卫生健康委员会人才培养计划各 1 项。

（王　炜　孙　波）

附　施氏伤科传承脉络图

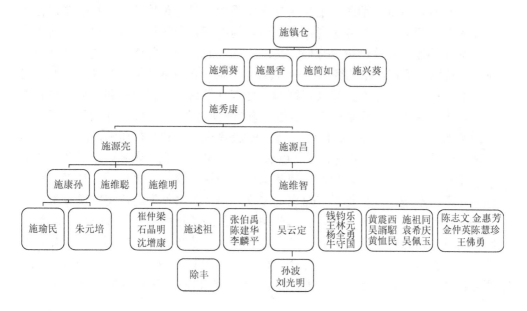

第二节　施氏伤科学术思想

一 施氏伤科治伤理念

施氏伤科从施镇仓开创以来，代以临诊繁忙，无暇总结和归纳，均为父子相受临床经验，形成了独特的治疗方法和理论。至第五代施维智先生，于 20 世纪 50 年代在繁忙的诊务工作中总结了自己的临证经验和父辈传授的经验方法，著书立说，从而形成了施氏伤科的学术思想和诊疗经验。

（一）学治结合，治中有学概念

施维智先生一生都在边做临床边学习，其认为作为一名好的医生，如果不能坚持学习，就不会对疾病有更深一步的认识，也不会有更好的方法来治疗一些疑难杂症。其述 1939 年秋在上海独立开业时，其父教导说："你过去读过的书，只不过知其大概能看的病，也不过是一般规律。今后在行医的同时，必须将读过的书，反复学习，结合临证，深入领会。坚持几年之后，定能融会贯通。每遇到难治之症，或治疗无效的，必须立即查阅文献，反复思考，找出更好的治疗方法。凡是遇到一个疾病，你没能治好，而别人却治好了，就说明你学术不够，应该引为内疚！"施维智先生牢记父亲的教训，为提高临证效果而刻苦学习。当时正值抗战期间，上海租界人口骤增，卫生条件差，流行病多，由于抗生素尚未问世，大部分患者症重而险。施维智先生深知，像他这样的青年中医，如果不能很好地诊治流行病，是难于立足的。所以每遇到这类患者（包括脑炎、麻疹、天花、霍乱等），在认真诊治的同时，反复阅读以往读过的几部时病书和《全国名医验案类编（正编）》，仔细推敲这类病的传变和重病的抢救方法，逐步掌握了治疗规律和应急措施。施维智先生述其于 1943 年曾遇到过一位患斑疹伤寒的 50 余岁的女性患者，病程已逾两旬，初起壮热烦渴，10 日后遍体红斑，继透白㾦，2 日前突然便溏色黑，日 3～4 次，精神萎顿，前医投一甲复脉汤未应。而今症见身热自汗，唇焦齿垢，表情淡漠，手指蠕动，便溏依然，腹中不痛，小溲短涩而赤，红斑消而未净，白㾦色枯不润。诊得右脉濡数，重按关脉尚有力，左三部细数，舌苔焦黑，质红绛。证属温邪传入下焦，灼烁真阴，营分邪热留恋，正气大伤，若非急止其血，势将致脱，但因邪热未化，补非其时。仿古人用金银花、地榆治赤痢之法，予以甘寒存津、清营止血。处方：西洋参 4.5g，鲜沙参 24g，鲜铁皮石斛 15g，鲜生地黄 30g，炒牡丹皮 10g，炒赤芍 10g，老紫草 10g，金银花炭 30g，地榆炭 15g，焦山栀 15g，赤茯苓 15g，盐陈皮 4.5g，鲜茅根 30g。服 1 剂，便溏减；连服 1 剂，便溏止，白痦密布，色转润泽，转危为安；调治 1 周，渐趋恢复。类此重症，施维智先生每年平均治疗数十例，由于结合临证，不断复习有关书籍，提高了疗效，也积累了经验。此时回想起来，其对父亲的教导有了更深一层的体会。

此外，施维智先生的另一个学习途径就是向师友请教。有一次，施维智先生遇到一位疮生于右侧鬓角耳门前的患者，前医诊治未效，日渐加重。施维智先生诊治时，疮头干陷无脓，肿势上至头顶，下至下颌骨，右目因肿胀而紧闭，整个右侧面部坚硬如石，伴有 10 余处如黄豆大的软点，神志尚清，身热起伏，病程已10 余日。前医初用五味消毒饮、化瘀内消散加减，最后用犀角地黄汤合解毒大青汤加紫雪丹。思考前医治法均符合"疗疮忌表"的治则，为何未能起效，实属费解；症势垂危，又不便更改前法。于是，施维智先生请其伯父会诊。其伯父诊察之后，认为病起于少阳经，病程 10 余日，局部如此严重而未见走黄、昏迷之象，说明是风热证，非火毒证，应该解表托毒，方可挽回。即予荆防败毒散去羌活、独活、生姜，加皂角、金银花。服 1 剂见脓，2 剂脓大出，四周之软点均破皮出脓，肿势较减，身热亦退，经内外诊治月余而愈。通过这次向前辈请教，不仅使其增长了鉴别风热和火毒的见识，更使其体会到前辈们的宝贵临证经验往往是在书本中学不到的。

（二）内外结合，精益求精

施维智先生在上海独立开业之初，内、外、伤科患者都有，但因施氏伤科素有声望，所以伤科患者逐步增加到每日近百号，无形中使其成为一名专业伤科医生。此时，施维智先生对损伤疾患大都能进行诊治，并且对其吉凶和预后如何也都胸有成竹。但是，时代在前进，现代医学在发展，对照个人的中医伤科专业，虽有优点和长处，但也应该承认有一定的局限性。例如，某些骨折断端对位不良，或者功能恢复不够理想等。过去其父辈对此总认为"难免"，而施维智先生却觉得，作为一名专业伤科医生，决不能满足于现状，应该针对存在的缺点和短处力求改进和提高。

首先，施维智先生开始了对伤科理论的探讨。回想过去学伤科时着重了解什么部位是什么病，归什么经，以及背诵《医宗金鉴·正骨心法要旨》和《伤科补要》中的主要方剂。当时认为理论清楚了，经过临诊自会熟悉。无可否认，要掌握伤科，必须先弄懂中医基本理论；但是，要做好一名专业伤科医生，单靠弄懂基本理论还不够，有必要深入钻研专业知识。于是，施维智先生从《黄帝内经》着手，集中阅读了历代大部分医书，包括丛书和方书中有关伤科的论述和方药，使其对伤科的源流、手法、夹缚，内外治的起始和发展有了较系统的认识。同时，施维智先生根据临证经验，对伤科用药和内、外科用药进行了研究，深感伤科中的骨折起因于伤从外来，卒然身受，其整个病程与内科时病、外科急性病相类似，有一个传变的过程。此外，施维智先生还认真阅读了张锡纯的《医学衷中参西录》、陈莲舫的《女科秘诀大全》及医案著作，浏览了现代医学的解剖学和外科学总论，以吸收现代医学有关伤、外科知识。

施维智先生于 20 世纪 50 年代末响应政府号召，结束了个体行医，进入卢湾区中心医院，医院的设备条件齐全，对骨折患者的处理，从以往的手摸心会到 X 线下手法复位，大大提高了效果，施维智先生也逐步发现自身技术上的不足。20 世纪 60 年代，卢湾区中心医院伤科患者病种明显增多，重病患者也明显增多。面对这一新的形势，施维智先生认识到这是发掘、整理中医伤科的极好机会，同时又感到自己的知识还不能适应新形势的要求。因此，施维智先生除了争取机会参加各种学术交流和阅读杂志以充实自己的知识外，先后学习了过邦辅译、华生·琼斯著的《骨折与关节损伤》，但巴玛的《骨折与脱位处理图解》，刘润田的《骨折与脱位治疗图解》，黄家驷的《外科学各论》的骨折部分，重点就骨折的修复、连接迟延和不连接、粘连和关节僵硬、骨化肌炎和损伤性骨化、骨的无血管性坏死及各种骨折的整复和固定方法等章节进行仔细阅读。

与此同时，施维智先生还就现代医学骨科临床普遍感到难于解决的问题，运用中医学理论进行重点探讨，并在以下几个方面提出了一些新看法：①针对现代医学有关部位骨折供血少不易生长的理论，根据中医学关于筋骨依靠肝肾精气和气血充养的指导思想，提出掌握时机及早补肝肾，养气血，以促使断端生长接续的治疗原则。临床对股骨颈囊内、腕舟骨、足舟骨、胫腓骨下 1/3 等供血不足部位骨折的内治，尽早地采用补法，收到了缩短愈合期的疗效。②有关石膏固定拆除后患肢肿胀的问题，主要是由于石膏长期固定未用活血化瘀药物，加之石膏性寒，以致寒湿夹瘀，凝结不散，而为肿胀。每用散寒活血法进行治疗，均可收到加快肿胀消退的效果。③关于关节面骨折每多后遗损伤性关节炎的问题，在《仙授理伤续断秘方》"伤痛久不愈者，风损也"的启示下，主张治疗关节面骨折除力求关节面复位平整外，初期必须活血化瘀，使瘀能尽化，后期应补肝肾，养气血，使正气充足，邪不得入，从而避免损伤性关节炎的发生。临床治疗不少此类病例，因及时化瘀、补正，取得显效。而且，实践证明，即使关节面复位不尽平整，如能按期治疗，亦能避免后遗症。

（三）汇古融新，与时俱进

粉碎"四人帮"以后，施维智先生被任命为卢湾区中心医院副院长兼中医门诊部主任，并被推选为上海市中医学会伤科学会主任委员。此时，除了日常烦琐的行政管理任务外，施维智先生借助伤科学会的学术平台，除了诊治和交流骨折、脱位等伤科损伤外，在业务上不断进行总结和钻研，就时下常见病进行治法的摸索并总结，逐渐形成了规范的治法和经验。此时，施维智先生着重就脑震荡后遗症和腰腿软组织损伤等专题做了探讨和研究。脑震荡后遗症，在当时西医看来，认为除予对症治疗外，没有什么特效办法。施维智先生针对主要见症头晕、头痛、泛恶、嗳气等，查阅历代文献有关记载，根据瘀血内结，败血归肝，木失条达、克土犯胃，胃失和降，内风上扰等病理机转，采用平肝息风、理气和胃内服，活血化瘀外治为主的治法，治愈了很多患病多年的重病例。腰腿软组织损伤也是西医认为比较棘手的常见慢性病之一。在中医学中，属于"腰痛"或"腰腿痛"的范畴。为了摸索出中医治疗本病的规律，施维智先生查阅了历代医书、方书中有关腰痛、腰腿痛的记载。因见巢元方《诸病源候论》所载"卒腰痛候""久腰痛候""腰脚疼痛候"的精辟立论，颇受启示。归纳巢氏论点，不外本病起于劳伤，导致肾气虚损，应属正虚之证，而肾气既虚，风寒得以乘虚侵袭，可转为正虚邪实之证。据此，施维智先生将本病分为急性发作型（正虚邪实）和缓解型（正虚）两类。前者辨风寒孰甚，风甚者祛风，寒甚者散寒；后者分阴虚、阳虚，阴虚者育阴，阳虚者温肾。

此后，颈椎病患者逐渐增加，施维智先生不断钻研和实践，逐渐总结出一套理法方药。颈椎病临床表现比较复杂，西医大体分为神经根型、椎动脉型、交感神经型、脊髓型及几者互参的混合型，一般归属于中医的痹证、眩晕、痿证等门类。临诊时要根据患者的体质、年龄、症状，辨证审因，分类论治。施维智先生认为，属痹证者，虽由风寒湿气杂合而成，但风邪为百病之长，因此，在治疗原则上突出以疏风化湿为主，活血通络止痛为佐，正所谓"治风先治血，血行风自灭"。属眩晕者，与肝风和痰湿有关，肝风上扰，气机逆乱，因而见头痛眩晕。若风中夹痰，可出现胸膈痞塞、烦闷、项急拘挛等症状。若痰湿内蕴，督脉遂络阻滞，可出现头眩呕吐，头重不举，甚至卒然昏倒等症状，其治疗宜平肝息风，重镇潜阳，活血化瘀，苦辛降逆。属痿者，大多已步入中老年，此时气血已亏，肝肾精气不足，筋骨失于濡养，痿弱无力，属本虚，虚则易感受风寒而发病。《灵枢·百病始生》曰："风雨寒热不得虚，邪不能独伤人，卒然逢疾风暴雨不病者，盖无虚，故邪不能独伤人，此必虚邪之风与其身形。两虚相得，乃客其形。"因此，本虚邪实是本病的辨证特点，治疗原则以补益肝肾，益气养血为主，佐以疏风散寒。

施维智先生之后，施氏伤科在吴云定的带领下，继承了施维智先生的学术思想和治疗特色，其结合自己跟师和临床经验，对施氏伤科的学术思想和诊疗经验有所发挥，融合了推拿名家陆文先生的整骨推拿经验，并与中国科学院院士、"断肢再植之父"陈中伟教授一起，运用现代科学技术加以研究应用，在腰椎间盘突出症、颈椎病、急慢性软组织损伤、寰枢椎半脱位、骨关节病等方面取得了显著的疗效。其对骨伤科疑难杂病有着较深的中医学理论造诣和独特的治疗方法，尤其运用手法治疗腰椎间盘突出症疗效突出。进入 21 世纪，对临床上越来越多见的类风湿关节炎、强直性脊柱炎等疾患，在挖掘施氏伤科理论和用药的基础上，又结合现代诊疗技术，运用于临床，亦取得了不错的疗效。

二　吴云定治伤理念

（一）筋骨之疾，本于肝肾，尤重风寒、瘀血

伤科疾患损伤主在筋骨，纠其内外之因，多归于本虚标实。吴云定在多年的临诊治疗中，总结归纳为"筋骨之疾，本于肝肾，尤重风寒、瘀血"。但在具体的筋骨损伤疾病当中，由于不同的发病原因，会出现不同的临床症状；或者由于相同的发病原因，也会出现不同的临床表现。但总体还有纲领可待探寻。吴云定根据多年临证，总结归纳为以下三点。

1. 筋骨损伤，以气滞血瘀为先　吴云定认为筋骨损伤，主要指急性跌仆外伤，涉及皮肉、伤筋、骨折，多以瘀血为先。吴云定秉承施氏伤科"骨折三期辨证施治"理念，认为骨折筋伤以后，绝不是单纯伤在筋骨，而必然同时伤及气血，影响脏腑。但在初期，尤以瘀血为甚。明代薛己著《正体类要》，陆师道作序言："肢体损于外，则气血伤于内，营卫有所不贯，脏腑由之不和"，乃伤科至理名言，后世推崇备至。筋骨损伤，离经之血瘀阻络道，出现"行伤肿，气伤痛"，肿痛是因为恶血内留，气滞血瘀的缘故。宋代《圣济总录》言："脉者血之府，血行脉中，贯于肉理，环周一身，因其机体外固，经隧内理，乃能流注，不失其常。若因伤折，内动经络，血行之道不得宣通，瘀积不散，则为肿为痛。"《灵枢·本脏》曰："经脉者，所以行气血而营阴阳，濡筋骨，利关节者也"，指出了经络是运行气血的通路，它内联脏腑，外络肢体，沟通表里，贯穿上下，调节人体各部功能。因此，经络畅通，则气血调和，濡养周身，肢体健强，维持脏腑正常生理活动功能。若经络阻塞，则气血失调，濡养滞阻，肢体受损，而致脏腑不和，引起病变。《难经·二十二难》指出："气留而不行者，为气先病也，血壅而不濡者，为血后病也。"气无形，血有形。气为血帅，血随气行。气先伤及于血，或血先伤及于气。先痛而后肿为气伤形，先肿而后痛为形伤气。气血两伤，多肿痛并见。《杂病源流犀烛》曰："跌仆闪挫，卒然身受。由外及内，气血俱伤病也""忽然闪挫，必气为之震。震则激，激则壅，壅则气之周流一身者，忽因所壅而聚在一处……气凝在何处，则血亦凝在何处矣"。肢体损伤诸症，多伤及气血。伤气则气滞，伤血则血凝。气滞能使血凝，血凝能阻气行，以致病变而为血瘀。由此可以看出，

筋骨急性损伤会由于经络气血壅塞而影响相应脏腑的功能，提示我们在筋骨损伤不同阶段，需要辨证治疗。《素问·刺要论》在论述针刺深浅有度时指出："伤皮则内动于肺，伤筋则内动于肝，伤骨则内动于肾，伤脉则内动于心，伤肉则内动于脾"，说明体表部位受伤，可导致内脏损害。筋脉贯穿全身，无处不到。四肢损伤，虽然远离脏腑，但严重损伤时，同样会表里相合，内动脏腑，导致脏腑功能失调。这也符合中医整体辨证论治思路。但在急性损伤阶段，需要注意以调整气血为主。

2. 筋骨劳损，以风寒为先　吴云定认为筋骨劳损，主要是指因积劳致脏腑筋骨衰退所引起的损伤性疾病，主要包括慢性组织损伤、颈椎病、腰椎间盘突出症、腰椎椎管狭窄症、骨关节炎等。劳伤之人，肝肾之气虚损，导致筋骨失养，是内因；而同时，风寒湿邪乘虚而入，阻滞络道是外因。在施氏伤科治疗体系中，吴云定认为由于筋骨劳损，本气已虚，风寒之邪更容易侵袭而入，从而成为导致发病的主要原因。隋代巢元方的《诸病源候论》云："腰脚疼痛，肾气不足，受风邪所为也""劳伤则肾虚，虚者受于风冷，风冷与真气焦争，故腰脚痛"。当然，在筋骨劳损的辨证中，不是所有的劳损都是由于风寒所致，也有痰、湿、食、火、郁诸邪致病者。但是在临床中，发病以风寒受邪为主，因风寒之邪客于经络，可使经脉气血运行迟缓，甚至凝涩不通而发生急性疼痛。寒邪羁留既久且深，凝结不解可使疼痛经久不愈。故筋骨劳损的患者多见阴雨天、天气转凉时疾病加重，说明在外感邪气中，风寒湿邪是主要的致病因素。

3. 筋骨痿软，以肝肾为先　吴云定认为，临床常见的脊髓型颈椎病，筋骨痿软，肌无力，骨不连等，多由于肝肾失养所致。肝主筋，肾主骨，肝肾精气旺盛，则气血充盈，运行敷布正常，筋骨受精微滋养则强劲有力。反之，肝肾亏虚，筋骨得不到肝肾精气滋养，出现筋骨痿软。《灵枢·经脉》曰："骨为干（如木之干），筋为刚（劲强关节）。"《素问·痿论》曰："……肾主身之骨髓……肾气热，则腰脊不举，骨枯而髓减，发为骨痿。"肢体的运动，虽赖于筋骨，但筋骨离不开气血的温煦。气血化生，濡养充足，筋骨功能才可健运。而且筋骨又是肝肾的外合，肝血充盈则筋得所养，肾髓充则骨骼劲强。肝肾精气的盛衰关系到筋骨的成长与衰退。筋骨损伤可累及气血。骨损多伴有伤筋，伤筋亦可损骨，伤筋损骨后期累及肝肾。肝肾精气衰者，筋骨衰弱，易于损伤筋骨，且后期修复迟缓。此类筋骨损伤，如果肝肾得到调养，就能促进损伤筋骨的修复。根据"损者益之，虚者补之"的原则，临床多以益肝肾，补气血的方法治疗。

总之，筋骨疾患，是以"外损肢体，气血不和"为特点。正常状态下，人体的气血从经脉中循环往复，营运全身，维持人体阴阳平衡，濡润筋骨，滑利关节，温养肌肉，充润皮肤。生化精微可以养神，柔和之气可以养筋。阴精来源于饮食五味。筋脉和顺，气血流行各循常道则骨骼坚固。

另外，无论损伤、劳损、痿软，其内在变化和气血、脏腑戚戚相关。《杂病源流犀烛》云："明乎伤在外，而病必及内，其治之法，亦于经络脏腑间求之。"因此，在临床中，吴云定教导我们诊病首要辨证审因，掌握疾病原因，据因论治，内外兼治。

（二）内伤之辨，尤重气血和脏腑部位

因外来暴力致人体躯干深处或脏腑受到损伤，谓之"内伤"。一般分为伤气、伤血、气血两伤、脏腑损伤四类。《黄帝内经》有"气伤痛，形伤肿"之论述。脏腑损伤除了痛和肿外，随着所伤脏腑不同而异。在膈上则有咯血、咳嗽、气喘等；在膈下则有腹痛、呕吐、便秘、尿血等；严重内伤者，神志不清，面苍，脉渐小。论治方法一般有内服和外敷两类。

（1）内服：需辨明气血、部位。气：闭者开之，逆者降之，滞者行之，虚者补之。血：外溢为诸窍出血者，止血第一，化瘀次之，最后和之、补之；内溢为瘀，留者活之，瘀者化之，结者散之，吐衄者清肝，结瘀者疏肝。"凡跌打损伤坠堕之证，恶血留内，则不分何经，皆以肝为主，盖肝主血也"（《医宗金鉴》）。失血虚脱者，宜大补气血，以急救之。脏腑：王好古云："登高坠下，撞打等伤，心腹胸中停积瘀血不散者，则以上中下三焦分别部位，以施药饵。"瘀在上：胸满胁胀者，宜行气活血，宜肺化痰。瘀在中：腹痛者，宜活血化瘀，运中利气；便秘者，润之下之。瘀在下：小腹疼痛，溺涩者，宜化瘀行气，通利州都。

（2）外敷：伤处肿胀疼痛，或痛不忍按者，外敷施氏祛伤续骨膏；肿甚，外敷施氏吊伤膏；伤处疼痛无肿胀，或按痛不甚严重者，外敷施氏新伤膏；诸窍大出血，痛处外敷截血膏。

（三）筋骨错缝，手法为先

吴云定认为，手法其一是用于诊断，主要是以轻重不同的检查手法了解、对比患者体表肌肤、肌筋和骨骼的差异，"触其外而知其内"，然后有利于后续的手法治疗及其他治疗措施的应用。其二则是用于治疗。手法具有舒筋通络、归槽合缝、解痉止痛、调和气血之效。在临床工作中，常常把手法诊断与治疗操作融为一体，无缝衔接，一气呵成。《医宗金鉴·正骨心法要旨》曰："用手细细摸其所伤之处，或有骨断、骨碎、骨歪、骨整、骨软、骨硬、筋强、筋柔、筋歪、筋正、筋断、筋走、筋粗、筋翻、筋寒、筋热……""（筋骨损伤）虽在肉里，以手扪之，自悉其情""一旦临证，机触于外，巧生于内，手随心转，法从手出"。

《仙授理伤续断秘方》记载"凡左右损处，只相度骨缝，仔细捻捺，忖度便见

大概"。《医宗金鉴·正骨心法要旨》认为"盖骨离其位，必以手法端之，则不待旷日迟久，而骨缝即合"。由此可见，骨缝其实是指骨关节之间的正常间隙，骨缝可散见全身关节。在关节受到瞬间牵伸型损伤后，关节骨缝位置发生异常，临床医生治疗前应该重视对"骨缝"的检查，明确诊断后，可施手法矫正，错开的"骨缝"（关节位置）即可合缝。

正常的关节"骨缝"发生位置异常，则出现"骨错缝"。"骨错缝"的提出，始见于清代吴谦所著《医宗金鉴·正骨心法要旨》"若脊筋陇起，骨缝必错，则成伛偻之。或因跌仆闪失，以至骨缝开错"。

《仙授理伤续断秘方》对"筋出槽"的描述有筋"差爻""缝纵""乖纵""乖张""偏纵"等。对"筋出槽"最明确、最详尽的阐释当首推《伤科大成》，其对"筋出槽"的阐释是筋"弛纵、卷挛、翻转、离合各门……""骨有截断、碎断、斜断之分，髎有全脱、半脱之别，筋有弛纵、卷挛、翻转、离合各门……""或因筋急难于转摇，或筋纵难运动……"其意是损伤之中除了骨折、脱髎外，尚有筋的弛纵、卷挛、翻转、离合等有别于正常位置的改变。"诸筋者皆属于节"，正常情况下，筋、骨紧密相连，各归其位，通过筋的"束骨"作用，维系着骨关节及其与周围组织的正常结构关系，并完成生理范围内的各种功能活动。

骨和筋在生理状态下密切相关，在病理状态下也多互相影响。换言之，"骨错缝"和"筋出槽"往往同时发生。但"骨错缝"发生时，会有不同程度的"筋出槽"发生；而"筋出槽"发生时并不一定兼有"骨错缝"发生。筋骨错缝可发生于任何关节部位，对因跌仆损伤导致骨关节错缝，气滞血瘀，为肿为痛者，施以手法，整复关节，伤痛即除；随着对"骨错缝""筋出槽"概念的进一步认识，吴云定认为脊柱也是筋骨错缝的好发部位之一。如腰椎小关节紊乱、滑膜嵌顿，以致气血失其所循行径路而气滞血瘀，显现症状。气血充盈，脾肾壮实者，或错缝离槽轻微者，则赖强健筋肉的力量自行调整，否则总难得愈。对于此类病症，运用手法，整其骨，理其筋，能明显改善患者的临床症状。

（孙　波　陈建华）

第三节　施氏伤科治疗经验和特色

一　诊治躯干损伤的经验

躯干损伤，一般包括胸肋、脊柱、盆腔三大部位的损伤。这三个部位都为内脏的外廓，担负着保护内脏的功能。因此，当躯干损伤，保护内脏的功能受到破坏时，每可导致内脏受损。轻伤者，引起人体阴阳气血失调，脏腑功能失常；重伤者，可伤及人体内脏，造成内脏破裂等危证。施氏伤科认为，躯干损伤，多伴有胸部或腹部内伤。治疗躯干损伤，首先要排除内脏损伤，然后按上、中、下三焦内伤论治。

（一）胸肋骨骨折

胸肋骨骨折是临床上常见的损伤，其病理变化，在《伤科补要》中有明确阐述："跌打损伤之证，恶血留内，则不分何经，皆以肝为主，盖肝主血也。败血必归于肝，其痛多在胁肋。"因此，可导致肝气郁结，出现气滞血瘀的病理变化。肺位于胸中，胸肋骨骨折后，影响肺的正常生理功能，导致肺络壅滞，倘兼感风寒外邪、瘀痰内停，则咳喘不利；同时由于败血归肝，肝气不舒，木郁生火，上灼肺金，则为咳呛痰血；又肝气横逆，木乘土位，引起胃气上逆，纳呆呕恶；肺与大肠相表里，肺热移于大肠，则见热结便秘等症。根据上述病理变化，施氏伤科总结胸肋骨骨折后的病机责之肝肺两脏，关键在肺。

胸肋骨骨折内治总则为疏肝理气，活血止痛，宣肺豁痰。其中，宣肺豁痰是关键。主方：当归尾、京赤芍、大川芎、桃仁泥、光杏仁、广郁金、炒枳壳、老苏木、延胡索、生山楂、紫苏子、桔梗、青皮、陈皮。若发热者，酌加柴胡、牡丹皮、黄芩；呕吐者，加半夏、代赭石、旋覆花；喘咳痰多者，加全瓜蒌、葶苈子、象贝母；痰中夹血者，加藕节炭、花蕊石、三七粉；热结阳明者，加桃核承气汤。

肝性刚强，喜条达，主疏通；肺为娇脏，吸清呼浊。施氏伤科治疗用药特点以通为主，以动为贵。损伤初期身热在38℃左右时，多选用赤芍、牡丹皮、泽兰、山楂等活血化瘀之品，不用偏于滋腻的生地黄、熟地黄之类，防气滞血瘀更甚，使伤痛迁延日久。如咳嗽痰多时，应选用桔梗、半夏、前胡、紫苏子、瓜蒌等开肺豁痰药，不用麦冬、天冬、款冬花之类润肺止咳药，以防瘀留而致宿伤痼疾。每当见有痰血、咯血、尿血等动血之证时，可选用参三七、茜草、蒲黄、小蓟、琥珀之类活血止血药，不能贸然使用仙鹤草、百草霜等单纯的止血药物。如患者感到恶心呕吐，胃纳不佳时，宜选用半夏、竹茹、藿香、佛手之类和胃止呕药，不用乳香、没药等伤胃之品。

总之，胸肋骨骨折的严重性并不是骨折本身，而是其并发损伤。为此，吴云定再三叮咛，根据施氏伤科传统诊疗经验，临床诊治时，要特别注意内脏损伤及有无气胸、血胸。治疗的着眼点在于胸胁内伤，而胸肋骨骨折鲜有不愈合者，故后期无须用补。

（二）胸腰椎压缩性骨折

根据施氏伤科诊疗经验，吴云定在分析胸腰椎压缩性骨折的病理变化时强调两点：首先，胸腰段的位置处于中、下二焦，由于骨折后，气血离经，瘀血内结，多可出现中焦肠胃变化和下焦肝肾变化；其次，胸腰椎压缩性骨折后，必然合并软组织损伤，如果对其处治不当，容易产生腰背酸痛的后遗症。故吴云定认为，在治疗胸腰椎压缩性骨折时，既要注意到骨折复位理想，又要注意对人体脏腑功能紊乱的调整，以及对软组织损伤的恢复，以力图避免骨折后腰痛后遗症的发生。

吴云定认为，根据施氏伤科诊疗经验，治疗胸腰椎压缩性骨折分为五步：第一，依据《素问·缪刺论》"人有所堕坠，恶血留内，腹中满胀，不得前后，先饮利药"的原则，对伤后伴随疼痛而首先出现的膀胱气化失司，小便黄赤，甚则尿闭时，立化瘀止痛、行气利尿为首法。处方用药：当归尾、京赤芍、泽兰叶、延胡索、五灵脂、老苏木、桃仁泥、制乳香、制没药、地鳖虫、细木通、川牛膝、广陈皮。如见尿血者，可酌加参三七、蒲黄炭、小蓟炭等药；如见小便癃闭者，可加琥珀屑、石韦、蝼蛄等品。第二，胸腰椎压缩性骨折后，因骨折邻近脏腑，即使没有脏腑组织直接损伤，也容易引起脏腑功能失调，一般先出现大便不通，第二日开始腹胀，倘服上方1～2剂后小便通畅，施氏伤科认为此便闭腹胀是瘀热互结少腹回肠，与《伤寒论》的蓄血证相符，故选用桃核承气汤法，拟化瘀通便、行气止痛。处方用药：当归尾、赤芍、桃仁泥、生大黄、生枳实、川厚朴、延胡索、木通、地鳖虫、上肉桂、川郁金。一般服上药2～3剂后，便通腹胀消失，疼痛明显缓解，身热也随之而减。从而为外治腰伤创造条件。第三，通过上一阶段用药，患者二便已畅，腹胀初消之时，施氏伤科经验认为残瘀未净，患害无穷，故根据叶天士"炉烟虽熄，灰中有火"而防死灰复燃之意，继用化瘀理气，以资巩固，佐以续骨通络，以求复元。处方用药：当归尾、赤芍、川芎、地鳖虫、木通、煅自然铜、延胡索、生山楂、川牛膝、枳壳、王不留行、血竭。第四，连续服用第三张处方7～10剂后，骨折引起的瘀热吸收退尽，纳食正常。此时，就进入骨折三期分治的中期，宜和营续骨，并根据肝肾同治、筋骨并重的原则，佐以舒筋通络法。处方用药：全当归、赤芍、川芎、红花、自然铜、骨碎补、广陈皮、延胡索、枳壳、五加皮、川牛膝。第五，以上处方加减服用20剂后，患者一般已能坐起，但不能久坐久立，稍久则感腰酸背痛，俯仰欠利，转侧不便。此时施氏伤科认为系瘀血已化，气血两伤，肝肾不足。治宜补养气血，滋补肝肾，强筋健骨法。处方用药：大熟地、白术、白芍、大川芎、当归身、黄芪、潞党参、枸杞子、制狗脊、补骨脂、炒杜仲、千年健、怀牛膝、广陈皮。

二 诊治四肢损伤的经验

四肢损伤，无论是骨折、脱位或软组织损伤，其起因大多是外来暴力所致。吴云定认为，根据施氏伤科理论经验，无论是开放性或闭合性，都是气血俱伤。

（一）四肢闭合性损伤

闭合性损伤的病理机制为气滞血瘀。施维智先生首创三期分治法：损伤初期"攻"，中期"和"，后期"补"。损伤初期，由于外伤导致骨折、脱位、伤筋后，气血离经，瘀结不散，肿胀疼痛，治宜理气活血、化瘀止痛。处方用药：当归尾、京赤芍、大川芎、桃仁泥、苏木、地鳖虫、制乳香、制没药、络石藤、广陈皮、炒枳壳。如下肢损伤加牛膝引经。损伤中期，肿胀消退，疼痛缓解，断端始长，直至初步连接。吴云定认为，此时瘀血化而未尽，断骨长而未坚，正气伤而未复，如续用初期之攻法，尽用活血化瘀之药，瘀虽能祛，但却带来了伤正的后果。反之，立即采用后期之补法，用养气血、补肝肾之品促使骨折断端生长愈合、软组织修复，而瘀血化而未净即骤进补剂，势将产生滞瘀之弊。仅遵"兼虚者补而和之，兼滞者行而和之"（《景岳全书·新方八阵》）的原则，治以和营续骨、舒筋通络。这样就可以使化而未净的残瘀得以继续消散，伤而未复的正气得以恢复，从而达到骨折加速愈合、损伤尽快修复的目的。处方用药：全当归、赤芍、川芎、红花、骨碎补、自然铜、鸡血藤、陈皮、枳壳、川续断、地鳖虫。上肢损伤者，加桑枝、松节；下肢损伤者，加川牛膝、五加皮。损伤后期，骨折断端已接，脱位关节已复，但因伤已日久，气血不足，肝肾两亏，筋脉失养，肌肉萎缩，肢体乏力，治宜益气养血、滋补肝肾，才能健骨壮筋、恢复损伤。处方用药：党参、黄芪、当归身、熟地黄、白术、白芍、川续断、补骨脂、肉苁蓉、狗脊、陈皮、砂仁、千年健。上肢损伤者，加桑枝；下肢损伤者，加怀牛膝。

三期分治法是施氏伤科治疗闭合性损伤的一大规律。施氏伤科治疗闭合性损伤的特点是根据损伤后内出血的多少来辨证论治。损伤后内出血较多的有肱骨外科颈骨折、肱骨髁上骨折、桡骨下端骨折、股骨干下 1/3 骨折、胫腓骨内外踝骨折等。吴云定认为，由于伤后瘀血严重，如不能及时迅速化净，必然会导致关节僵硬的后遗症、造成终身残疾。正因为伤后出血严重，也说明损伤处原来供血丰富，有容易生长接续的特点。所以这类损伤在治疗中，活血化瘀药的剂量一定要用足。瘀血化净，新血生长，日后才无关节僵硬之忧。损伤后内出血较少的有腕舟状骨骨折、月骨脱位、股骨颈囊内骨折、距骨骨折等。吴云定认为，由于这些部位血供较差，伤后难以恢复，容易引起缺血性坏死，预后较差。故治疗时，可以减少运用活血化瘀药，缩短初期攻法时间，提早进入中、后期，特别是后期施治，早日运用补气养血、滋补肝肾的药物，促使损伤早日修复。

（二）四肢开放性损伤

施氏伤科认为，气散血失，甚则气随血脱。皮毛为卫气之所统，破其皮毛，气先漏泄。所以开放性损伤初期，出血过多，元气必伤，故伤者可出现面色㿠白、肢冷自汗、精神萎顿、呻吟声细等阳虚征象，相当于现代医学的失血性休克，故宜采用独参汤温阳补气以救急。血止后，伤者常可出现心烦口渴、发热自汗、舌多光绛、脉多虚软。证因阴虚内热，阴不制阳而出现阳亢，此与瘀结而实热阳亢有别。其治疗，施氏伤科采用补气养血为主，血足者，津自生，心烦口渴，发热、自汗均可解除。处方用药：党参、黄芪、当归、白芍、大生地、川芎、酸枣仁、天花粉、炒儿茶、制乳香、制没药、远志、生甘草。开放性损伤中期和后期，如无感染，其治则一般与闭合性损伤相似。但有些病例，由于初期出血过多，阴血耗伤，一时难以恢复。故后期可见皮肤光亮、皮温较高、午后潮热、面颧戴阳等阴虚征象。吴云定常采用益气养血、育阴补肾法，每可收到较好效果。处方用药：党参、黄芪、当归身、白术、白芍、枸杞子、大生地、制何首乌、川续断、杜仲、山茱萸、炙龟板、陈皮。

三 诊治腰腿痛的经验

（一）明辨病因

《诸病源候论·腰脚疼痛候》云："肾气不足，受风邪之所为也。劳伤则肾虚，虚则受于风冷，风冷与真气交争，故腰脚痛。"施氏伤科认为，腰腿痛的发生起因于劳伤，导致肾气虚损，外邪乘虚袭入，有风、寒、湿、瘀、痰之邪，然风、寒之邪首当其冲，积于肾经与真气相争，正不胜邪，阻塞经络，气血闭阻，不能畅行，卫气不固，腠理空疏，发为风寒痹证。本病近似于现代医学的关节炎，由于炎性改变，刺激腰背部的感觉神经末梢，也可压迫神经，引起疼痛，这和中医学"不通则痛"的理论是一致的。因此，吴云定认为风寒是不可忽略的因素，风寒为标属实，肾虚为本属虚，是为正虚邪实证，因而对本病的治疗，辨明虚实，"急者治其标，缓者治其本"是极其重要的。

（二）重在诊断

吴云定认为腰腿痛患者多数有外伤史，或慢性腰痛史，腰部疼痛伴下肢酸肿

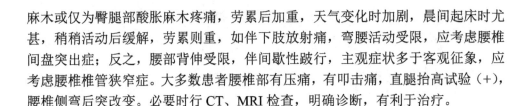

麻木或仅为臀腿部酸胀麻木疼痛，劳累后加重，天气变化时加剧，晨间起床时尤甚，稍稍活动后缓解，劳累则重，如伴下肢放射痛，弯腰活动受限，应考虑腰椎间盘突出症；反之，腰部背伸受限，伴间歇性跛行，主观症状多于客观征象，应考虑腰椎椎管狭窄症。大多数患者腰椎部有压痛，有叩击痛，直腿抬高试验（+），腰椎侧弯后突改变。必要时行 CT、MRI 检查，明确诊断，有利于治疗。

（三）分型辨治

施维智先生将本病分为急性期和缓解期，前者应区别是风胜，还是寒胜，后者应辨明是肾阳虚，还是肾阴虚，按虚实而施补泻，主要以内服汤剂治疗。吴云定根据施氏伤科的理论和传统诊疗经验，又提出本病还有一个虚实夹杂的过渡阶段。因此，吴云定将腰腿痛分为急性期、缓解期和康复期，在原来施维智先生四型的基础上，又加了一个营卫不和型，而急性期又分为寒湿偏盛型和瘀血偏盛型，其分类方法对于治疗又有所指导。

寒痹型：腰部剧痛，不能转侧，行走困难，遇寒则剧，得热则缓，苔白，脉沉。拟散寒止痛，活血通络，方以地龙舒腰汤为主。药用：麻黄 3g，当归 9g，赤芍 4.5g，制川乌 4.5g，制乳香 4.5g，制没药 4.5g，广地龙 6g，防己 12g，威灵仙 4.5g，川牛膝 4.5g，木瓜 4.5g，三七粉（吞）4g。

瘀血型：腰痛或腿痛，下肢麻木，痛有定处，弯腰受限明显，行走不利，舌质暗或有瘀斑，苔薄白，脉弦或滑。拟活血化瘀，通络止痛，方以化瘀通络汤为主。药用：当归 9g，赤芍 4.5g，川芎 4.5g，三七末 2g，红花 4.5g，川地龙 6g，川牛膝 9g，乳香 4.5g，没药 4.5g，防风 4.5g，防己 12g，枳壳 4.5g。

风痹型：腰腿酸痛等好转而未尽，痛麻仍旧影响生活。此型辨为营卫不和型，治拟疏风活血，和营通络，方用疏风活血汤。药用：青防风 4.5g，川独活 4.5g，左秦艽 4.5g，全当归 9g，京赤芍 4.5g，大川芎 4.5g，威灵仙 9g，五加皮 9g，川牛膝 9g，汉防己 9g，桑寄生 9g，川续断 9g，炒杜仲 9g，广陈皮 4.5g。

肾阳虚型：腰腿酸软无力，隐隐作痛，劳累后尤甚，神疲气短，面色无华，小便清利，舌质淡苔白，脉微无力。此乃劳损伤肾，肾气不足，气营两亏，筋脉失养。拟益火之源，方以补肾健腰汤为主。药用：党参 9g，黄芪 9g，当归 9g，白芍 9g，川芎 4.5g，杜仲 9g，甜苁蓉 9g，怀牛膝 9g，川续断 9g，狗脊 9g，秦艽 4.5g，千年健 4.5g，独活 4.5g。

肾阴虚型：腰腿酸软，神疲乏力，疲劳尤甚，面色潮红，眼圈微暗，小便黄赤，舌尖红，脉洪而数。此乃虚火上炎，拟育阴壮水，方以育阴健腰汤为主。药用：党参 9g，黄芪 9g，生地黄 9g，当归 9g，白芍 9g，川芎 4.5g，枸杞子 9g，川续断 9g，狗脊 9g，龟板 12g，怀牛膝 9g，杜仲 9g，威灵仙 4.5g，鸡血藤 9g，秦艽 4.5g。

随症加味：经络闭塞，下肢麻木，加老鹳草 9g，细辛 3g，蚕沙 9g，乌梢蛇 4.5g；兼有气滞，腰痛胀满，连及胸肋，加香附 4.5g，佛手 9g，郁金 9g，茴香 2.4g；痛有定处，兼有痰饮，加半夏 4.5g，白芥子 4.5g，制南星 4.5g；脾胃困乏，加陈皮 4.5g，谷芽 9g，麦芽 9g，藿香 9g，佩兰 9g；肾阳虚衰，加鹿角胶 9g，淫羊藿 9g，补骨脂 9g，仙茅 9g，肉苁蓉 9g，锁阳 9g；肾阴亏损，加何首乌 9g，鳖甲 9g，龟板 9g。顽痹，痛如针刺，舌质暗红，脉涩，加穿山甲片 9g，刘寄奴 9g，全蝎 4.5g，蜈蚣 1 条。湿困痹阻，加薏苡仁 9g，宣木瓜 6g，苍术 9g，白术 9g。

外治法：外敷万应膏加宿伤散（处方略）。用法：将万应膏烘热，加宿伤散 2g 于膏药中心贴于痛处。3～4 日更换一次。同时在治疗期间卧硬板床休息。

四 诊治颈椎病的经验

（一）脊髓型颈椎病

在脊髓型颈椎病的发病机制方面，现代医学认为脊髓型颈椎病是颈椎退行性疾病的一种，是以椎间盘退行性变为基本病理基础，相邻椎体节段的椎体后缘骨赘形成，以此构成对脊髓和（或）支配脊髓血管的压迫因素，导致不同程度的脊髓功能障碍的疾病。脊髓型颈椎病的病理特征主要是脊髓机械性压迫和脊髓缺血学说，与临床实际情况较为一致，由于脊髓受压或脊髓缺血，可使脊髓神经细胞受到损害，导致神经纤维上行或下行传导中断，久则形成不可逆性功能障碍。

中医学认为，患此病者，大多已步入中老年，此时气血已亏，肝肾精气不足，筋骨失于濡养，萎弱无力，属本虚，虚则易感受风寒而发病，《灵枢·百病始生》曰："风雨寒热不得虚，邪不能独伤人，卒然逢疾风暴雨不病者，盖无虚，故邪不能独伤人，此必虚邪之风与其身形。两虚相得，乃客其形。"因此，本虚邪实是本病的辨证特点。

施氏伤科认为本病好发于 40～50 岁以上的中老年人。这种随年龄增长而发生于人体骨骼等部的退行性变化，与《素问·阴阳应象大论》所述"年四十而阴气自半"的认识颇相一致，也即中年以后肝肾之气亏损不足，因肝主筋而肾主骨，肝肾不足则筋骨失养，故容易遭致风湿外邪侵袭阻络，以致束骨无力，步履蹒跚，甚至瘫痪等，当属中医学"痿证"范畴。因肝肾亏损，精气不足，逐渐导致下肢痿弱不用，正是脊髓型颈椎病所表现的痿证的病机特点。又因督脉循行于脊里，与脊髓关系密切，督脉属脑络肾，为阳脉之海，督脉空虚，则脊髓失养而为病。故总赅其病机，当为"肝肾不足，督脉空虚"。本病证因肝肾不足，督脉空虚，风湿阻滞，气血失畅所致，病本属虚或虚而偏寒，故其论治大法当为补益肝肾，温通督脉，兼益气活血，祛风通络，遵循了扶正培本为主，祛邪为辅的治疗总则。

在组方用药上，施维智先生遵费伯雄的"温经养荣汤"意，创设了新方，名为"三炒方"，处方用药：桂枝炒白芍、红花炒生地黄、砂仁拌熟地黄、真鹿筋、全当归、川芎、肉苁蓉、枸杞子、川断肉、党参、黄芪、怀牛膝、鸡血藤、三七末、陈皮。同时服用疏风活血，舒筋通络之大活络丹，临床上往往有标本兼治之效。

吴云定认为，费伯雄治痹所用温经养荣汤以温通调营见长，鹿筋之用，以筋治筋；另有"生地切片红花炒""熟地切片砂仁炒"及枸杞子、川续断、桂枝、当归之用，均和缓、醇正，颇合慢性痿弱证之机宜。真鹿筋、肉苁蓉乃温肾壮阳通督脉之要药，又具柔润之性；川续断、枸杞子温养肝肾，强壮筋骨；桂枝炒白芍，桂枝温通疏风，白芍养肝血，相炒意使疏风直接作用于肝经；红花炒生地黄，红花活血，生地黄养阴，相炒后意在去生地黄之滋腻；砂仁拌熟地黄，以砂仁理气和胃，熟地黄养血补肝肾，相炒意在使熟地黄补肝肾而不呆胃；党参、黄芪补气扶正；当归、川芎活血消肿；鸡血藤补血行血，舒筋活络；三七活血祛瘀止痛；怀牛膝引补肾药下行；陈皮理气和中。

此外，根据患者病情辨证加减，如有腰部束带感，腹部胀满者，加川楝子、小茴香、香附以通厥阴之气；抽搐痉挛者，加止痉散、木瓜、白芍；肢体麻木不仁者，加炮山甲、老鹳草、刘寄奴、地鳖虫、防风、红花、僵蚕；颈项酸痛者，加羌活、威灵仙；疼痛者，加独活、秦艽、三七粉；胃纳呆滞者，加木香。

（二）神经根型颈椎病

神经根型颈椎病患者临床上常出现颈项、肩背疼痛或隐痛，伴有单侧或双侧上肢的放射性掣痛，指端麻木等，重症者可出现阵发性剧痛和颈部活动受阻，属中医学"痹证"范畴。吴云定认为本病虽由风寒湿之气杂至而成，但风邪为百病之长。因此，在治疗原则上，突出以疏风化湿为主，活血通络止痛为佐，正所谓"治风先治血，血行风自灭"。在药物运用上，桂枝、防风、羌活、秦艽疏风化湿；当归、赤芍、川芎、三七活血止痛；威灵仙、伸筋草、鸡血藤活血通络；陈皮、半夏化痰理气；桑枝为上肢的引经药。麻木不仁者，加老鹳草、炮山甲、红花、僵蚕；疼痛剧烈者，加制川乌、制草乌、麻黄等。

（三）椎动脉、交感型颈椎病

椎动脉型颈椎病，常表现为头晕头痛、恶心呕吐，甚至卒然昏倒，但旋即清醒如常，这种表现常与头部体位变化有关，有些患者还可出现吞咽困难等少见证候。交感神经型颈椎病，往往与神经根型颈椎病混合存在，也可见头痛头晕，但这种症状出现与头部体位改变无关。另外，本病还可见到心动过速或过缓，心前区疼痛，流泪，视力模糊，体温下降，头面部皮肤麻木等症状，属中医学"眩晕""头痛"范畴。《黄帝内经》曰："诸风掉眩，皆属于肝。"本病所表现的眩晕及头痛，吴云定认为与肝风和痰湿有关。肝风上扰，气机逆乱，因而见头痛、眩晕。若风中挟痰，可出现胸膈痞塞、烦闷、项急拘挛。若痰湿内蕴，督脉遂络阻滞，可出现头眩呕吐，头重不举，甚至卒然昏倒等症状。其治疗宜平肝息风，重镇潜阳，活血化瘀，苦辛降逆。药用羚羊角粉、天麻、双钩藤、白菊花平肝息风；石决明、珍珠母镇肝潜阳；半夏、陈皮化痰止咳；藿香芳香开窍；当归、川芎活血通络。在此基础上，见呕吐加吴茱萸炒川黄连；若服后呕吐不止，可加代赭石、旋覆花；口干，舌质红，用温胆汤加姜竹茹；头痛加蔓荆子、细辛；急性发作时可稍加薄荷；卒然昏倒者加宣窍导痰药，如石菖蒲、胆南星、远志、酸枣仁、天竹黄等。

五 诊治股骨头无菌性坏死的经验

（一）发病原理

股骨头无菌性坏死的发病原因，从临床所见，一般由三种情况引起：①因为慢性病或其他疾病服用了过量的激素；②有些患者发病原因不明了；③更多的患者由于股骨颈囊内骨折后，近侧骨折片因缺少甚至失去血液供应而发生坏死。临床上还发现股骨颈囊内骨折患者，经治疗，摄片证实已达临床愈合者，在 2～3 年后，股骨头又出现继发性坏死者，可能由于髋部过早负重，使新生的骨痂或幼嫩的毛细血管，再度损伤而引起。

施氏伤科认为本病的起因，皆与肝肾、气血的盛衰有关。肝主筋、肾主骨，肾水能充髓益精，滋养筋骨，使筋骨劲强，筋脉和顺。若肾水不足，骨髓失充，则筋骨衰弱，生长无力。气至煦之，血至濡之。《灵枢·本脏》曰："血和则筋脉流行，营复阴阳，筋骨劲强，关节清利矣。"气血有滋养和运行敷布精微之功能，气血充盈则运行有力，气血不足则运行无力，敷布失司。股骨头部位属髀枢，为气血罕到之处，一旦损伤，调治尤为困难。所以肝肾亏损，气血不足，损伤的骨端失去滋养，是造成本病的主要原因。

（二）疼痛性质

疼痛是伤骨科疾病的主要症状之一，其所以发生疼痛，原因颇多，但股骨头无菌性坏死所出现的疼痛，临床表现有两个特点：其一，疼痛仅出现在站立、行走负重时，如患者卧床或坐下休息，疼痛即可消失或缓解。这种现象，施氏伤科称之为功能性疼痛，乃由筋骨痿弱，支撑无力使然，是肝肾亏损、气血不足之故。

其二，本病的形成有着一个较长的迁延演变过程，喻嘉言曰："新伤邪实，久病正虚"，本病为虚损之症，风邪乘虚而客，故出现疼痛。《仙授理伤续断秘方》云："伤痛久而不愈，风损也。"但这种疼痛并不因休息或不负重而减轻，临床表现为持续性疼痛，故此时的疼痛乃是精气亏损兼感风邪而成。

（三）治疗原则

对股骨头无菌性坏死，骨科认为只有切除坏死的股骨头，做人工股骨头置换术或做全髋人工关节置换术，除此之外，目前尚无其他有效疗法。对是否必须摘除坏死的股骨头，施氏伤科有自己的见解，其认为虽然部分坏死的股骨头是死骨，但是手术摘除后，置换的人工股骨头却是金属或陶瓷材料，实际上也是全然无生命的死骨，它对人体来说，无疑是一种异物，况且人工关节一般使用寿命仅 10 年左右，对 60 岁以下的患者来说，还需再次手术更换。由此可见，首先考虑的应该是怎样充分利用原来部分坏死的股骨头继续作支架，这样，既可避免异物反应，又可免受手术之苦。因此，如何延迟股骨头的坏死进度，甚至不使其进一步恶化，是治疗本病的关键。

施氏伤科认为，要延长或不使股骨头继续坏死恶化，除辨证用药外，还要注意治疗期间尽量减少股骨头负重。股骨头支撑着上半身的重量，坏死后的股骨头已经失去了肝肾精气血的滋养，处于"入不敷出"的状态，如此时再继续负重，加剧残留精气耗散，股骨头就会变形，加速坏死进程，所以，患者必须卧床休息并扶拐杖行走，以尽量减少股骨头负重，是治疗本病的原则之一。辨证用药方面，施氏伤科强调审因论治。根据引起本病的主要原理，其治则应以温补肝肾、益气养血为主。少数患者因兼感风邪，髋部出现持续性疼痛，可酌加桂枝、防风、独活、秦艽、威灵仙等疏风通络药物，使疼痛缓解。然而大部分的髋部疼痛，皆由真元不足，支撑无力而引起，属于功能性疼痛，而非风邪所致。此时宜补养为主，施氏伤科常用的基本方是党参、黄芪补中益气；熟地黄、当归、白芍滋阴养血，填精生髓；川续断、杜仲、枸杞子益肝肾，壮筋骨；鹿角片、肉苁蓉、补骨脂温肾阳，益精血；千年健祛风湿强筋骨；鸡血藤补血行血，通经活络；怀牛膝引药下行；川芎辛香走散，旁达四肢，使诸药补而能通，不致有呆滞之弊；陈皮、木香健脾和胃行中。一般通过数月，乃至一年的连续服用，患者患肢行走有力，疼痛消失。

六 诊治颅脑损伤后遗症的经验

（一）败血所致，治肝为本

施氏伤科根据中医学的基本理论和多年的临床经验，提出颅脑损伤后遗症属

"头部内伤"范畴，乃败血所致，当从肝而论，治以疏肝柔肝为本。头部内伤，经脉受损，气血离经，离经之血即为败血。依东垣先生所言，败血必归于肝。足厥阴之脉，挟胃属肝络胆，败血归肝，由肝入胃，表现为肝阳上扰，胃失和降，而见头晕目眩、呕吐恶心等症。故尤在泾曰："大抵眩晕多从肝出。"足少阴之脉，从肾上贯肝膈。肝藏血，肾主精，精血同源。败血归肝，既可木贼侮土，也可子病及母。肝火亢盛，消灼肾水，水不涵木，风阳上煽。所以无论是肝气犯胃，还是肝肾同病，其源仍在于木失条达，气机不畅。施氏伤科处方多以柴胡为引药之君，佐以当归、川芎诸药调和气血而各有所归。

（二）血瘀风痰，证因所在

施氏伤科提出，从病因病机分析，颅脑损伤后遗症的辨证重点可归纳为血、瘀、风、痰四字。人有气血而生，病有气滞血瘀，瘀血乃病理之产物，但其作为病邪又可继续损害机体的健康，瘀血流注则为肿为痛，脉络闭阻则气血凝滞，脑失所养。败血归肝则阴血不足，风阳妄动。木气横逆则中土不健，痰湿内生。风痰相搏则扰乱神明，清空失宁。脑为元神之府、清净之地，岂可任瘀血风痰作祟。故《黄帝内经》提出："人有所堕，恶血留内，当先饮利药。"《普济方》更明确指出："从高堕下，当导瘀血……若损伤恶血不散，宜除去恶瘀，使所血流通。"治疗颅脑损伤后遗症当首拟行气活血，祛瘀生新，然后平肝潜阳，豁痰开窍治之。诚如古人所说：治风先治血，血行风自灭；治痰先调气，气顺痰自化。施氏伤科以通窍活血汤、天麻钩藤饮、温胆汤加减随症应用，屡收奇效。

（三）分清别浊，辛开苦降

古人曰：头为诸阳之会，巅顶之疾，唯风可到。对此施氏伤科认为，颅脑损伤后遗症无论是肝强脾弱，胃气上逆，还是肝阳上亢，肾阴虚亏，皆属病邪上犯巅顶，上盛下虚之证。当以辛散之，以苦降之，分别清浊，调节升降。瘀血风痰为浊，气血津液为清。通过分别清浊，调节升降和将瘀血、风痰等病理产物清泄于外，气血津液人身之精微留存于内，上逆之肝阳胃气归摄还原，潜伏之肾精脾气上输于脑。所谓阴平阳秘，升降有常，即是人体生命活动之最佳状态。施氏伤科提出：脑虽为诸阳之会，但赖阴血所养，调阴阳、和气血才是选方用药取胜之道。切不可偏盛偏衰，影响阴阳、气血、脏腑的平衡和协调。根据这一思想，在临诊中以清浊为界，升降为枢，辛开苦降，寒热并用，补虚泻实。如黄连配吴茱萸辛开苦降，疏肝和胃；藿香配胆南星寒热并用，豁痰开窍；陈皮配熟地黄补虚泻实，健脾益肾。辛以散阳，苦以坚阴，清阳宜升，浊阴当降，阴阳调和，脑有所养，神明可安。

（四）内外兼施，殊途同归

中医学认为，外在的皮肉筋骨与内在的脏腑气血互为表里，彼此影响。在伤损之症中，肢体损于外，则气血伤于内；营卫有所不贯，脏腑由之不和。在外瘀血流注停滞于肌肤腠理之间，为肿为痛。在内瘀血不除，气血难以上达，神明失于安宁，五脏六腑皆受其累。施氏伤科强调治伤需内外兼顾，不仅要善于治内，而且要重视治外。施氏伤科首创应用膏药外敷治疗颅脑损伤后遗症的先例。《黄帝内经》曰："通则不痛，不通则痛。"颅脑损伤不论其新伤宿疾，凡损伤局部有压痛点者，皆以活血化瘀、消肿止痛的吊伤膏外敷，运药于患处，除瘀为尽。清代吴师机指出："外治之理即内治之理，外治之药即内治之药。"然外治之药能直接作用于皮肤黏膜，疗效更为速捷有效。经外敷膏药后头部压痛减轻或消失时，患者病症多趋于缓解或痊愈。内外治法各有千秋，理应取长补短，内外同治可谓相得益彰。

（孙　波　陈建华）

第四节　施氏伤科外用药证治概说

伤科证治，虽和内、外、妇、儿等科有所区别，但中医学的辨证施治法则，却同样是必须掌握的。伤科主治的病症，有外损、内伤之分，概言之，不外气血俱伤为病。清代《杂病源流犀烛》的作者沈金鳌总结古人的经验，曾经做出有关伤科证治的精辟论断。他说："跌仆闪挫，卒然身受，由外及内，气血俱伤病也。何言之？凡人忽跌，忽闪挫，皆属无心，故其时本不知有跌与闪挫之将至也。而忽然跌仆、忽然闪挫，必气为之震，震则激，激则壅，壅则气之周流一身者，忽因所壅而凝聚一处，是气失其所以为气矣。气运乎血，血本随气以周流，气凝则血亦凝矣。气凝在何处，则血亦凝在何处矣。夫至气滞血瘀，则作肿作痛，诸变百出，虽受跌仆闪挫者，为一身之皮肉筋骨，而气既滞，血既瘀，其损伤之患，必由外侵内，而经络脏腑并与俱伤，其为病有不可胜言，无从逆料者矣。至于打扑，有受人谴责者，有与人斗殴者，虽不尽无心，然当谴责斗殴之时，其气必壅，其血必凝固与跌仆闪挫无异也，而经络脏腑之俱伤，亦与跌仆闪挫无异也。故跌仆闪挫，方书谓之伤科，俗谓之内伤；其言内而不言外者，明乎伤在外而病必及内，其治之之法，亦必于经络脏腑间求之，而为之行气，为之行血，不得徒从外涂抹之已也。"沈金鳌这一段话，不仅说明了治伤应气血并重，而且指出了不论外损内伤，应从整体观点出发，在对症施以手法、敷贴、夹缚等外治的同时，又必须于经络脏腑之间求其内治方药。故本节虽仅论述外用药之法，但亦应根据病症之不同，而采用其他相应之法。

施氏伤科对于伤科外损、内伤诸病，概括分为挫伤、扭伤、劳损、内伤、宿伤、创伤、骨折、脱臼八类，因其八类，各有不同的特点，而做上述分类，以切合实用。另外，水火烫伤及破伤风也常见，施氏伤科除内服用药外，也采用外用方药，一并介绍。

一　挫伤

凡因各种钝力，如堕坠、跌打、挤压、摩擦等所引起的无创口的皮肉损伤，谓之挫伤。正如《伤科补要》中所说"跌打撞伤、坠堕磕碰之证"一类的损伤。

施氏伤科对于挫伤的外治，一般采用药物治疗：瘀积肿胀者，宜活血化瘀消肿；肿退后仍见疼痛、或不肿但疼痛者，乃气血不和，宜和营、理气、止痛，随症施治，分述如下：①伤处肿胀疼痛，敷吊伤膏，局部发热者，加30%如意金黄散混合调敷。②伤处起有水疱或血疱者，用黄连水涂敷，消毒纱布封固，周围肿胀处敷吊伤膏，局部发热甚者，加30%如意金黄散混合调敷，不可将敷药直接敷于疱上，以免溃烂，倘疱仍不能吸收，用消毒三棱针刺一小孔，挤去滋水或血水，掺三味生肌散，用消毒纱布摊黄连膏封固，周围敷药同前。③肿胀退而未尽，或伤后不甚肿胀者，敷祛伤续骨膏。④初伤无肿胀或疼痛，或肿退后仍疼痛者，贴新伤膏。⑤挫伤后期瘀积不散，坚硬水肿者，用散瘀和伤洗方煎水熏洗或热敷。⑥瘀积经久不散，结块坚硬者，宜活血散坚洗方煎水熏洗或热敷。⑦熏洗剂宜依照一般服药原则，根据不同部位及损伤情况，随症处方。

1. 头面部挫伤

（1）头部挫伤：表皮破裂者，务将头发剪短，并剃净患部，用三黄酒洗净创口，用黄连水涂敷，消毒纱布封固，周围肿处敷吊伤膏，绷带包扎。无变化者，间日换药，至肿退为止。倘或化脓，仿创伤化脓处理。表皮不破裂者，肿处敷吊伤膏。肿不严重者，可不必剃去头发，用祛伤续骨膏外敷。换药同前。

（2）头部血肿：肿处敷吊伤膏，间日换药，至肿退为止。

（3）面部挫伤：伤处敷吊伤膏，青紫或局部发热者，与如意金黄散混合调敷。

（4）目伤：眼睑及周围肿胀处外敷吊伤膏，纱布包扎。敷药切不可侵入眼内。

2. 脑损伤　局部伤处有肿胀者，敷吊伤膏。

3. 胸壁挫伤　肿胀者，敷祛伤续骨膏；不肿者，贴新伤膏。

4. 腹部挫伤　外用药与胸壁挫伤同。

5. 会阴挫伤

（1）阴茎挫伤：肿胀时敷吊伤膏，肿退后，用和营活血洗方煎水熏洗。

（2）阴囊及睾丸挫伤：肿胀时，敷吊伤膏，肿退后，敷祛伤续骨膏，倘后期结块不散，或睾丸坚硬者，用吊伤膏合定痛膏各半调敷，或和营活血洗方煎水熏洗。

6. 腰背挫伤　肿胀者敷祛伤续骨膏，肿退后贴新伤膏。

7. 四肢挫伤　敷贴依照挫伤概述的外治方法处理。

二 扭伤

肢体做超过正常范围的活动，如跌坠、扭转而致关节过度伸直或过度屈曲所引起的损伤，谓之扭伤，正如《医宗金鉴》所说"坠马摔伤"的"拧伤"和"落马坠蹬"等伤。《黄帝内经》有"诸筋皆属于节"的叙述，凡属扭伤，多见关节遭受损害，因此最多发生的是筋膜损伤或撕裂。由于没有骨折及脱位的证据，故亦谓之伤筋，肌肉与经脉亦可同时受伤。

非关节部分在做超过正常范围的活动时，亦可导致筋络的损伤，如剧烈奔走而致大小腿损伤，以及过度举重或扭转而致手臂损伤。《杂病源流犀烛》所指出的"偶提重物忽痛，伤筋也"，即属此类，亦属于"扭伤"范畴。

根据受伤的不同程度，施以对症的药物：①伤处肿胀疼痛，敷吊伤膏。②肿势退而未尽，或伤后肿胀不甚严重者，敷祛伤续骨膏。③受伤后无肿胀但疼痛，或肿退后仍疼痛者，贴新伤膏。④严重扭伤，筋膜撕裂，酸痛经久不解，局部肌肤有清冷感者，贴宿伤膏。⑤素患痹痛，或伤后着寒，风寒湿气阻滞隧络，经久酸痛者，宿伤膏内酌加祛风散外贴。⑥后期，坚硬胀肿，筋络挛拘，用舒筋活血洗方煎水熏洗。⑦筋膜撕裂，后期肌肉萎缩，关节强硬者，宜活血壮筋洗方煎水熏洗。

1. 颈部扭伤（失颈）　痛处贴新伤膏，或用舒筋活血洗方煎水热敷。

2. 腰背扭伤

（1）背部扭伤：局部肿胀者，敷祛伤续骨膏。不肿胀但疼痛者，贴新伤膏。夹有风湿或风痰者，贴风湿膏。

（2）腰部扭伤：若为腰部伤筋，则在伤处贴新伤膏。若为腰椎间盘突出症，则贴宿伤膏，腰部、臀部、腘窝及小腿外后侧各贴一张。

（3）腰部劳损：痛处贴宿伤膏，用舒筋活血洗方，或活血壮筋洗方煎水热敷。

（4）腰部宿伤：敷贴与腰部劳损同。

（5）脊柱骨折：伤处敷吊伤膏，棉花衬垫，用软板夹缚，3～4日换药一次。

仰卧硬板床，腰部垫枕，6～8周改贴接骨膏，用腰柱夹缚。用多头宽绷带包扎，令患者起坐，约2个月后，解除夹缚，嘱患者起立，练习行走及弯腰等活动。

（6）尾骨损伤：敷祛伤续骨膏，棉花衬垫，用丁字带包扎（骨损者不需要包扎），卧床休息，2～3日换药一次。骨损者，1周后，可起床活动。骨折与脱位者，需4周后方可离床，改贴接骨膏，3～4日换药一次，或用续骨舒筋洗方煎水熏洗，至痛愈。

3. 上肢扭伤

（1）肩关节扭伤：肿胀严重者，敷吊伤膏，用布带将患臂悬吊于颈项，间日换药。肿势减轻后，改敷祛伤续骨膏，除去吊带，并嘱患者进行肩部锻炼。肿势退尽后，改贴新伤膏，3～4日换药一次；倘经久不愈，肌肉萎缩者，改贴宿伤膏，夹有风湿者，贴风湿膏，换药同前。轻度扭伤，不必用布带悬吊，肿退后，亦可用舒筋活血洗方，肌肉萎缩者，用活血壮筋洗方煎水热敷。

（2）肘关节扭伤：伤处敷吊伤膏，肿退后，改贴新伤膏，并嘱患者进行肘部伸屈锻炼，亦可用舒筋活血洗方煎水熏洗。

（3）腕关节扭伤：肿胀者敷吊伤膏，肿退后，改贴新伤膏，或舒筋活血洗方煎水熏洗，并嘱患者自动活动腕关节。

（4）手指关节扭伤：肿胀者敷吊伤膏，肿退后，改贴新伤膏，或用散瘀和伤洗方煎水熏洗。

（5）上肢非关节部扭伤：伤处敷吊伤膏，绷带包扎，用布带悬吊患肢于颈项，间日换药。肿退后，除去悬吊，改贴新伤膏，至痛愈。

4. 下肢扭伤

（1）髋关节扭伤：肿胀者，敷祛伤续骨膏；不肿者，或肿退后，贴新伤膏。

（2）膝关节扭伤

1）膝关节内外侧伤筋：伤处敷吊伤膏，伤侧垫以棉花包扎；肿退后，改贴祛伤续骨膏，或新伤膏。筋膜撕裂者，用软板两块分置于膝关节内外侧，固定于伸直位3～4周。

2）髌骨上下伤筋：受伤膝关节固定在伸直位置，将髌骨推正，敷吊伤膏，复以抱膝器；肿退后，改敷祛伤续骨膏，夹缚同前；待损裂的筋膜修复，髌骨位置稳定后，除去夹缚，改贴新伤膏，嘱患者自动地活动关节，约4周后，开始步行。关节强硬者，宜用手法理顺筋络。

3）膝关节内伤筋：伤处敷吊伤膏，用软板两块分置于膝关节内外侧固定于伸直位；肿退后，敷祛伤续骨膏；约4周后解除固定，改贴新伤膏或八仙逍遥汤煎水熏洗，并嘱患者锻炼膝关节伸屈功能。

4）膝间软骨损裂：伤处贴接骨膏，绷带包扎，戴护膝，卧床休息，6～8周后，损伤关节间隙无明显压痛时，穿带跟皮鞋，将健侧鞋跟铲平，使走路的着力点移至健侧，以减轻受损半月板摩擦，下地走路。继续贴接骨膏，或用药煎水熏洗。

（3）足踝关节扭伤：伤处敷吊伤膏，筋膜撕裂者，用软板两块内外夹缚，卧床休息，间日换药；肿退后，改敷祛伤续骨膏，约2周，除去夹缚，改贴新伤膏，或用散瘀和伤洗方煎水熏洗。

（4）下肢非关节部扭伤：肿胀者敷吊伤膏，肿退后，仍坚硬者，敷祛伤续骨膏，坚硬消退后，贴新伤膏。

三 劳损

劳损者，因经久疲劳或超过体力所能胜任的劳动，日积月累，致某一部分肢体发生筋骨酸痛。《素问·宣明五气》的"久立伤骨""久行伤筋"和《杂病源流犀烛》的"腿骨麻疼，由于劳力伤损"即属此类，俗谓之脱力伤筋。

施氏伤科对于劳损的外治一般以药物为主：①初期，贴新伤膏或祛伤续骨膏，亦可用舒筋活血洗方煎水熏洗。②经久不愈者，贴宿伤膏，亦可用活血壮筋洗方煎水熏洗。③倘夹有风湿者，宿伤膏中加祛风散，或贴风湿膏。

1. 上肢劳损

（1）肩臂劳损：痛处贴新伤膏，倘历久不愈，贴宿伤膏，夹有风湿者，贴风湿膏。

（2）肘关节劳损：伤处贴新伤膏，3～4日更换一次，每次更换前，先用舒筋活血洗方煎水熏洗。

（3）腕关节劳损：同肩臂劳损。

（4）手腕筋疣：推散后，局部肿胀者，敷祛伤续骨膏，肿退后，贴新伤膏，至酸痛消失。

（5）手指关节劳损：用新伤膏2张，一张贴于不能弯曲的关节，膏药的长度需将患肢完全包住，以达到固定的目的，在贴膏药前，先将患指拔直，然后贴上。另一张贴在手指痛处，绷带包扎，使患指完全固定，3～4日更换一次，至能自动伸屈、无锁住现象为止。

2. 下肢劳损　痛处贴新伤膏；倘历久不愈，贴宿伤膏；夹有风湿者，贴风湿膏。

四 内伤

因外来的暴力，而致人体躯干深处，或脏腑受到损伤，谓之内伤。如《外科正宗》所说："从高坠堕而未经损破皮肉者，必有瘀血流注脏腑。"又如王好古所说："撞打损伤，心腹胸中停积瘀血或气瘀攻冲"及《古今医鉴》所说："坠闪伤损，致荣血留聚膈间，满着吐溢"均属此类。

在很早的古代医学文献中，已为内伤订出了范围。《外台秘要》引许仁则疗吐血及堕损方："此病有两种，一则外损，一则内伤……如部内损，只伤肢节。"由此可见，肢节的损伤，不属内伤的范围。

内伤，一般分为伤气、伤血、气血两伤和脏腑损伤。

施氏伤科对于内伤的外治以药物为主：①伤处肿胀疼痛，或痛不忍按者，敷祛伤续骨膏，肿甚，敷吊伤膏。②伤处疼痛而无肿胀，或按痛不甚严重者，贴新伤膏。③诸窍大出血者，痛处敷截血膏。

1. 胸部内伤　肿胀者，敷祛伤续骨膏；不肿者，敷新伤膏；咯血者，敷截血膏。

2. 腹部内伤　肿胀者，敷祛伤续骨膏；不肿者，贴新伤膏；脏腑损裂、血向内流者，敷截血膏。

五 宿伤

凡是受伤愈后，过了一个时期复发疼痛的宿症，谓之宿伤。如《左传》载有："郑公孙黑将作乱……伤疾作而不果。"杜子注："前年游楚击伤。"这就是宿伤。

宿伤在文献上较少记载，但在劳动人民中，却是常见的疾病。考其原因，不外乎以下几种。

（1）受伤以后，没有经过很好的治疗，瘀血未尽，内积于筋肉筋骨脏腑间，在体力充沛时，气血流行尚无阻碍，因此不觉得痛苦，但偶然遇到气候的变化，或过度疲劳，体力衰弱的时候，气血流至伤处，受到阻碍，而失通达，以致不通则痛。

（2）人体的某一部分受伤以后，没有完全恢复而表现为空虚，外邪容易侵入，所谓"最虚之处，便是容邪之处"。在气候变化的时候，风寒湿气乘隙袭入，在受伤的部位，产生酸痛。

（3）劳力过度，在年轻或体力充沛时，虽然没有感到痛苦，但气血内伤已经存在，因不痛而未加注意，到了年老或体力衰弱时发作疼痛。

施氏伤科对于宿伤的外治以药物为主：①痛处贴宿伤膏。②四肢及腰背宿伤，夹有风湿者，宿伤膏内酌加祛风散贴患处。

六 创伤

凡由于突然之间受到外来的暴力或锐器所伤，而伴有皮肉破裂者，谓之创伤。

就是《礼记·月令篇》所说"命理瞻伤、察创、视折、审断"的伤、创、折、断中的创伤，亦谓之金疮。

由于受伤之原因颇多，因此创伤之类别亦各异。①割伤：由于刀、斧、玻璃等利器砍割所致，即《外科正宗》所说"金疮乃刀刃所伤，或有磁锋创损"。又如《外科启玄》所说"夫刀刃之创，重则断头刎颈，轻则割肉成疮"一类的损伤。②刺创：创口极小，而创道极深，如枪、钉、针、竹木刺等尖锐之物刺入而发生。如《伤科补要》所说："诸刺入肉，外伤之证也。"③裂创：非利器直接割破，而是由于粗暴的外力强剧牵引而撕裂者，如《千金方》的"凡被打损……车辘木打"和《外台秘要》的"及被木石所连"，以及《疡医准绳》的"肚皮裂开者"等。④枪弹创：被枪弹射击而发生者，在《医宗金鉴》中有"被鸟枪打伤，铅子在内，危在顷刻"的记载。⑤弹片创：因种种炮弹、爆裂弹等碎片袭击而发生者，如宋濂《元史》的"李桢从伯颜征郢州，炮伤左胁"的损伤；弹片创一般较枪弹创严重，并易化脓。⑥挫创：因各种钝力性外力而起，如《伤科补要》所说："跌打损伤、坠堕磕碰之证……或皮开肉绽，亡血过多者"一类的损伤。挫创的创面不规则，周围积瘀肿胀，严重者往往发生溃烂。⑦摩擦创：由摩擦性物件迅速擦过皮肤而致皮肤破裂，并有小量出血。

施氏伤科对于创伤之外治，首先是洗净创口，防止化脓；其次是止血，并须化瘀消肿。化脓溃腐以后，则宜拔毒祛腐，生肌收口，分先后而施治。①新鲜创伤：首先用三黄酒将创口及周围洗净，倘创口在毛发部，应将周围的毛发剪去，创口内有不洁物者，设法除去。创伤小者，先用三黄酒洗净创口，用止血黑绒絮封固，消毒纱布包扎，次日解开视之，无变化，待其结痂自愈；倘溃脓者，按化脓创伤治之。创口大而出血不止者，用花蕊石散或如圣金刀散掺于创口，消毒纱布封固，绷带包扎。倘创口大，出血不止者，宜将创口用油线缝合，以达止血的目的。缝合后，再掺花蕊石散或如圣金刀散，封固、包扎同前。创口周围，敷截血膏，以达到帮助止血及化瘀消肿防腐的目的。挫创、摩擦创等，创口大而出血不多，周围积瘀肿胀者，创口用黄连水涂敷，消毒纱布封固，周围肿胀外敷吊伤膏，发热甚者，加如意金黄散混合调敷，应经常检查，倘无变化，无须换药，唯周围之敷药仍须更换（注：创伤之消毒与止血，现代医学的处理方法较严密而妥善，可采用。在临床上，创口用现代医学方法处理，周围敷以中药，可收到良好的效果。创伤出血多者，不可进食热汤或热粥，因血得热则行故也）。②化脓创伤：如发现化脓，即应将封固创口打开，缝合者拆除缝线，以扩大创口，用甘葱煎水或黄连水洗净，创口周围可用三黄酒洗。溃后，创口清洁，脓水稀薄而淡红者，宜掺金疮十宝散，贴金疮膏。倘腐肉板滞，流脓不畅，宜拔毒，掺海浮散，贴黄连膏。腐肉脱落后，宜拔毒生肌，掺八宝生肌散，贴玉红膏。新肉将平时，宜掺三味生肌散，贴玉红膏生肌收口。腐肉板滞，经久不脱，宜用祛腐药，掺硇砂散少许于腐肉上，外罩海浮散，贴黄连膏。新肉生得太过，高出创面，名曰胬肉，宜掺黑龙丹；无效，掺硇砂散，罩海浮散，贴玉红膏。胬肉平后，仍用三味生肌散生肌收口。根据病情发展过程，金疮药、拔毒药、祛腐药、生肌药可混合使用。创口小而创道深者，宜将应用之药粘于纸钉上，插入创道内，使脓毒易于排出。创口周围肿胀者，须分辨其肿胀原因，如系瘀积者，敷吊伤膏；因感邪者，敷如意金黄散；因积瘀复感邪者，混合使用，必须至肿退后，方停止使用。

1. 头面部创伤

（1）头部创伤：剪去头发，先用温开水洗净，创口用三黄酒清洗，掺花蕊石散止血，盖消毒纱布，绷带包扎。创口大者，掺药前需先缝合。倘系钝器创伤，周围积瘀肿胀者，肿处敷吊伤膏，次日，解开视之，未化脓者，待其结痂自愈，但亦须每日检查；倘若化脓，照创伤化脓法处理。

（2）面部创伤：以一般创伤疗法为准，唯缝合时须细心对准，缝线宜细。倘若化脓，药膏应敷贴牢固，使能在药膏内结皮，而不致有瘢痕。倘有胬肉，须用药平之。

（3）腮及唇口创伤：创口穿通口腔者，当以缝合为宜，内侧可不必缝合。外侧创口之用药和包扎与一般创伤同，内侧掺止痛生肌散，倘若化腐，腐肉板滞者，敷消疳散。倘系仅伤内侧，不必缝合，掺前药自能生肌收口。

（4）舌伤：伤处掺止痛生肌散，加贴鸡子内衣（公鸡睾丸的内膜），频频更换，并可含冰块，以达到止血的目的。创口大者，宜用油线缝合。倘创口化腐，宜掺消疳散。

（5）耳伤：外用药与头、面部创伤同。

2. 颈部创伤　气管未破裂的外治与一般创伤处理相同。自刎而气管破裂者，宜先用鸡蛋内软衣盖于破裂的气管上，用油丝线将创口缝合，掺花蕊石散，或如圣金刀散，再盖以止血黑绒絮，消毒纱布封固，外用绷带缠颈包扎，卧处宜密室避风，使呼吸舒徐；1～2日后，有脓水流出，除去前药，用甘葱煎水洗净，掺金疮十宝散，贴玉红膏，脓少后，掺八宝生肌散，其余治法与一般创伤同。

3. 胸部创伤　与一般创伤同，唯肺脏损伤者，血向内流，凝积成瘀，在血止肿退之后，创口周围仍宜敷吊伤膏化瘀止痛。倘若化脓，更须与如意金黄散配合使用，参阅创伤概说。

4. 腹部创伤　腹部创伤，仅伤皮肉者，其外治与一般创伤同。倘穿破皮肉，内膜脱出者，先用黄连水清洗，敷收膜散，盖金疮膏。倘创口大而内膜脱出颇多者，清洗后，将内膜塞入，略加缝合，需剩一小缺口，以防止感受外邪化腐，用宽绷带包扎。次日，解开视之，倘脱出的内膜未平，仍敷收膜散，平后，掺金疮十宝散、贴玉红膏。其余生肌拔毒及创口周围外敷药物，与一般创伤同。倘肠出者，先用黄连水清洗，将肠塞入，缝合时，亦宜剩一小缺口，使毒邪易于外出。

5. 四肢创伤　同创伤之外治处理。

七　骨折

凡骨的连续性发生断裂时，谓之骨折。在中医学文献中，很早就有关于骨折的记载。《周礼·天官》载有："疡医掌肿疡、溃疡、金疡、折疡之祝药劀杀之齐。"其中的折疡，就是指骨折而言。

骨折的治疗首先要矫正骨位，其次敷贴、夹缚，并根据症状，按照步骤，先后进以内服方剂，综合治疗。此处仅就施氏伤科的敷贴疗法进行介绍。矫正骨位后，应即敷贴药料。应用于敷贴的药物，闭合性骨折与开放性骨折有所不同。①闭合性骨折：根据病情发展，可分为三个阶段。初期肿胀阶段，骨折初期，局部肿胀疼痛，敷吊伤膏消肿止痛。中期断端生长阶段，肿退以后，骨折断端在生长接续时期，敷祛伤续骨膏和营续骨，帮助断端加快愈合。后期恢复阶段，骨虽愈合，气血未复，经络失和，酸痛麻木，功能恢复迟缓，贴接骨膏调和气血，温经通络。②开放性骨折：首先需洗清创口，并需止血，化瘀消肿，至于化脓后，则宜拔毒，祛腐生肌收口。创口出血者，用花蕊石散或如圣金刀散掺于伤口，消毒纱布封固，周围肿处掺截血膏。创口大者，需用油线缝合，缝合后的处理与前同。创口化脓后的一般处理与创伤同。创口经久不愈，脓水淋漓，或夹有豆渣样者，乃有腐骨在内，宜掺海马拔毒散，贴黄连膏，倘创口小而创道深，用海马拔毒散粘于纸钉上插入，每隔3～4日插药条一根，以提出腐骨，方可收口。创口周围之敷药亦与创伤同，唯肿退后仍须继续敷吊伤膏，以帮助断端愈合。创口愈合后之敷贴与闭合性骨折同。

注意要点：①敷料大小应根据伤势范围及不同的部位而决定，必须合宜。②敷料要摊得平衡均匀。③如伤处起有水疱，应根据挫伤的方法处理。④骨断或骨碎的患者，在换敷料时，必须先令助手托好患肢，拔直，以免换药时断端再移位或缩短。⑤换药时间，应根据伤处部位、病情轻重、患者年龄、气候冷热而决定。一般重症、初期、儿童患者、热天、近骨骺骨折（近关节骨折）等，换药应勤；轻症、中后期、老年患者、冷天、中段骨折等可间隔时间长些。⑥伤处起有水疱，以及开放性骨折，敷料不可直接敷于水疱或创口上，以免溃烂。⑦开放性骨折化脓后，创口必须每日换药，脓多者，更须日换2次。周围敷药根据具体情况，间日或间隔3～4日换药一次。⑧开放性骨折，未化腐前，采用现代医学方法进行消毒、止血较为妥善，以防止化脓；唯创口周围仍需敷药。

1. 头面部骨折

（1）颅骨骨折：先将肿处头发剪去，破皮者，敷吊伤膏，间日换药。肿退后，改敷祛伤续骨膏，3～4日换药一次，至痊愈为止。开放性骨折，首先处理创口（参照开放性骨折外治法）。

（2）鼻骨骨折：出血者，用棉花包花蕊石散填塞鼻腔，但不超过2～3小时，须取出视之，血止后，即宜除去。出血者肿处敷截血膏，血止后改敷吊伤膏，间日换药。肿退后，敷祛伤续骨膏，3～4日换药一次。

（3）颧骨骨折：伤处肿胀者，敷吊伤膏。倘肿甚发热者，加30%如意金黄散混合调敷，间日换药。肿退后，敷祛伤续骨膏。

（4）下颌骨骨折：外敷吊伤膏，用硬纸板衬垫，用四头绷带绕头顶包扎，间日换药。肿退后，改敷祛伤续骨膏。每次换药时，必须注意断端是否移位，倘若移位，再行矫正，并嘱患者进软食。待按痛消退，上下齿用力咬合而不觉痛时，解除夹缚，改贴接骨膏。下颌骨骨折，每致皮肉破裂，参照开放性骨折处理。亦有齿龈破裂者，出血时掺止痛生肌散，血止后掺消疳散，每2小时掺药一次。

2. 肋骨与胸骨骨折

（1）肋骨骨折：一般无显著肿胀，即初伤时，敷祛伤续骨膏，用宽绷带一条（约6寸宽），两头剪开成五对，上面一对扎于健侧肩部，余四对扎于健侧胁部，用三角巾将患侧上肢悬吊于颈项，间日换药。约1周后，肿退痛减，3～4日换药一次。4～6周断端可连接，解除包扎，改贴接骨膏。

（2）胸骨骨折：伤处敷吊伤膏，软板衬垫，包扎不宜过紧，并保持背屈位置仰卧，不移位者，可自由睡卧，以舒适为度，间日换药，肿退后，敷祛伤续骨膏，3～4日换药一次，约4周，可离床起坐，改贴接骨膏。

3. 上肢骨折

（1）锁骨骨折：矫正骨位后，伤处敷吊伤膏。骨损者，垫以较厚棉花。骨折移位者，用软板衬垫，腋下垫以棉花，绕健侧腋下包扎。用三角巾悬吊患肢于颈项，间日换药。肿退后，改敷祛伤续骨膏，3～4日换药一次，6～8周解除包扎，改贴接骨膏，并嘱患者活动肩关节。

（2）肩胛骨骨折：伤处敷吊伤膏，用软板衬垫，贴以胶布，腋窝垫以棉花，绕健侧腋下包扎，用三角巾悬吊患肢于颈项，间日换药。肿退后，改敷祛伤续骨膏，3～4日换药一次。约4周后除去衬板，改贴接骨膏，并嘱患者练习关节功能。

（3）肱骨上端骨折：矫正骨位后，伤处敷吊伤膏，用软板四块衬垫，贴以胶布，腋窝垫以棉花，绕健侧腋下包扎，用三角巾兜患肢于颈项，包扎不宜过紧，间日换药。换药时必须细察骨位，如有移位，应再行矫正，然后包扎。肿退后，改敷祛伤续骨膏，3～4日换药一次。每次换药除检查骨位是否移位外，并须注意关节活动情况。4～6周后解除夹板，改贴接骨膏，5～6日换药一次。每次换药前，用续骨舒筋洗方，或海桐皮汤煎水熏洗，辅以理筋手法，并嘱患者练习肩关节活动。

（4）肱骨中段骨折：矫正后，轻轻扶患者起立，助手将下臂拉向前方呈直角位。患者略向前倾，使臂部离开胸壁。伤处敷吊伤膏，用硬板夹缚，夹板长度下自肘部，上及腋窝，包扎不宜过紧，用三角巾兜患肢悬于颈项，间日换药。换药时必须细察骨位，如有移位，应再行矫正，然后包扎，并须与健肢做对比。肿退后改敷祛伤续骨膏，紧包扎，3～4 日换药一次，在断端开始接续时，倘发现伤处某一面有高突现象，则于高突面夹板下加垫棉花，6～8 周断端连接后解除夹缚，改贴接骨膏，嘱患者锻炼肩关节及肘关节的活动功能。

（5）肱骨下端骨折：伤处敷吊伤膏，保持肘关节弯曲在直角位置，用软板夹缚，夹板长度下自肘尖上至上臂中部，包扎不宜过紧，用三角巾兜患肢悬于颈项，间日换药。换药时应细察骨位是否移动，倘有移位，应再行矫正，然后包扎。肿退后，改敷祛伤续骨膏，3～4 日换药一次。每次换药须注意关节活动情况，如发现肘关节伸直困难，应将肘关节改为微弯曲包扎，如过一时期，又发现肘关节屈伸有困难，则恢复弯曲夹缚。待断端接合后，夹缚放松，4～6 周除去夹缚，改贴接骨膏，或续骨舒筋洗方煎水熏洗，并嘱患者经常活动肘关节，辅以理筋手法，以免关节强硬。

（6）肱骨下端歧骨（内外髁）骨折：以软板两块分置于歧骨的内外侧夹缚。其敷药、更换日期和应注意点与肱骨下端骨折同。

（7）肘尖骨折：骨损者不需夹缚，伤处敷吊伤膏，在肘屈曲位包扎，用三角巾悬吊患肢于颈项，其换药日期、步骤及应注意点与肱骨下端骨折同。骨断而分离者，敷吊伤膏，固定于肘伸直位置，用软板夹缚，卧床休息，并将患肢垫平，间日换药。肿退后，敷祛伤续骨膏夹缚同前。约 10 日后，在换药时，试将肘部微曲，仔细揣摸断端是否分离。倘尚分离，仍须伸直固定，若不分离，使肘微弯曲夹缚固定，3～4 日换药一次。在不使断端分离的原则下，逐步增加肘部弯曲度至直角。6～8 周断端接续后，解除固定，改贴接骨膏，并嘱患者练习关节活动。

（8）辅骨（桡骨）上端骨折：骨损而未移位，无须夹缚，用三角巾兜患肢悬于颈项；骨断而移者，在矫正后用软板夹缚，其敷贴及注意关节活动等与肱骨下端骨折同。

（9）正骨与辅骨（尺桡骨）中段双骨折：伤处敷吊伤膏，用硬板固定，夹板长度下自手腕上及肘尖，衬以辅木，用三角巾悬吊患肢于颈项，掌心向胸，初起包扎不宜过紧，间日换药。肿势逐渐消退，夹缚逐渐加紧，每次换药时，必须与健肢做对比，如发现移位者，矫正后再包扎。肿退后，改敷祛伤续骨膏，紧包扎，3～4 日换药一次。在断端初步接续尚未牢固时，可能发现某一面有高突现象，则于高突面夹板下加垫棉花，6～8 周后（儿童可缩短时间），断端无按痛，表示断端接牢，可解除夹板，改贴接骨膏，并嘱患者练习肘关节与腕关节的活动。

（10）正骨与辅骨中段单独骨折：骨断而移位者，用硬板夹缚；骨损者，可采用软板。至于敷贴药物、夹缚方法及应注意之点大致与正骨与辅骨中段双骨折同，其固定时间可缩短。

（11）辅骨下端骨折：伸直型骨折，伤处敷吊伤膏，在手腕保持向掌侧屈曲的情况下，用特制的硬弯板夹缚，松包扎，并须露出手指。X 线片复查断端复位情况，对位理想者，用三角巾悬吊患肢于颈项，间日换药。换药时必须在手腕掌屈位解开，以免再移位。肿势逐渐消退，包扎逐渐加紧，但不宜过紧，须嘱患者经常活动手指，以防止手指关节强硬。肿退后，改敷祛伤续骨膏，3～4 日换药一次，5～6 周后解除固定，改贴接骨膏，或用续骨舒筋洗方煎水熏洗，并嘱患者经常锻炼手掌关节及手指关节的活动。屈曲型骨折，以手腕背屈位固定，使用敷药和夹缚时间与伸直型骨折同。粉碎性骨折，根据骨折远端移位方向，采取背屈或掌屈位固定。骨折而无移位者，用夹板四块超关节固定于腕关节伸直位 4～5 周。

（12）腕骨骨折：伤处敷吊伤膏，用软板一块垫于骨折处，包扎不宜过紧，衬以辅木，用布带悬吊患肢于颈项，1～2 日换药一次。肿退后，改敷祛伤续骨膏，3～4 日换药一次。约 4 周后改贴接骨膏，约 10 周除去夹板，用续骨舒筋洗方煎水熏洗，辅以理筋手法，并嘱患者自动练习手腕功能。

（13）掌骨骨折：第一掌骨骨折，伤处敷吊伤膏，用软板两块长度自腕至大指尖端、夹缚，包扎不宜过紧，衬以辅木，用布带吊，1～2 日换药一次。肿退后，改敷祛伤续骨膏，紧包扎，3～4 日换药一次，约 2 周肿退后，将夹板改短，上自腕骨关节，下至掌指关节处，断端高突者，在高突处用压力垫紧包扎。4～5 周，除去夹板，改贴接骨膏，每周换药一次，并嘱患者锻炼掌腕关节、掌指关节及手指关节的活动。第二至五掌骨骨折，伤处敷吊伤膏，用软板一块垫于高突处包扎，布带悬吊，2～3 日换药一次。倘如高突，夹板下加垫棉花。肿退后，改敷祛伤续骨膏，约 1 个月后，如按痛消失，即可除去夹板，改贴接骨膏，嘱患者锻炼掌指关节及手指关节的活动。不论第一掌骨，还是其余掌骨骨折，在夹缚过程中，均需密切注意手指关节的活动状况。在不妨碍断端愈合的原则下，经常嘱患者练习手指的屈曲，以防止指关节强硬。

（14）指骨骨折：敷吊伤膏，用硬板两块做上下固定。夹板长度，下面一块自掌心至指尖，上面一块自指掌关节至指端，绷带包扎，用布带悬吊患肢于颈项，间日换药。换药时，如发现断端移位，必须再行矫正，而后包扎。约 2 周后，改用软板四块夹缚，夹板的长度不超上、下关节，3～4 日换药一次，并嘱患者开始活动指关节。约 4 周后，除去夹缚，用续骨舒筋洗方煎水熏洗，配合理筋手法，并嘱患者锻炼手指的功能。

（15）上肢开放性骨折：在手法矫正前，用三黄酒清洗，有异物者，急宜除去。整复后，再用黄连水冲洗。创口大者，用油线缝合，掺如圣金刀散或花蕊石散，盖以止血黑绒絮，消毒纱布封口，创口周围敷截血膏，硬板夹缚，包扎不宜过紧，衬以辅木，用三角巾悬吊于颈项；次日解开观察，创口无变化，不必更换，只须调换周围敷药，倘发现化脓，即宜将封固的止血黑绒絮打开，缝合者宜拆除部分缝线，使脓毒易于排出，掺金疮十宝散，贴金疮膏，周围肿处用吊伤膏与如意金黄散各半调敷，用联板夹缚。创口每日换药，其应用药物，可参照证治概说中的创伤与开放性骨折的外治，随症使用。换药时只将近创口的一块夹板取下，以免因换药使断端经常移动而致对位不良。周围敷药间日换一次。肿退后，改敷吊伤膏，3～4日换药一次，在每次更换敷药时，必须注意断端有无移动，倘有移动，矫正后再包扎。创口愈合后处理与闭合性骨折同。

4. 下肢骨折

（1）髋骨骨折：伤处敷吊伤膏，髋骨骨折者，在骨折处衬垫软板一块，用多头带包扎。如系下横骨（耻骨）与楗骨（坐骨）骨折，则不需夹缚，卧硬板床。采取侧卧位，健侧在下，用棉被或沙袋衬垫，肿退后，改敷祛伤续骨膏，6～7周后骨折处按痛减轻，患者自觉能起立步行时，改贴接骨膏，可用双拐试步，逐渐锻炼，一般3个月后可痊愈。

（2）股骨上端骨折：伤处敷祛伤续骨膏，使患者平卧，用沙袋将患肢固定于患腿外展内旋的位置，内侧沙袋由胯部直至足跟，外侧由腰部至足跟，腘部略垫高，以舒适为度。唯在初伤时，长期卧床，患者颇感不适，且易患褥疮，故每日可做1～2次翻身侧卧，在侧卧时，必须将患肢垫至外展位，恢复仰卧位时，仍须固定于原来位置，并将患肢轻拉至健肢一样长短，然后用沙袋固定，否则每易愈后患肢缩短。2～3日换药一次。肿退后，改贴接骨膏，护理、固定同前。8～10周后，可采取半坐式，在床上垫高枕起坐。3个月后，可离床起坐，并嘱患者自动活动关节。4～5个月后，用双拐练习步行。如系股骨上端骨折，以及股骨颈不移位而嵌入的骨折，则起坐与离床练习步行的时间均可提早。

（3）股骨中、下段骨折：伤处敷吊伤膏，用硬板夹缚，夹板长度下自膝部，内侧上及胯缝，外侧上及环跳，包扎不应过紧。股骨中段骨折，取平卧位，腘部略垫高，大、小腿两侧均以沙袋固定；股骨下段骨折，用枕将小腿垫高至膝弯100°左右，小腿两侧亦以沙袋固定，间日换药。每次换药时，必须拔直捺正，并与健肢做对比。肿势日渐消退，夹缚日渐加紧。肿退后，改敷祛伤续骨膏，紧包扎，3～4日换药一次。倘发现某一面有高突现象，则于高突面夹板下加垫棉花。儿童8～10周，成人10～12周，按之断端压痛不明显，说明断端初步连接，改贴接骨膏，放松夹缚，并开始锻炼膝关节屈曲功能。儿童约2个月后，成人约3个月后可解除夹板，扶拐练习行走。儿童约3个月，成人4～5个月可痊愈。股骨下端骨折，在后期更需经常注意膝关节的活动，在断端接合后，宜用理筋手法，并嘱患者锻炼，以防止关节强硬。

（4）髌骨骨折：伤处敷吊伤膏，先缠绷带数层，膝上再覆以5～6层纱布一块，盖以抱膝器，腘部垫以辅木，将四根布条扎牢，再细摸髌骨，必须使髌骨均在圈内，大小吻合，裂痕合拢，然后再用绷带包扎，不宜过紧，间日换药。每次换药时，必须先将断端捏合后，再敷药包扎，切不可大意。肿势逐渐消退，抱膝器逐渐改小，包扎亦逐渐加紧。肿退后，将抱膝器先直接覆上，然后敷药，紧包扎，3～4日换药一次。约4周后，轻轻将膝部弯曲至150°，细摸伤处，如断端不裂开，则已初步连接，改敷祛伤续骨膏，抱膝器改大，包扎略放松，嘱患者开始锻炼关节活动。6～7周，解除固定，改贴接骨膏，或用续骨舒筋洗方煎水熏洗。肌肉萎缩者，可用活血壮筋洗方煎水熏洗。

（5）胫骨单独骨折：伤处敷吊伤膏，用硬板固定，儿童用软板，松包扎，2～3日换药一次。肿退后，敷祛伤续骨膏，紧包扎。6周后，断端无压痛，解除夹缚，改贴接骨膏。2个月后，开始扶拐行走。

（6）骺骨（腓骨）骨折：与胫骨骨折同。

（7）胫骺骨双骨折：伤处敷吊伤膏，用硬板夹缚，夹板长度下自足踝，上及膝眼。在上夹板前，先用绷带缠缚至小腿上下，均匀平正，使每条夹板均服帖，中间不致有空隙处。包扎不宜过紧，用长沙袋置于小腿两侧，以固定患肢，卧床休息，间日换药。每次换药时，先令助手拔直患肢，然后解开，使断端不致移动，倘有移动，必须及时捺正，然后包扎，每次须与健肢做对比。肿势逐渐消退，夹缚亦逐渐加紧。肿退尽后，改敷祛伤续骨膏，紧包扎，3～4日换药一次。如发现某一面有高突现象，则于高突面夹板下加垫棉花；断端接合后，夹板略放松，改贴接骨膏。其离床练习步行时间，一般与股骨中段骨折同。

（8）踝骨骨折：伤处敷吊伤膏，用软板两块做一侧夹缚，使保持正常位置，间日换药。肿退后，改敷祛伤续骨膏。约4周后，改贴接骨膏，并渐渐活动关节。绝对不能行走过早，必须待断端与撕裂的筋膜接合牢固，按之已无压痛，然后练习步履，可避免经常酸痛或关节松弛的后患。

（9）跟骨骨折：伤处敷吊伤膏，先用绷带缠缚平正，用软板四块，三块较长，一块较短，长的三块衬于足跟的两侧及后面，短的一块衬于足跟的底部，用胶布粘牢。用绷带包扎，不宜过紧，间日换药。肿退后，改敷祛伤续骨膏。6～8周，解除固定，改贴接骨膏。不能行走过早，必须至断端完全接牢，踏地不痛，然后练习步履。

（10）距骨与舟骨骨折：距骨骨折的敷贴夹缚同踝骨骨折。舟骨骨折，伤处敷吊伤膏，用软板一块垫于骨折处，绷带包扎，并用带脚托板固定，以防止足踝经常活动有碍断端正常愈合，间日换药。肿退后，改敷祛伤续骨膏。6～8周后解除固定，改贴接骨膏，或用活血壮筋洗方煎水熏洗。待踏地不痛，开始行走。

（11）跖骨骨折：伤处敷吊伤膏，足背面骨折处用软板衬垫，绷带包扎，间日换药。肿退后，改敷祛伤续骨膏，3～4日换药一次。4～6周断端接合后，解除包扎，改贴接骨膏，练习步履。

（12）趾骨骨折：伤处敷吊伤膏，用短小软板四块做局部固定后，再用较宽的软板两块做上下固定，下面的一块上达足掌，上面的一块上达足背，用绷带包扎，间日换药。肿退后，敷祛伤续骨膏，3～4日换药一次。在每次换药时，必须检查断端是否移位。倘有移位，矫正后再包扎。6～8周，断端接续后，解除夹缚，用壮筋活血洗方煎水熏洗。骨损者可在室内稍做足跟着地的行走，骨断移位者，必需休息，至断端接续后，方可练习步履，否则每易造成断端不连接的不良后果。

（13）下肢开放性骨折：敷贴夹缚一般与上肢开放性骨折同。但由于开放性骨折不能夹缚过紧，为了防止断端移位，股骨与胫腓骨骨折，必须于包扎后，再用辅木两块，辅木长度外侧自环跳，内侧上自胯部，下及足跟（胫、腓骨骨折可自大腿中部至足跟），用绷带包扎固定，足部骨折须用带脚托板固定。

八　脱臼

脱臼亦称脱骱，表示构成关节的骨面失去了正常的位置，使关节的活动功能丧失或部分丧失。在中医学文献中，早在隋代的巢元方《诸病源候论》里就有"失欠颔车蹉"（下颌关节脱臼）的记载。

脱臼的治疗，首先必须整复，其次贴敷、夹缚和进以内服药物，并配合按摩、推拿等手法，以及适当的功能锻炼。施氏伤科的敷贴方法：复位后，筋脉损伤，瘀血凝结，而有肿胀疼痛者，敷吊伤膏或祛伤续骨膏。肿退后或不肿者，贴新伤膏。

1. 下颌关节脱臼　伤处贴新伤膏，用四头绷带绕头顶包扎数小时，以防止过度张口再行脱落。

2. 颈骨脱臼　复位后，敷祛伤续骨膏，绷带包扎不过紧，肿退后，贴新伤膏。

3. 上肢脱臼

（1）肩锁关节脱臼：由于筋膜撕裂，复位后，必须夹缚固定，否则必然脱开。敷吊伤膏，用软板一块垫于脱臼处，腋下垫以较厚棉花，用绷带绕健侧腋下包扎，并用三角巾托住患肢肘部，悬吊于颈项，并将患侧上臂固定于身部，间日换药。肿退后，改敷祛伤续骨膏，夹缚同前，3～4日换药一次。每次换药时，助手必须托住肘部，然后解开，倘发现仍离位者，需按捺平正，然后包扎。关节牢固后，解除夹缚，改贴新伤膏，并嘱患者自动活动肩关节。

（2）胸锁关节脱臼：伤处敷吊伤膏，垫软板衬垫，用绷带包扎，卧床休息，3～4日换药一次。关节牢固后，解除夹缚，改贴新伤膏。

（3）肩关节脱臼：复位后，敷吊伤膏，将患肢上臂固定于胸壁，用三角巾悬吊于颈项，间日换药。肿退后，改敷祛伤续骨膏，3～4日换药一次。约3周解除固定，改贴新伤膏，或用舒筋活血洗方煎水熏洗，并嘱患者练习功能。

（4）肘关节脱臼：复位后，敷吊伤膏，用布带悬吊于颈项，间日换药。肿退后，解除悬吊，改贴新伤膏，或用舒筋活血洗方煎水熏洗，嘱患者练习伸屈功能，并用按摩法，舒其筋络。

（5）辅骨头半脱位：贴新伤膏。

（6）腕关节脱臼：敷吊伤膏，用软夹板夹缚，不过紧，肿退后，贴新伤膏，解除夹缚，施以按摩，并嘱患者练习活动。

（7）月骨移位：复位后，敷吊伤膏，固定于手腕掌屈位，似桡骨下端伸展型骨折固定法，间日换药。肿退后，改贴新伤膏，3～4日换药一次。3周后，解除夹缚，用活血壮筋洗方煎水熏洗，并嘱患者练习功能。

（8）拇指指掌关节脱臼：敷吊伤膏，间日换药。肿退后，贴新伤膏，按摩其筋，使其柔顺，并嘱患者练习功能。

（9）手指关节脱臼：敷吊伤膏，肿退后，贴新伤膏，并嘱患者活动关节。

4. 下肢脱臼

（1）髋关节后脱臼：复位后，敷祛伤续骨膏，令患者仰卧，并以沙袋将患腿固定，3～4日换药一次。约2周后，解除固定，改贴新伤膏，并轻轻活动髋关节，约4周，开始扶拐行走。

（2）髋关节前脱臼：敷贴同后脱臼。

（3）膝关节脱臼：复位后必须卧床休息，敷吊伤膏，用软板两块置膝关节内外侧夹缚，间日换药。肿退后，改贴新伤膏，待撕裂的筋膜修复后3～4周，方可开始活动关节，练习行走。否则容易造成关节不稳，经常酸痛。

（4）髌骨移位：敷吊伤膏，覆以抱膝器，松包扎，间日换药。每次换药必须注意髌骨是否移位。倘若移位，矫正后再包扎。肿退后，改敷祛伤续骨膏。待损裂之筋膜接续、髌骨位置固定时，除去抱膝器，改贴新伤膏，并嘱患者活动关节，练习功能。

（5）足踝关节脱臼：敷贴与踝骨骨折相同。

（6）足趾关节脱臼：大致与手指关节脱臼相同。

九　水火烫伤

水火烫伤，必须内外同治。外治，先用黄连水清洗创面至洁净为度，倘起有水疱者，可用消毒三棱针，从水疱下根部刺穿，排去滋水。轻度烫伤，浅在皮表，用清凉膏涂敷患处，可以不必包扎，或用黄连膏摊于消毒纱布上贴患处。倘系重度烫伤，皮脱肉烂者，宜用珠宝散一份、地榆散两份调入黄连膏内，摊于纱布上贴患处。腐肉脱落后，可用三味生肌散调入玉红膏内敷贴患处。

十　破伤风

破伤风的外治，用玉真散调敷创口，创口化脓时，换贴玉红膏，待缓缓收敛。

（彭宗泽　李麟平）

附　施氏伤科外用药介绍

施氏伤科经百余年的发展，形成了系列诊治伤科疾病的方药，尤其是敷贴药膏和膏药、散剂、熏洗剂、酒剂、水剂、药条等，均有其独到之处。现列举出来，按其功用、组成、制法、用法来分类，并在临床应用上按照伤科八类疾病（挫伤、扭伤、劳损、内伤、宿伤、创伤、骨折、脱臼）概述之，以及按身体部位分别进行具体叙述，对临床有很强的指导意义。

施氏伤科在临床上除了应用以下26种家传的外用方药治疗伤科疾病外，亦制作外用经方、古方制剂，如黄连膏、如意金黄膏、如圣金刀散、截血膏、玉红膏、八仙逍遥汤、通关散、地榆散、止血黑绒絮等，以补自家方剂之不足。因此，施氏伤科能够针对各种伤科疾病均能应用外用制剂来进行治疗，也是其一大特色。兹将其功用、组成、制法、用法等介绍如下。

（一）吊伤膏

功用：治伤筋、骨折初期，瘀血凝积，肿胀疼痛。

组成：生川乌、生草乌、生大黄、甘松、制乳香、制没药、散红花、香白芷、全当归、生山栀、山奈、王不留行、血竭、樟脑。

制法：上药依法炮制，共研细末，瓷瓶收藏。

用法：用蜜糖30%，高粱酒70%调拌如厚糊状，量肿处范围，摊于纱布或纸上，敷贴患处。间日或3～4日更换一次。

（二）祛伤续骨膏

功用：跌打损伤，骨折脱臼，肿势退而未尽，或肿胀不甚严重。

组成：煅自然铜、制乳香、制没药、散红花、川续断、全当归、川芎、苏木屑、广木香、生大黄、落得打、刘寄奴、蟅蛄、西羌活、独活、地鳖虫、骨碎补、炒枳壳、威灵仙。

制法：依法炮制，共研细末，瓷瓶收藏。

用法：用蜜糖调拌如厚糊状，摊于纱布或纸上，上罩薄纸一层，敷贴患处，3～4日更换一次。

（三）三味生肌散

功用：治水火烫伤、创伤、胬肉脱落后生肌收口。

组成：煅石膏、赤石脂（水飞）、花龙骨（水飞）、大梅片。

制法：依法炮制，各研极细末，称准和匀，瓷瓶收藏。

用法：掺伤口，外贴药膏，或调入药膏内贴患处。

（四）新伤膏

功用：治跌打损伤、瘀积气滞、局部疼痛而不肿胀。

组成：

（1）太乙药肉（有成药出售）。

（2）万应膏：全当归、生香附、檀香、王不留行、香白芷、透骨草、芸香、血竭、紫荆皮、甘松、上肉桂、威灵仙、山奈、樟脑、制乳香、制没药、赤芍、细辛、石菖蒲、陈皮、防风、生大黄、荆芥、广木香、生山栀、西羌活、独活。

上药依法炮制，共研细末，瓷瓶收藏。

（3）新伤散：生川乌、生草乌、生大黄、甘松、制乳香、制没药、散红花、香白芷、全当归、樟冰、生山栀、顶血竭、山奈、生香附、母丁香、广木香、上官桂、牙皂末、北细辛。

上药依法炮制，共研细末，瓷瓶收藏。

（4）活血丹：飞朱砂、血竭、上檀香、西月石、公丁香、广木香、飞雄黄、安南桂、大梅片、元寸香。

上药依法炮制，共研细末，瓷瓶收藏，密封候用。

制法：用太乙药肉，化烊后加万应膏调匀，摊于布上，根据伤处范围分大、中、小三种。

用法：临用时烘热，加新伤散六分，活血丹四分（根据膏药大小适当增减）于膏药中心，贴患处。有效期4～7日。

（五）宿伤膏

功用：治宿伤劳损，筋骨作痛，以及骨折脱臼后期，酸痛经久不愈。

组成：

（1）太乙药肉（有成药出售）。

（2）万应膏，见新伤散。

（3）宿伤散：生川乌、生草乌、甘松、制乳香、制没药、散红花、香白芷、全当归、樟冰、顶血竭、山柰、生香附、母丁香、广木香、上官桂、紫荆皮、牙皂末、北细辛、独活、赤芍、石菖蒲。

上药依法炮制，共研细末，瓷瓶收藏，候用。

（4）活血丹，见新伤散。

制法：用太乙药肉，化烊加万应膏调匀，摊于布上，根据伤处范围分大、中、小三种。

用法：临用时烘热，加宿伤散六分，活血丹四分（根据膏药大小适当增减）于膏药中心，贴患处。有效期4～7日。

（六）散瘀和伤洗方

功用：治跌打损伤，骨折脱臼，瘀血凝积，肿痛坚硬。

组成：扦扦活、杜红花、大川芎、海桐皮、全当归、生半夏、威灵仙、制乳香、制没药、香白芷。

制法：晒干共研粗末，瓷瓶收藏。

用法：用药末2～3两，装白布袋内，扎口，宽汤浓煎，趁热熏洗患处，每日2～3次。

（七）舒筋活血洗方

功用：治伤筋、骨折后期，风寒湿痹，气血不调，筋骨酸痛，关节强硬。

组成：五加皮、全当归、制没药、皮硝、川椒、威灵仙、生川乌、生草乌、防风、细辛、樟脑、羌活、独活。

制法：晒干共研粗末，瓷瓶收藏。

用法：用药末2～3两，装白布袋内，扎口，宽汤浓煎，趁热熏洗患处，每日2～3次。

（八）三黄酒

功用：治创面及周围不洁。

组成：生大黄、生川柏、雅川连、高粱酒。

制法：将药装入白布袋内，扎口浸酒 7 日，用纱布过滤去渣，瓷瓶收藏。

用法：清洗创面及周围。

（九）花蕊石散

功用：治创伤出血、内伤吐血，瘀积疼痛，败血冲心。

组成：花蕊石。

制法：火煅研末，水飞晒干后，再研细末，瓷瓶收藏。

用法：掺创口，盖以消毒纱布或止血黑绒絮，用绷带包扎。

服法：内服，每服二钱，温开水调服。

（十）金疮十宝散

功用：止痛化瘀生肌，治创伤化腐，创口不敛。

组成：寒水石（水飞）、穿山甲片（炮）、生地黄、赤石脂（水飞）、顶血竭、黄丹、制乳香、制没药、龙骨（水飞）、炒象皮、麝香、冰片末、地鳖虫、上廉珠。

制法：依法炮制，各研极细末，称准和匀，瓷瓶收藏，密封候用。

用法：掺创口，外贴药膏。

（十一）金疮膏

功用：活血化瘀，生肌止痛，治伤口化腐。

组成：细川连、制乳香、制没药、顶血竭、炒儿茶、樟冰、藤黄。

制法：上药依法炮制，各研细末，称准和匀，先将藤黄用清水浸烊，然后和入其余药粉磨匀，阴干后，再磨成粉末。用麻油一斤，文火煎熬，至滴水成珠，入黄蜡、白蜡化烊，倒入瓷缸内，候温，再将药粉倒入，以柳枝不时搅之，候稠，即成药膏。

用法：摊于消毒纱布上，贴患处。

（十二）海浮散

功用：拔毒止痛，治创口化脓。
组成：制乳香、制没药、川柏（炒至黑色）。
制法：依法炮制，各研极细末，称准和匀，瓷瓶收藏。
用法：掺创口，外贴药膏。

（十三）八宝生肌散

功用：生肌拔毒，治创伤化腐，腐肉脱落，新肌未生。
组成：制甘石（水飞）、漂东丹、净轻粉、白蜡、熟石膏、花龙骨（水飞）、寒水石（水飞）、煅铅粉、老三梅。
制法：各研极细末，称准和匀，瓷瓶收藏。
用法：掺创口，外贴药膏。

（十四）硇砂散

功用：祛腐拔毒，治伤口化腐、腐肉不脱，亦治痈疽、发背、疔疮腐不脱。
组成：白降丹、生南星、飞朱砂。
制法：先将生南星研细末，再将白降丹置瓷钵内（忌铁器）磨成细末，加入南星末、飞朱砂，再磨匀，瓷瓶收藏。
用法：掺少许于腐肉上，罩拔毒药，外贴药膏或膏药。

（十五）黑龙丹

功用：平胬肉，治创口溃疡，胬肉高突。
组成：炒大生地、炒乌梅肉。
制法：共研极细末，瓷瓶收藏。
用法：掺疮口胬肉上，外贴膏药，3～5日胬肉自收。

（十六）接骨膏

功用：治骨折后期，夹缚解除后，局部酸痛，乏力。

组成：

（1）太乙药肉（有成药出售）。

（2）万应膏：见新伤散。

（3）接骨散：飞朱砂、顶血竭、自然铜、骨碎补、上檀香、西月石、公丁香、广木香、明雄黄（水飞）、大梅片、元寸香、安南桂。

上药依法炮制，各研细末，称准和匀，瓷瓶收藏，密封候用。

制法：用太乙药肉，化烊后加万应膏调匀，摊于布上，根据伤处范围分大、中、小三种。

用法：临用时烘热，加新伤散四分，接骨散六分于膏药中心（根据膏药大小适当增减），贴患处。有效期4～7日。

（十七）海马拔毒散

功用：提脓拔毒，治开放性骨折溃后，脓水淋漓，久不收口。

组成：炮山甲、炒蜈蚣、炒露蜂房、炒龙衣、炒全蝎、元寸香、飞朱砂、飞雄黄、制没药、大梅片、炒龟板、净轻粉、密陀僧（水飞）、炒海马。

制法：上药依法炮制，各研极细末，称准和匀，瓷瓶收藏。

用法：掺创口，或将药末粘于纸钉上插入创道。

（十八）消疳散

功用：生肌拔毒，治唇口、齿根创伤化腐及口疳。

组成：苏薄荷、煅中白、制甘石、煅石膏、炒儿茶、生大黄、生黄柏、橄榄炭、紫草、大梅片、硼砂。

制法：依法炮制，各研极细末，称准和匀，瓷瓶收藏，密封。

用法：干掺伤处，每日3～4次。

（十九）风湿膏

功用：疏风化湿，活血止痛，治风寒湿痹，筋骨酸痛。

组成：

（1）太乙药肉（有成药出售）。

（2）万应膏：见新伤散。

（3）祛风散：生川乌、生草乌、羌活、独活、赤芍、制乳香、制没药、公丁香、木香、苍术、全当归、甘松、山柰、川椒、香白芷、附子、沉香、硫黄、桂枝、麻黄、川芎、肉桂、生南星、生香附、母丁香、牙皂、细辛、血竭。

上药依法炮制，各研细末，称准和匀。

（4）活血丹：见新伤散。

制法：用太乙药肉化烊，加万应膏调匀，摊于膏药布上，根据伤处范围分大、中、小三种。

用法：临用时烘热，加祛风散六分，活血丹四分于膏药中心（根据膏药大小适当增减）贴痛处。有效期4～7日。

（二十）活血散坚洗方

功用：治跌打损伤，瘀血凝结，积块坚硬。

组成：当归尾、京赤芍、散红花、地鳖虫、紫丹参、炮山甲、乳香、没药、荆防风、香白芷、紫荆皮。

用法：宽汤浓煎，趁热熏洗患处，每日2～3次。

（二十一）活血壮筋洗方

功用：治关节扭伤、骨折脱臼，筋膜撕裂，酸痛经久不愈，关节强硬，肌肉萎缩。

组成：全当归、川续断、杭白芍、羌活、独活、生川乌、生草乌、威灵仙、五加皮、鸡血藤、大川芎、青葱、鲜生姜。

用法：宽汤浓煎，趁热熏洗患处，每日2～3次。

（二十二）和营活血洗方

功用：和营理气止痛，治疗胸腹部损伤，肿退后闷郁作痛。

组成：全当归、京赤芍、杜红花、地鳖虫、乳香、没药、紫荆皮、紫丹参、泽兰叶、老苏木。

用法：宽汤浓煎，用毛巾浸药汁，热敷痛处。

（二十三）续骨舒筋洗方

功用：和营续骨，舒筋通络，治骨折后期筋骨酸痛，关节强硬。

组成：全当归、大川芎、川续断、骨碎补、伸筋草、鸡血藤、威灵仙、五加皮、透骨草、羌活、独活、油松节、生川乌、生草乌。

用法：宽汤浓煎，趁热熏洗患处，每日 2～3 次。

（二十四）珠宝散

功用：治水火烫伤，腐肉板滞。

组成：煅铅粉、生大黄、老三梅、密陀僧（水飞）、熟石膏、寒水石、人中白。

制法：各研极细末，称准和匀，瓷瓶收藏。

用法：掺腐肉上，外贴药膏，或调入药膏内敷贴。

（二十五）黄连水

功用：清热解毒，治创面不洁。

组成：雅川连。

制法：用清水 750g，煎成 500g，用纱布过滤去渣，候冷（冬天可稍温）。

用法：清洗创口或涂敷。

（二十六）管药

功用：拔毒祛腐，提腐骨。

组成：砒霜、巴豆霜、雄黄、黄升、藤黄。

制法：将藤黄用水化开，其余诸药各研极细末，称准和匀，倒入化开的藤黄内，磨匀阴干，再磨成细末，用厚面浆捣烂制成药条，如纸钉粗，瓷瓶收藏。

用法：每隔 3 日插药条一根于创道内，创口另敷海马散，外贴膏药或药膏。

第五节　施氏伤科治伤手法

吴云定曾于 1959～1965 年跟随著名整骨专家陆文先生学习整骨推拿手法，在长期医疗实践中，继承和发挥了陆文先生祖传的 28 种整骨推拿手法，用于身体各部位的软组织损伤，包括肌肉、肌腱、韧带，各种常见的关节脱位与半脱位，脊柱关节特别是腰椎间盘突出症及颈椎病等疾病治疗。

为了继承、发扬中医学，吴云定根据从师多年的学习心得，以及他 20 多年的临床治疗体会，结合现代医学理论，对整骨推拿治疗骨伤科疾病的方法整理归纳，做了比较浅显、系统的阐述，于 1991 年出版专著《实用整骨推拿手册》（上海科技教育出版社），该书于 1995 年再版发行。

现今，吴云定从医 50 年余，将手法融入施氏伤科诊疗体系，同时对手法进行了优化和调整，兹将跟随吴云定学习手法的一些经验和心得进行阐述。

一 手法概况

（一）手法机制

手法者，诚正骨之要务也。用于治伤，讲究力量与技巧的结合，需要经过反复的临床实践方能得心应手。吴云定手法遵从《医宗金鉴》之"机触于外，巧生于内，手随心转，法从手出"。吴云定认为手法治伤主要机制如下。

1. 活血化瘀，消肿止痛　瘀血阻滞，肿胀疼痛，是骨伤科疾病中的常见证候之一。大凡关节扭伤、挫伤，都可以导致关节周围软组织损伤，造成肌肉撕裂、毛细血管破裂出血等病理变化。瘀血积滞在肌肉层内、关节滑囊和关节腔内，如不及时采用活血化瘀，消散血肿，挤出关节腔内积血，不但会产生疼痛，影响关节正常功能，同时还可因为关节内积血时间过长转变为慢性关节肿胀，日久形成关节周围粘连，给治疗带来一定困难。

推揉按摩等手法，能促使局部皮肤温度升高，毛细血管扩张，加速血液循环，使肌肉层内瘀血逐渐吸收和消散，通过关节的屈、伸、拔、拉、挤压等手法，将关节滑囊血肿和关节腔内积血挤散或挤出，以达到消肿止痛目的。

2. 舒松肌肉，解除痉挛　肌肉痉挛是人体遭受损伤后的一种病理表现，可以是由于神经根受到压迫刺激，而肌肉出现的一种反射性痉挛疼痛；也可以是因为劳动或运动不慎扭伤，造成肌肉受损，出现紧张和痉挛。

根据受损肌肉的部位不同，相应施以各种手法，例如，通过拇指推揉法、虎口推揉法，以加速局部血液循环，使紧张的肌肉舒松。通过弹拨法、提捏法、牵拉法等，可以拉长挛缩的肌肉纤维，达到解除痉挛、舒松肌肉的目的。

3. 松解粘连，滑利关节　关节粘连，大多与肌肉、肌腱、关节囊的损伤和关节附近骨折有关。骨折后，除了软组织撕裂性出血，血肿肌化造成粘连外，还因为骨折后长时期固定关节，导致关节囊挛缩，造成关节粘连僵硬。

老年人气血虚弱、肝肾亏损，肌腱及骨骼相继出现退行性病变，如经常受到风寒湿邪侵袭，寒湿凝结关节，即可形成粘连，如肩关节周围炎（俗称漏肩风）。

对松解粘连的患者，首先提倡的是要鼓励患者进行积极的功能锻炼。有些患者在医务人员指导下，通过坚持不懈的功能锻炼，终于获得理想的疗效，当然也可以结合扳拉手法，撕裂拉开瘢痕组织，使粘连松解，关节滑利，但手法必须轻柔，扳拉手法的幅度大小应根据患者能忍受的程度而逐渐递增，切忌粗暴，以免新生的毛细血管再度破裂出血，加重粘连程度。实践证明，一个肩关节粘连的患者，如果能坚持不懈地进行肩关节操练，其功能的恢复要比一个单纯依靠手法治疗，而不进行功能锻炼的患者要快得多。

4. 整骨理筋，矫正移位　人体正常的骨与软组织，遭受外界暴力损伤后，导致解剖位置变异，出现肌肉痉挛和疼痛。要解除这类肌肉痉挛和疼痛，首先要使移位的骨端或软组织恢复其正常的解剖位置，否则是达不到治疗效果的。例如，弹拨手法能使出槽的肱二头肌肌腱复位；牵引旋转屈曲手法可解脱嵌顿在肱骨小头和桡骨小头之间的环状韧带；绞腰法能解除腰椎小关节突紊乱和关节突之间的滑膜嵌顿；仰扳过伸法可促使突出的椎间盘髓核回纳复位，等等。通过这些手法，达到整骨理筋、矫正移位、解除疼痛的目的。

5. 调和气血，强筋健骨　推拿手法，实际上是帮助机体进行被动锻炼的一种方法，有调和气血，保持阴阳平衡，从而提高身体素质，抵御疾病的作用。

喻嘉言曾说："新病邪实，久病正虚。"损伤性疾病也是如此。损伤后，因失治或久治不愈，导致气血失调，筋骨肌肉失于濡养，出现肌肉痿弱无力等正虚现象。例如，肩关节周围炎，病程一长，就可能出现三角肌或冈上肌萎缩；腰椎间盘髓核突出症后期，可以有股四头肌、腓长肌萎缩等。

明代医家周于藩曾说："缓摩为补。"通过缓慢柔和的手法，来调和气血，促使损伤肌体逐渐恢复。正如《灵枢·本脏》说："血和则筋脉流行，营复阴阳，筋骨劲强，关节清利矣。"

6. 温经通络，疏风散寒　《素问·血气行志》云："形数惊恐，经络不通，病生于不仁，治之以按摩醪药。"《素问·举痛论》曰："寒气客于背俞之脉，故有相应而用，按之则热气至，热气至则痛止矣。"这说明肢体损伤后，或者慢性软组织劳损，因为气血凝滞或感受风寒湿邪，致使经络不通，出现肢节疼痛等症状。通过推揉按摩手法，促使血液循环加快，使局部皮肤有温热感，从而达到温经通络、疏风散寒的目的。

（二）手法体会

1. 对筋骨错缝的认识　骨缝是指骨关节之间的正常间隙，骨缝可散见于全身关节。在关节受到瞬间牵伸型损伤后，关节骨缝位置发生异常，称之为骨错缝。骨错缝分两种情况：一是骨节间由于不同的损伤，使正常的解剖结构发生了微小错缝，这种改变比半脱位还要轻，所以在 X 线片上目前还不能得到反映，但解剖结构病理改变以后，影响到生理功能，故出现肿胀疼痛；二是骨缝发生参差不齐或半脱位，在 X 线片上可以显示，肿胀疼痛也比较显著。骨错缝的提出，始见于清代吴谦所著《医宗金鉴·正骨心法要旨》"若脊筋陇起，骨缝必错，则成伛偻之。或因跌仆闪失，以至骨缝开错"。筋出槽是指损伤时，肌腱等软组织发生滑脱或解剖位置有所变化，影响活动功能。《仙授理伤续断秘方》对"筋出槽"的描述有筋"差爻""缝纵""乖纵""乖张""偏纵"等。对"筋出槽"最明确、最详尽的阐释当首推《伤科大成》，其对"筋出槽"的阐释是筋"弛纵、卷挛、翻转、离合各门……""骨有截断、碎断、斜断之分，骺有全脱、半脱之别，筋有弛纵、卷挛、翻转、离合各门……""或因筋急难于转摇，或筋纵难运动……"其意是损伤之中除了骨折、脱骺外，尚有筋的弛纵、卷挛、翻转、离合等有别于正常位置的改变。"诸筋者皆属于节"，正常情况下，筋、骨紧密相连，各归其位，通过筋的"束骨"作用，维系着骨关节及其与周围组织的正常结构关系，并完成生理范围内的各种功能活动。当然病理状态下，筋与骨也互相作用，互相影响，"筋出槽""骨错缝"往往并存。最直观的是因跌仆损伤导致骨关节错缝，气滞血瘀，为肿为痛。但随着现代社会生活方式的改变，筋骨错缝的发病形式亦在潜移默化中发生着改变。病种有骨折，颈椎、骶髂关节半脱位，小儿桡骨头半脱位等多发逐渐转向关节突紊乱、滑膜嵌顿、脊柱关节病等。

2. 诊断不离手法　　吴云定非常强调手法在筋骨错缝诊治中的作用，以轻重不同的检查手法了解、对比患者体表肌肤、肌筋和骨骼，以达到"触其外而知其内"，而不是单纯地依靠 X 线片、CT 等辅助检查来定论。例如，骨错缝重者可在 X 线片上清楚显示，轻者在 X 线片上有 1~2mm 的移位，常不易看出；或者因软组织损伤造成关节的微小移位和（或）滑膜嵌顿，并进一步维持着它的移位和（或）嵌顿。只有用手去细细地体会指下的感觉，观察关节的活动度，或者对某一个关节比较其动态触诊及静态触诊时患者的反应，才能做出正确的诊断，然后给予合适的治疗。《医宗金鉴·正骨心法要旨》论及"用手细细摸其所伤之处，或有骨断、骨碎、骨歪、骨整、骨软、骨硬、筋强、筋柔、筋歪、筋正、筋断、筋走、筋粗、筋翻、筋寒、筋热……""（筋骨损伤）虽在肉里，以手扪之，自悉其情"。

3. 治疗手法强调舒筋、筋骨并重　　手法具有舒筋通络、归槽合缝、解痉止痛、调和气血之效。施以手法，整复关节，伤痛即除。《仙授理伤续断秘方》记载："凡左右损处，只相度骨缝，仔细捻捺，忖度便见大概。"《医宗金鉴·正骨心法要旨》认为："盖骨离其位，必以手法端之，则不待旷日迟久，而骨缝即合。"上述情况是最直观的适合手法治疗的筋骨错缝。但临床最常见的筋骨错缝是脊柱小关节突紊乱、滑膜嵌顿。患者常因突然扭闪或用力不当等使脊柱小关节突受到外力冲击，出现瞬间的关节突轻微滑移和关节间隙增宽，此时，很容易使包围在关节突周围的滑膜吸嵌在关节突间，由于后关节囊和硬脊膜受到刺激，局部产生了疼痛。气血充盈，脾肾壮实者，或错缝离槽轻微者，则赖强健筋肉的力量自行调整，否则总难得愈。对于此类病症，运用手法，整其骨，理其筋，能明显改善患者的临床症状。

以腰腿痛为例，吴云定认为虽与风寒湿外邪侵袭，全身气血失调有关，但主要还是属于腰椎局部的筋骨问题，排除手法禁忌证后，吴云定常选用手法治疗为先，一般采用施氏伤科腰椎整骨三步五法，且对不同的患者、不同的病症辨证选用：首先是坐位拇指推揉法，目的是松解肌肉僵硬痉挛，这为下一步的绞腰整复手法做了铺垫。在此操作时吴云定亦强调要细心体会多大的压力不会加重患者痛苦，然后可知怎样的推揉是患者所能承受的，可知道绞腰到什么幅度是安全的。绞腰的时候强调需要同助手做一定的牵引，在将关节突间距拉开增宽的情况下，突然用力加大扭转角度10°～20°，将患者腰部做轻轻旋转动作，以听到"咯噔"响声为佳，但如若患者因疼痛而不能配合，腰部无法旋转到适当角度，则不必强求关节整复，可尝试多次治疗，使筋柔后再达到整复关节的目的。俯卧位提腿压腰法，通过对脊柱的左右摆动和旋转运动，可使关节突间韧带和周围肌肉松弛，也有助于松解神经根与突出髓核的粘连。此手法在牵引下按压痛点，使关节囊内产生真空，或可解除小关节滑膜嵌顿。再如仰卧位的足背屈法，在操作的过程中，医生可判断患侧神经根粘连的有无及程度，必要时通过加强操作足背屈法达到松解神经根粘连的目的。最后予屈髋屈膝牵拉法，通过髋关节过度屈曲，使髂骨向前旋转，然后向下牵伸使髂骨下移，整复骶髂关节错位，以使骨节骨正筋柔。腰椎整骨三步五法根据病情及查体可以单独选用，或者组合选用。当然在操作过程中根据患者症状还可以进行加减手法，例如，腰椎后突明显、后伸受限者，加予坐位仰扳过伸法；对于直腿抬高角度＜30°者，加予坐位膝顶法；脊柱侧弯明显者，结合牵引踩踏法；腰腿部疼痛急性发作者，原则上不做牵拉、整骨手法，以放松手法为主，宜轻柔；遇到中央型突出，急性神经根症状明显者，不做俯卧位提腿压腰法。又如在治疗中，经常会出现因为症情原因，手法操作不能顺利完成，或根本无法操作的情形，此时不可为完成治疗而不顾具体情况，为治疗而治疗，甚至可能加重患者病情。应当顺应患者体位，循序渐进地推进治疗方案的实施，甚至可以短期容忍患者的病态体位。这些皆需细心体会，详加揣摩，事后思之再三，必能有所增进。若如此，则对"机触于外，巧生于内，手随心转，法从手出"思过半矣。松解有助于骨关节的整复，骨关节的整复也能减少对软组织的刺激，加快软组织松解，如何安全高效地达到骨正筋柔的目的，是提高医疗质量的重要途径。需要指出的是，整骨合缝手法具有一定危险性，必须谨慎操作，尽量做到"法之所施，使其不知其苦"，不可鲁莽行事，反复多次治疗，正如明代医家张介宾早在《类经》中告诫的那样："今见按摩之流，不知利害，专用刚强手法，极力困人，开人关节，走人元气，莫此为甚。病者亦以为法所当然，即有不堪，勉强忍受，多见强者致弱，弱者不起，非惟不能去病，而适以增害。用若此辈者，不可不知为慎。"

二 手法分类

吴云定手法师从陆文先生，在多年的临证中，不断总结和分析，探究经典，讲究手法轻柔，举重若轻；反对突然的暴力和一味的蛮力进行整复，因为这样会加重骨折的损伤，进一步造成气血流散，同时会让患者紧张、抵抗，不利于骨折的恢复和愈合。

吴云定认为，手法治伤主要分为两方面内容：第一方面为骨折复位手法；第二方面为推拿整骨手法。

（一）骨折复位手法

吴云定治骨折手法推崇《医宗金鉴》之正骨八法：摸、接、端、提、按、摩、推、拿。吴云定认为，在手法复位之前，必须要熟悉患者的体相及涉及部位，也就是说正常的骨头在体表肌肉、韧带的表现，只有比较深刻的认识，摸上去就晓得这是正常的位置还是异常的位置，只有明确位置解剖，才能用手法来进行复位，才能做到"机触于外，巧生于内，手随心转，法从手出"。

1. 摸法 是用两手细细揣摸受伤的部位及其周围，以检查伤处肿胀的程度、疼痛的轻重、体表的冷热、肌肉的紧松及骨骼是否畸形，结合四诊，相互引证，明确损伤程度，据以定出治疗的步骤。

吴云定认为，摸法是诊断的要法。实际上是用两手细细地触摸受伤部位、周围的软组织，体会肿胀程度、疼痛轻重、肌肤冷热、骨骼是否畸形、关节是否正常，结合视诊，互相印证，从而进一步明确损伤程度以制定治疗方案。例如，膝关节急性滑膜炎或者膝关节的急性症状，有的时候不仅出现肿胀，而且局部表现有皮肤温度增高，这一些都可以通过触摸的方法来加以鉴别，以明确诊断。

2. 接法 是指矫正骨折位置的一种主要方法。在运用时必须根据骨折的类型及部位，适当采用各种整复手法和器具，使移位的断端恢复正常位置，而达到愈合的目的。

吴云定认为，接法是衡量矫正骨折位置的一种主要方法，在运用的时候必须根据骨折的类型及部位适当地采用不同手法及器具，使移位骨端或者脱位的骨端恢复正常的位置而达到愈合的目的。所以，接法实际上就是衡量通过治疗后骨折断端的对合及复位成功与否的一种标准。

3. 端法 端是端正的意思，用一手或两手握住应端之骨，根据骨折或脱位的移位情况，或从下向上端，或从外向内托，或直端，或斜端，使其衔接。此法多用于脱位。

吴云定认为，端法实际上是一种整骨手法、复位手法，特别适用于脱位。例如，髋关节脱位或者肩关节脱位需要用端法来进行复位。

4. 提法 提是将下陷之骨提出，使其恢复原状，主要用于断端内陷，无法用"捺正"整复的骨折。提的方法，有用手直接捏住陷下的断端向外提出的方法；有用牵引使陷下之脊椎、肋骨提出的方法等。

吴云定认为，提法是将下陷的骨头提起来以恢复原来的状态，如果将下陷骨端提起来后仍然不稳，可以辅以器具，使骨端更加稳定。手法的轻重要依据损伤骨端的移位情况而定，手法过轻骨端不能对接，手法过重会造成进一步损伤。

5. 按摩法 按是用手指或掌心按于患处，向下按捺；摩是用手指或掌心按于伤处，徐徐揉摩。按摩主要是运用在皮肤筋肉受伤，瘀血凝积不散，以致肿硬麻木，或脱位整复和骨折愈合后，由于筋肉同时受伤，气血凝滞，而有肿硬者，运用此法，作为药物治疗的辅助手法。

吴云定认为，按摩法主要是用医生的手指与掌心来进行按摩，主要用于筋肉损伤，抑制肿胀，有活血通络散瘀的作用。实际上这也是放松手法，但是按的手法因为有一个相互按压的作用，所以除了有放松作用以外，也有能够使移位骨端整复的作用。

6. 推拿法 推是将手指或掌心在伤处轻轻推动，或顺推，或来回推，或向侧面推；拿是用一手或两手在患侧摆动或伸屈关节，以及提拿经络，主要运用于骨折脱位后期或筋膜撕裂、关节强硬、筋脉拘挛。运用此法以帮助恢复功能。关节扭伤初期无肿胀者，亦可运用此法，以疏通经络气血。

吴云定认为，推拿法的推和拿实际上是两个手法，一个是用手指或掌心，一个是用拇指，或者用拇指和食指进行提摸，能够起到舒筋活血的作用。

此外，在临证运用中，拔伸和捺正手法也是骨折复位的主要手法。

7. 拔伸 是整复四肢骨折和脱位的重要手法。凡骨折断端移位或脱位，均须运用此法，将移位的骨端拔出，以便接复原状。

8. 捺正 也是整复的一种重要手法。医者两手或一手按于突出的骨端，施以适当的力量，使其恢复正常位置。

吴云定认为，拔伸和捺正手法是骨折复位的主要手法，拔伸的目的是牵引，欲合先离，离而复合。这也是手法复位的精髓所在。捺正相对于端提来说，主要运用于侧向移位的骨折，而端提偏重于上下侧的骨折移位。

（二）整骨推拿手法

吴云定临证中将整骨推拿手法主要分为推拿手法、整骨手法两大类。

1. 推拿手法

（1）拇指推揉法：是用拇指指腹前半在所需推揉的部位做协调的、由内向外的回旋推揉运动，但拇指必须紧贴在皮肤上，使紧贴的皮肤随手法而活动，不能在皮肤上来回摩擦，以免擦伤皮肤。

（2）拇食推揉法：是用拇指指腹及食指指腹的前半在所需推揉部位的内外侧做自下而上的回旋运动。拇指和食指的指腹必须紧贴在皮肤上，使紧贴的皮肤随手法而活动，以免擦伤皮肤。

（3）指按压法：是用拇指指腹前半按压在压痛点或所需的穴位上。按压时带有轻度旋转，进行强刺激。

（4）虎口推揉法：是用虎口紧贴在推揉部位的皮肤上，做协调的、由内向外的回旋动作，使紧贴的皮肤随手法而活动，但虎口不应在皮肤上摩擦。

（5）掌根推揉法：是用手掌根部紧贴在推揉的皮肤上，做协调的、由内向外的回旋动作，使紧贴的皮肤随手法而活动，但掌根不应在皮肤上摩擦。

（6）提捏法：是用拇指、食指或拇指与其他四指提捏局部软组织、肌纤维和血管神经束。

（7）弹拨法：是用拇指或其他四指的指腹按压在需要治疗的肌腱上，做左右上下弹拨动作，使肌腱不断在指下滑移。

（8）扳法：一手固定患者关节的近端，另一手握住关节远端，有时需在助手协助下进行。根据该关节正常活动范围，进行屈伸、旋转、内收、外展等扳拉动作，但扳拉决不能超出关节正常活动范围，否则易造成肌腱、韧带撕裂和关节脱位等损伤，扳拉时往往可感到瘢痕组织有撕裂扯碎的感觉。

此法主要是拉长肌肉纤维，撕裂粘连的瘢痕组织，达到关节功能正常的活动度。

（9）抬腿法：让患者将患肢伸直抬高，术者用腋下将小腿紧夹，一手掌压住患者大腿前方，另一手压住健侧膝部，术者用胸部将患肢向患者的头部方向推压，强行向患者胸部靠近。

（10）足背屈法：术者用和患肢同侧的手掌托起患者足跟后方，前臂掌侧抵住足底前部，另一手按住患肢膝部使其伸直，将患足强行背屈，在背屈下行直腿抬高至患者能忍受的最大限度，再突然略加重背屈手法。

（11）屈伸牵拉法：双手分别握住患肢膝部与小腿下端，或固定肩部，握住腕部，先尽量屈曲关节，然后迅速用力将患肢向远端牵拉扳直数次。

（12）抖法：术者用一手或双手握住患者肢体的远端，在轻轻的牵伸情况下，将患肢做上下波浪形抖动，趁患者不备之际，可稍稍加强上下抖动的力量。

此法通过对肌肉和关节的震颤来达到舒松肌肉和滑利关节的目的。

（13）抹法：术者用拇指指腹前半或手掌根部紧贴在皮肤上，根据治疗部位的不同，可做上下、左右或弧形的往返推抹。

此法用于头部，有开窍明目、镇静止痛的作用；用于腰部或下肢，有舒筋活络、解痉止痛的作用。

（14）叩击法：术者用双手食指、中指、无名指的指尖部或握拳后的尺侧小鱼肌叩击在需要治疗的部位上。叩击的轻重应根据部位、病情的差异而定。

此法用于头部，有醒脑安神镇痛作用；用于腰臀部，有舒筋活血、解痉止痛、消除疲劳的作用。

（15）搓法：术者用双手手掌掌面按压在肢体的相对面，沿肢体上端做交替来回的旋转揉搓，并逐渐向肢体的远端下移，手法要轻巧柔和。

此法用于四肢，能疏通经络，使僵硬的肌肉舒展，促使肌肉的正常代谢，有利于萎缩肌肉的恢复。

（16）肘压法：术者屈曲肘关节，用尺骨鹰嘴的尖部按压在压痛点或需要治疗的部位上，在向下按压时，应带有轻度旋转，进行强刺激。

此法常用于肌肉较丰满的部位，如臀部。其作用原理同指按压法相似。

2. 整骨手法

（1）颈椎摇转法：患者取坐位，术者站其背后，一手托住患者一侧下颌部，另一手压住另一侧枕骨部，使患者颈部前倾，轻轻使颈部向左右晃动几次，然后将颈部向左旋至颈肌相当紧张时，趁患者不备之际稍稍加速加重摇转手法。旋转 $10°$～$15°$ 时往往可听到响声。再用同样的方法反方向操作一遍，在做颈椎摇转时，患者头部应轻度前屈，操作手法要轻柔、准确、敏捷，绝不能暴力、勉强硬摇，不然可能引起严重后果，造成截瘫，甚至危及患者生命。

（2）颈椎侧屈法：患者取正坐位，术者站其背后，以向左侧屈为例，令患者头部轻度前屈，术者左手拇指按住 C_7 棘突左侧，右手掌放在患者头部右侧，将患者头部向左侧屈至最大限度，然后，右手稍用力向左推动，加大侧屈度，此时往往可所到"咯咯"响声。再用类似方法将颈部向右侧屈一次。

（3）绞腰法：患者取坐位，两手交叉抱住自己的肩关节，助手以两腿内侧用力夹住患者两膝外侧，双手掌分别紧压患者两侧髂嵴前部以固定骨盆，勿使转动，术者立于患者的右后侧，左手拉住患者的右腕，右手推住患者右肩后部，使患者后仰 $40°$～$45°$。腰部尽量放松，一般躯干上部可转体 $70°$～$80°$，使躯干肌肉处于相当紧张状态。然后，术者突然用力加大扭转角度 $10°$～$20°$，这时腰部的小关节可产生清脆的"咯咯"声。再用同样的方法反方向进行一次。

（4）伸髋拉腿法：患者俯卧于硬板床上，操作者站于健侧腰部一边，用一手掌按住患部，另一手握住患侧小腿下部，向上向健侧牵拉，使腰与髋关节逐渐过伸，然后趁患者不注意时再突然加重手法，可感到患者腰部有"咯咯"的声音，表示手法完成。

上述四种手法，通过左右摆动和旋转运动，促使小关节移动，而达到解除小关节紊乱和滑膜嵌顿的目的。

（5）前俯牵拉掌压及指压法：患者取坐位，双手自然放在两边，腰部尽可能前俯，头下垂，第一助手站在患者前面，双手分别从患者腋窝下紧紧环住患者，并用双膝顶住患者两膝，用力后蹲。第二助手站在患者背后，双手分别从腰后伸向前，拉住两髂前上棘与第一助手做对抗性牵引 2～3 分钟。术者用一手掌置于侧突中心或用两手拇指指腹置于髓核突出间隙压痛处，用力向正中与后下方推压。

本法能拉松痉挛的腰背部肌肉及韧带，如髂腰肌、骶脊肌、半棘肌等，也有矫正继发性脊柱侧弯的作用。

（6）仰扳过伸法：患者取坐位，两手交叉于胸前，助手两腿内侧用力夹住患者两膝上外侧，两手掌分别紧压患者两侧髂嵴前部，以固定骨盆。术者立于患者左侧，以右手经过背部，在右肩外侧拉住患者左手腕，并抱住躯干上部，使患者逐渐后仰，左手按住患者右侧髂嵴前部，加压于助手的左手背上，将患者上身继续后仰下沉，使腰部处于过伸位，直至腰部感到十分酸胀不易忍受，术者突然下扳患者后仰的躯干。上述手法进行中，术者应同时沿躯干纵轴向头端拔伸腰部，并进行适当的左右晃动。

（7）膝顶法：患者取坐位，助手分别用两手固定患者两侧髂嵴前部，站在患者前面，两腿内侧用力夹住患者两大腿外侧，术者低坐于患者背后，双手分别从患者腋下伸出，抱住胸部，使患者后仰下沉，沿患者躯干纵轴，向后下方拔伸，同时将一膝顶住侧突中心的外侧，或椎间压痛点，用膝向中央顶，以逐渐矫正其侧突畸形。

（8）头顶法：患者取坐位，助手站在患者前面，腿内侧用力夹住患者两大腿外侧，术者低坐于患者背后，双手分别按在患者两肩关节前面。术者低坐于患者背后，双手分别从患者腰后伸向前，拉住髂前上棘，用头顶部顶住椎间压痛点或脊柱侧突中心外侧，在让助手推患者双肩向后的同时，术者头部向脊柱中央顶，顶压时头部稍向左右、上下摇晃。

（9）指顶法：患者取坐位，助手分别用两手固定患者两髂嵴前部，两腿内侧用力夹住患者两大腿外侧，术者低坐于患者背后，用双手或一手拇指指腹顶压在椎间隙（压痛点）处，再让患者后仰下沉，拇指用力向上顶挤，顶挤时略带轻度旋转和内外弹拨。

（10）手掌掀压法：患者俯卧于硬板床上，双手分别放在躯干两侧，术者跪在床上，用双手掌按在胸椎棘突两侧小关节突上，或按压侧弯中心外侧，让患者全身放松，做深呼吸，待患者的胸廓随呼气而收缩时，双手掌用力向前下方掀压，往往能听到"咯咯"响声。

此法是通过向前下方掀压椎体，使小关节突然受到瞬间的冲击而出现滑移。如同绞腰法通过旋转使小关节滑移一样，达到松解棘间、棘上韧带及关节突间小韧带的作用，也可解除潜在的滑膜嵌顿。

（11）提腿压腰法：患者俯卧于硬板床上，术者立于患侧，用一手掌压住髓核突出间隙压痛点，或侧突中心外侧，另一手向上提扳患侧大腿下端，或双侧大腿下端，使腰部过伸，直至腹部与髋部前方肌肉十分紧张，患者感觉腰部发胀。此时，术者还需稍稍突然加重向上提扳的手法。

（12）踩踏法：是应用足跟来进行整复的一种治疗方法，需要特制的硬板床，床一头两侧插上木棒，供术者使用，才能进行。

患者取俯卧位，胸腹下各垫一软枕。第一助手立于患者头端，用双手拉住患者两腋下，另一助手立于手术床的另一端，双手握住患者两踝部，与第一助手做对抗牵引。术者面向患者头侧，双手扶住木棒，将一足立于患者骶骨部作为立足点，用另一足的跟部置于侧突中心的棘突或椎旁压痛点，在两助手牵引和第二助手稍向上提起大腿的情况下，术者置于腰部的一足用力向正中与前下方踩踏。

踩踏法力量较大，应由轻到重，力点应在棘突上，不能用暴力，以免造成椎弓根骨折或其他合并症，故应慎重使用。体质差或骨质疏松者禁用。

（13）引颈拔伸旋转法：以左侧为例，患者低坐，术者站于患者左后侧，用左肘窝托住患者下颌，左手掌按于对侧头顶部，向上方引颈拔伸（此时术者胸部贴紧患者后枕，嘱患者不要立起），同时，用右手拇指按压 $C_6 \sim C_7$ 棘突左侧，使颈椎过伸，在加大拇指按压力的同时，瞬间使颈椎向左旋转5°，此时可听到"咯咯"声响。

（三）吴云定手法运用体会

以上手法是一套诊疗体系，针对不同的疾病选取其中几种，便能获得较好的疗效。

同时，手法运用成熟不是一朝一夕之功，需要经年累月，并在临床上反复运用、磨练，才能成熟。吴云定手法特点：患者接受手法操作以后不知所苦，却觉得非常柔和，其用力深透，往往患者在不知不觉中，症状得到了改善。

　　吴云定的推拿手法和整骨手法相对来说分别针对筋和骨的调治，临床中施氏伤科注重筋骨并重，一般不主张理筋或整骨手法单独使用。

　　当然，针对不同的手法，有不同的使用技巧和注意事项。例如，绞腰法的使用，术者可以依据突出或疼痛的不同节段，通过后仰不同的角度来实现；踩踏法的运用，患者足跟治疗时的着力点要在突出节段和侧突明显的位置。

（刘光明　杨佳裕）

第二章　吴云定治伤经验撮要

第一节　骨　折

骨的完整性或连续性遭到破坏，称为骨折。其发病主要由外因和内因所致。外因所致骨折多见于四种情况：一是直接暴力，骨折发生在外来暴力直接作用的部位，如打伤、压伤、枪伤、炸伤及撞击伤等；二是间接暴力，骨折发生在远离外来暴力作用的部位，包括传达暴力、扭转暴力等；三是筋肉牵拉，筋肉急剧地收缩和牵拉可发生骨折，如跌倒时股四头肌剧烈收缩可导致髌骨骨折；四是疲劳骨折，骨骼长期反复受到震动或形变，外力的积累可造成骨折，多发生于长途跋涉后或行军途中，以第2～3跖骨及腓骨干下 1/3 骨折多见。内因所致骨折主要有三种情况：一是患者年老体弱，平时缺少锻炼或肢体长期废用，其骨质脆弱、疏松，遭受外力作用容易引起骨折。二是骨的解剖位置和结构状况异常，例如，幼儿骨膜较厚，骨有机质较多，易发生青枝骨折；18 岁以下青少年，骨骺未闭合，易发生骨骺分离。如肱骨下端扁而宽，前面有冠状窝，后面有鹰嘴窝，中间仅有一层较薄的骨片，这一部位就容易发生骨折。三是骨骼病变，如先天性脆骨病、营养不良、佝偻病、甲状腺功能亢进症、骨感染和骨肿瘤等常为导致骨折的内在因素。

骨折移位的程度和方向，一方面与暴力的大小、作用方向及搬运情况等外在因素有关；另一方面还与肢体远端重量、肌肉附着点及其收缩牵拉力等内在因素有关。临床上常见骨折移位方式包括成角移位、侧方移位、缩短移位、分离移位、旋转移位五种情况。

从骨折创伤的原因来看，首要原因是交通事故，约占 45%；其次为摔倒或滑倒，占 29.5%；然后为从建筑物上跌落，约占 7.1%。在交通伤所致骨折方面，以中青年男性为主，机动车是造成人员伤亡的主要原因，但 70 岁以上老年人（女性居多）骨折创伤的主要原因是跌倒，主要危险因素是居住条件欠佳（室内灯光昏暗、楼梯狭窄）、老年人独居等。

中医骨伤科治疗骨折历史悠久，源远流长，古属"疡医"范畴，又称"接骨""正体""正骨""伤科"等。1973 年，考古学家在湖南长沙马王堆三号汉墓发掘的医学帛书《足臂十一脉灸经》记载了"折骨绝筋"（即闭合性骨折）；《阴阳脉死候》记载了"折骨裂肤"（即开放性骨折）；《五十二病方》载有 52 种病，共 103 个病名，其中有"诸伤""胕伤""骨疽""骨瘤"等骨伤科病症。《黄帝内经》奠定了中医理论体系的基础，对人体的骨、脉、筋、肉及气血的生理功能都有精辟的论述，如《灵枢·经脉》曰："骨为干，脉为营，筋为刚，肉为墙。"《灵枢·邪客》曰："营气者，泌其津液，注之于脉，化以为血，以荣四末，内注五脏六腑。"人体外部皮肉筋骨与体内五脏六腑关系密切，《黄帝内经》阐发的肝主筋、肾主骨、肺主皮毛、脾主肌肉、心主血脉及气伤痛、形伤肿等基础理论，一直指导着骨伤科临床实践。此外，《吕氏春秋·季春纪》认为："流水不腐，户枢不蠹，动也；形气亦然，形不动则精不流，精不流则气郁"；主张用练功疗法治疗足部"痿躄"，为后世骨伤科动静结合理论奠定了基础。不断成熟和发展的中医骨伤科骨折诊疗技术是中华各族长期与损伤及筋骨疾患做斗争的经验总结。

中医骨伤在骨折复位、固定、练功活动和药物治疗等方面具有独特的优势，治疗讲究固定与活动统一（动静结合）、骨与软组织并重（筋骨并重）、局部与整体兼顾（内外兼治）、医疗措施与患者的主观能动性密切配合（医患合作）的治疗原则，辨证地处理好骨折治疗中的复位、固定、练功活动、内外用药的关系，尽可能做到骨折复位不增加局部组织损伤，骨折固定不妨碍肢体活动，可以促进全身气血循环，增强新陈代谢，使骨折愈合和功能恢复齐头并进，并可使患者痛苦少、骨折愈合快。

一 施氏伤科骨折治疗总论

施氏伤科在施维智先生的带领下，于 20 世纪 50 年代开展骨折的诊治研究。施维智先生于 1958 年在上海市中医学会主办的"中医伤科温课班"中提出"四肢闭合性骨折三期分治"观点，《谈骨折三期辨证施治》发表于《健康报》1962年 4 月 7 日第 1046 期。20 世纪 70 年代施维智先生对骨折进行分类，结合施氏伤科诊治特色编写了《施氏伤科骨折诊疗规范》，后于 20 世纪 90 年代陈志文、吴云定等进一步结合当时诊疗情况，总结规范，至今逐渐形成了具有施氏伤科特色、理法方药完善的骨折诊治体系。

（一）施氏伤科骨折学术思想

施氏伤科认为，骨折的辨证施治体现在初期、中期、后期三期分治，概括了整个骨折处理过程中的理、法、方、药，贯穿在手法、夹缚、药物治疗三方面。将手法、夹缚、药物治疗有机结合，方能形成骨折治疗的完整体系。施氏伤科治疗骨折学术思想体现在以下几方面。

1. 骨折三期分治是骨折治疗的基本原则

（1）骨折初期：局部肿胀，断端出现移位，首先应用拔伸、捺正等手法，矫正骨折移位，使移位的断端尽早达到对位，同时可消除断端继续刺伤筋肉、经脉，以减缓瘀积和疼痛。手法对位后，即正确地运用松夹缚，一方面对已矫正的骨折部位做初步固定；另一方面保护断端不再因为经受外力或护理不当而导致重复移位。采取松夹缚，主要由于初期肿势较甚，防止夹缚过紧，阻碍气血流通，使瘀积不易消散，但是松夹缚往往会导致矫正的断端滑脱，为了防止骨折断端滑脱，必须将患肢固定在适当的位置，并在每次换敷药时（2～3日一次）进行复查，若发现断端重新移位，应立即矫正。随着肿势逐渐消散，夹缚应逐渐加紧。在药物治疗方面，内服、外敷是一致的，这一阶段应针对骨折后引起的恶血留内，瘀积不散，经络受阻，气血不通等病机病理，用药物治疗应以活血化瘀、行气止痛为主。

（2）骨折中期：局部肿势逐渐消退，应仔细复查断端的对位情况，若对位不良，必须重新给予矫正，采取紧夹缚，必要时加垫，使断端移位不再出现，此时瘀积已化，加紧夹缚对气血流行的阻碍已远较初期肿胀时为小。而这一阶段的主要治疗关键是确保断端对位良好，否则会因夹缚固定不合要求而产生不良愈合。在加紧夹缚后，应相应地改变换药复查次数（4～6日一次），避免患肢因多动而牵动断端，影响连接，较紧夹缚下的断端，由于压力增加，可以免除移动，但应使上下关节轻度活动，以帮助气血流通。这一阶段肿势虽退，但断端尚未接续。动则作痛，表明瘀积尚未尽化，正气已有损耗，因而药物治疗应以调和营卫、舒筋续骨为主。

（3）骨折后期：断端初步接续，应用推拿按摩等手法理顺经络，疏通气血，使已初步连接的骨折断端迅速长合，损伤的筋膜恢复柔软，这是因为将紧夹缚改为松夹缚，使气血畅通无阻，筋骨得以营养。药物治疗应以补益气血、濡养筋骨为主，同时结合培补肝肾。这是因为肝主筋，肾主骨，肝、肾二脏对筋骨的接续生长有很大影响的缘故。

2. 手法、夹缚、药物治疗三者既分工明确，又彼此联系　手法、夹缚、药物治疗三者在治疗过程中既有分工又有联系。在骨折初期运用手法，主要作用在于使断端正确对位，同时可以消除断端对组织的损害作用，并有助于减轻和消除肿势。夹缚主要是矫正骨折移位，以及对患处起保护作用，同时采用松夹缚，可以减轻对气血流通的阻碍，以帮助肿势消退。药物治疗则根据"血不活则瘀不能去，瘀不去则骨不能接"原则，以活血化瘀为主，使瘀化肿消，气血调和，促使断端连接。骨折中期的主要治疗任务是确保断端对位良好，这一阶段手法着重于严格复查矫正，夹缚由松改紧，保证不再移位。药物治疗则针对"瘀积未尽化，正气已损耗"的具体情况，采取攻补兼施，使攻不伤正，补不滞邪，促使断端早日连接。骨折后期，断端初步连接，这一阶段的治疗任务又转向以调养气血、强壮筋骨为主。总之，采用手法理顺经络，夹缚改松，使气血畅通，药物治疗以养气血、补肝肾为主。

人体整体论是中医学的特点之一，在整个骨折治疗过程中体现了这一点。古代文献有不少关于人体整体论的记载，如"骨为干""筋为刚""肝主筋""肾主骨生髓""足受血而能步，掌受血而能握，指受血而能摄""上焦出气，以温分肉而养骨节"等，充分说明了人体筋骨的作用，以及筋骨与经脉、气血、脏腑的相互关系。后世医家根据这些记载明确地指出"肢体伤于外，气血损于内，营卫有所不贯，脏腑由之不和"的论断。不难理解，当骨折筋伤以后，绝不是单纯伤在筋骨，而必然同时伤及气血，影响脏腑。临床实践证明，骨折初期伴随骨折，首先出现肿痛，根据"形伤肿、气伤痛"的原理，说明肿痛是由于恶血留内，气滞血瘀的缘故。气血是维持人体正常活动的基本物质，气血既已瘀滞，则不仅不能濡养筋骨，而且也影响对整个机体的充养作用。根据"血不活则瘀不能去，瘀不去则骨不能接"的原则，古人提出"以祛瘀为先"的说法。因此，初期施用手法应在不妨碍气血流通的情况下，除夹缚加以固定外，必须配合药物治疗迅速消散瘀滞。中期肿势大退，由于恶血留内已濒净化（恶血即是离经之血），致使正气损耗。此时为了保证对位正确，又不得不采取较紧夹缚固定，虽然这一阶段采用紧夹缚对气血流行的阻碍较初期肿胀阶段为小，但瘀滞虽化，正气也已耗散，治疗应给予补正。但是在肿未尽消、尚有瘀积存在的情况下，骤然进补，势必滞邪。因此根据正虚瘀滞的实际病机情况采取"偏虚以补而和之，偏滞则攻而和之"的原则，以调和营卫为主，达到"补不滞邪，攻不伤正"的目的。后期损伤日久，正虚更为突出。这时，有筋骨酸楚、肢体乏力等症状。所谓正虚，主要是指筋骨原来受气血、肝肾充养的正常关系，因骨折伤筋后有所变化，增加了气血、肝肾的负担，终于导致气血两亏，肝肾不足。因为这时瘀滞尽化，施补已无滞邪之虞，因此手法、夹缚、药物治疗都是源于调补气血、补益肝肾同一原则。

3. 三期分治是灵活的辨证体系，不可拘泥不变　三期分治是一个整体，不能机械地划分，针对近关节骨折或基本稳定的骨折，在不致影响断端对位的原则下，及早使用理筋手法，或嘱患者锻炼，使气血得以调和，加速筋骨功能恢复。在夹缚方面，当移位的骨折采取松夹缚而不能达到对位目的时，应适当加紧，但必须照顾到不过分妨碍气血通行。骨折中期肿退时，夹缚宜紧，但近关节骨折或不移位骨折不必过紧，以助气血流通。在药物治疗方面，初期虽以行气活血化瘀为主，但年老体弱或气血不足的患者，往往瘀滞较轻，因此化瘀药不宜过重，免伤其正，更须及早滋补。如初期血瘀生热，应凉血清热。近关节骨折，多伴有筋膜撕裂，肿退应及早补筋，以防止关节僵硬或松弛。对脾胃虚弱患者，也必须随时注意健脾和胃。

（二）吴云定骨折学术观点

吴云定在继承施氏伤科骨折三期辨证学术思想的基础上，通过多年临床运用和经验总结，完善和充实了施氏伤科骨折三期辨证学术体系。吴云定对施氏伤科进行了具体的规范和深化，四肢闭合性骨折是中医骨伤科临床常见疾病，西医骨科多采用手术固定来进行治疗。四肢闭合性骨折，其起因大多是外来暴力所致。吴云定认为其主要病机为气血俱伤。骨折在不同的病理阶段有不同的病机特点。吴云定秉承施氏伤科治伤理念，临床辨证采用三期分治法：损伤初期"攻"、中期"和"、后期"补"。损伤初期，由于外伤导致骨折、脱位、伤筋后，气血离经，瘀结不散，肿胀疼痛，治宜理气活血、化瘀止痛。处方用施氏伤科活血止痛汤，药用当归尾、京赤芍、大川芎、桃仁泥、老苏木、地鳖虫、制乳香、制没药、络石藤、广陈皮、炒枳壳。如下肢损伤加川牛膝引经。损伤中期，肿胀消退，疼痛缓解，断端始长，甚至初步连接。吴云定认为，此时瘀血化而未尽、断骨长而未坚，正气伤而未复，如续用初期之攻法，尽用活血化瘀之药，瘀虽能去，但却带来了伤正的后果。反之，立即采用补法，用养气血、补肝肾之品促使骨折断端的生长愈合、软组织的修复，但瘀血化而未净就骤进补剂，势将产生滞瘀之弊。仅遵"兼虚者补而和之，兼滞者行而和之"（《景岳全书·新方八阵》）的原则，治以和营续骨、舒筋通络。这样就可以使化而未净的残瘀得以继续消散，伤而未复的正气得以恢复，从而达到加速骨折愈合，损伤尽快修复的目的。处方用施氏伤科和营续骨汤，药用全当归、赤芍、川芎、红花、骨碎补、自然铜、鸡血藤、陈皮、枳壳、川续断、地鳖虫。如为上肢损伤，加桑桂、松节；下肢损伤，加川牛膝、五加皮。损伤后期，骨折断端已接，脱位关节已复，但因伤日久，气血不充，肝肾两亏，筋脉失养，肌肉萎缩，肢体乏力，治宜益气养血、温补肝肾，处方用施氏伤科养血补骨汤，药用党参、黄芪、当归身、熟地黄、白术、白芍、川续断、补骨脂、肉苁蓉、狗脊、陈皮、砂仁、千年健。如为上肢损伤，加桑枝；下肢损伤，加怀牛膝。

骨折"三期辨证施治"是吴云定秉承施氏伤科治伤理念一脉相承的治疗体系，三期辨证不仅体现在用药上，而且在骨折的夹缚固定和功能锻炼上也是辨证统一的。例如，夹缚固定根据骨折初期、中期、后期也采用"松""紧""松"的治疗原则，在骨折初期采用较松的绷带夹板固定，因为初期肿胀较为明显，固定过紧更容易使瘀血无可散之处；中期肿胀消退，此时以骨折固定为要，采用"紧"的夹缚，使骨折断端牢固连接，促进愈合；骨折后期，此时断端初续，采用"松"的夹缚，有利于气血运行，促进骨折生长。

功能锻炼亦根据骨折初期、中期、后期不同，相应对患者进行功能恢复的指导。例如，桡骨远端骨折初期指导患者进行手指指间关节功能锻炼，中期加强肘关节屈伸功能锻炼，后期加强腕关节屈伸功能锻炼。很多医生在临床上不注重功能锻炼，认为这与医生的治疗关系不大，吴云定在多年的临证中不断总结，认识到功能锻炼对于患者骨折后期的功能恢复起着至关重要的作用。

骨折三期辨证施治分为初期、中期、后期，但三者没有严格的时间界限，依据证候、体征的不同，灵活变通。

吴云定骨折三期辨证治伤理念主要体现在以下几方面。

1. 施氏伤科骨折三期分治体现在运用手法复位、夹缚固定、中药内服、外用膏药四位一体治疗相结合

（1）手法复位：采用拔伸、捺正、端提、挤压等手法，使骨折移位得到纠正、恢复。拔伸是指出现短缩、错位的骨折，通过医师手法使断端长度得到纠正和恢复。拔伸手法的基本前提是只有拔伸充分，骨折后面的手法操作才能更好地进行。捺正是指出现左右侧向移位的骨折，通过手法使其恢复对位、对线。端提多为出现上下方移位的骨折，通过手法使其恢复正常。挤压手法多用于粉碎性骨折，使其散开的骨折块恢复成较好的整体。

施氏伤科手法讲究持续、轻柔、四两拨千斤，不主张蛮力、暴力。

（2）夹缚固定：施氏伤科采用中医传统小夹板作为骨折固定的主要材料。施氏伤科的小夹板对于上肢、下肢各部分的骨折均能实施。其特点是轻便、灵活、透气，在后期患者功能的恢复中，能起到较好的效果。夹缚固定中有些特殊部位的骨折，如膝关节髌骨骨折，施氏伤科根据传统中医的发展，自制抱髌器进行夹缚固定。其取材灵活，能够根据患者的个体差异进行伸缩。

夹缚固定亦讲究三期施治，特色在于初期、中期、后期分别采用"松""紧""松"包扎固定。初期患者骨折后局部肿胀较为明显，小夹板固定采用较松夹缚，既能对已矫正的骨折部位进行初步固定，又能防止夹缚过紧阻碍气血流通，使瘀积不易消散；中期肿胀有所消退，重新调整小夹板，采用较紧包扎固定；后期骨折初步稳定，采用较松包扎固定，使气血畅通无阻，得以营养筋骨，有利于关节功能的逐渐恢复。

（3）中药内服：施氏伤科中药内服采用三期辨证，也是施维智先生于国内较早提出的诊治理念，分为初期、中期、后期。施氏伤科验方活血止痛汤、和营续骨汤、养血补骨汤分别"攻""和""补"对应骨折初期、中期、后期。方药组成如下。

1）活血止痛汤：当归尾9g，京赤芍6g，大川芎4.5g，桃仁9g，苏木9g，地鳖虫9g，制乳香4.5g，煅自然铜9g（先煎），制没药4.5g，炒枳壳4.5g，络石藤9g。

2）和营续骨汤：全当归9g，京赤芍6g，大川芎4.5g，散红花4.5g，川续断

9g，骨碎补 9g，鸡血藤 9g，油松节 9g，陈皮 4.5g，炒枳壳 9g，伸筋草 4.5g。

3）养血补骨汤：当归身 9g，杭白芍 6g，大川芎 4.5g，大生地 9g，川续断 9g，潞党参 9g，鸡血藤 9g，伸筋草 4.5g，生白术 6g，生黄芪 9g。

（4）外用膏药：施氏伤科拥有众多自制膏药。在骨折诊治初期、中期外用施氏吊伤膏，后期外用施氏接骨膏。施氏吊伤膏与接骨膏均为施氏伤科特色外用制剂，吊伤膏消肿和营止痛作用明显，而接骨膏重在接骨续筋。

2. 出血较多的骨折，重用活血化瘀药物　吴云定秉承施氏伤科提倡的骨折损伤初期"攻"、中期"和"、后期"补"观念。三期分治法是施氏伤科治疗闭合性损伤的一大规律。但是骨折部位不同，损伤程度有异，临证中需辨明缓急。有的骨折需要根据损伤后内出血的多少来辨证论治。损伤后内出血较多的有肱骨外科颈骨折、肱骨髁上骨折、桡骨下端骨折、股骨干下 1/3 骨折、胫腓骨内外踝骨折等。吴云定认为，由于伤后瘀血严重，如不能及时迅速化净，必然会导致关节僵硬的后遗症，造成终身残疾。另外，正因为伤后出血严重，也说明损伤处原来供血丰富，有容易生长接续的特点。所以这类损伤在治疗中，活血化瘀药的剂量一定要用足。瘀血化净、新血生长，日后才无关节僵硬之忧。

3. 血供较少的骨折，辨证中重视补益气血、滋养肝肾　吴云定认为，损伤后内出血较少的有腕舟状骨骨折、月骨脱位、股骨颈囊内骨折、距骨骨折等，由于这些部位血供较差，伤后难以恢复，容易引起缺血性坏死，预后较差。故治疗时，可以减少运用活血化瘀药，缩短初期攻法使用时间，应该较早地进入中、后期，特别是后期施治，早日运用补气养血、滋补肝肾的药物，促使损伤处早日修复。

4. 骨折辨证中，脾胃应当顾护　吴云定在临床诊治骨折用药中，方药辨证运用上注意顾护脾胃。脾胃为气血生化之源，且伤药多燥，在三期用药中，多运用陈皮、佛手理气和胃。

二 吴云定上肢骨折诊治经验

吴云定临证多年，在肢体各部位骨折诊治上有诸多经验和心得。兹根据骨折部位，对主要的、常见多发的、有治疗特色的骨折，分别阐述和介绍。

（一）锁骨骨折

锁骨骨折是常见的骨折之一，多见于青少年及儿童。锁骨有两个弯曲的长骨，位置表浅，桥架于胸骨与肩峰之间，是肩胛带同上肢与躯干间的骨性联系，呈"∽"形，内侧段前突，有胸锁乳突肌和胸大肌附着，外侧段后突，有三角肌和斜方肌附着。锁骨骨折多发生在中 1/3 处，尤以幼儿多见。

患者多有跌仆损伤史，骨折处肿胀、高突、疼痛、压痛明显或有骨擦音，可出现肩部活动受限，上肢外展上举尤其困难，患者常以健手托着患侧肘部，而头向伤侧倾斜，托举患儿双侧腋下时伴高声啼哭，X线片可显示骨折移位。

　　患者多因肩部外侧或手掌先着地跌倒，外力经肩锁关节传至锁骨而发生，以短斜形骨折为多。骨折后，内侧段可因胸锁乳突肌的牵拉向后上方移位，外侧段则由于上肢的重力和胸大肌牵拉而向前下方移位。

1. 辨证分类

　　（1）青枝骨折：均发生于幼儿，骨折处向上成角如弓状，骨皮质未完全断裂。

　　（2）横（斜）形骨折：多发生于青少年、成年。骨折移位方向以外侧端向下、前移位，内侧端向上、向后移位多见。

2. 诊疗经验　吴云定认为，诊断骨折的同时，应详细检查患侧血液循环、肌肉活动及皮肤感觉，以除外锁骨下神经、血管损伤。有移位骨折，可设法使其复位，但固定较难维持复位，最终锁骨总要残留一定的畸形，外形虽不雅观，但一般不影响肩关节的功能。婴幼儿由于骨塑形能力强，因此一定的畸形在发育中可自行矫正。不要为取得解剖复位而反复整复，不宜随意采用手术治疗。有移位骨折可按以下方法治疗。

　　（1）复位手法：患者坐凳上，抬头挺胸，两手叉腰。助手站于患者背后，左脚踏凳上，以膝顶住患者两肩胛骨之间，双手把住患者两侧肩部向背后慢慢扳拉，直到骨折部高突改善。术者可用提拉、捺正手法矫正断端移位，不必强求解剖对位。

　　（2）固定

　　1）幼儿青枝骨折，骨折处敷药后，患侧上肢悬吊于胸前，3日换药一次，2周后即可结束治疗。

　　2）成人骨折，敷药后将高低垫厚的一段放于锁骨上窝，紧压内侧断端，胶布固定，两侧腋下衬以棉垫，用绷带先做后"∞"字包扎，再做前"∞"字包扎，三角巾悬吊患肢于胸前。固定后询问患者上肢有无麻木感，检查桡动脉搏动是否正常。如桡动脉搏动消失，适当放松包扎。3日换药一次。换药时，需助手站于患者背后，用膝关节顶住肩胛骨，保持挺胸，肩部后仰，然后换药，以防断端移动。固定时间4～5周。

　　固定后，患者睡眠时需平卧免枕，肩胛间垫高，以保持双肩后仰，有利于维持骨折复位。固定期间如发现上肢神经或血管受压症状或绷带松动，应及时调整绷带松紧度。一般幼儿无移位骨折或青枝骨折可用三角巾悬吊患侧上肢。

　　（3）治疗要点：锁骨骨折诊治中，"∞"字固定前期1～2周，要经常调整固定，嘱咐患者感觉固定松弛时找医生及时调整固定，期间做握拳及腕关节屈伸锻炼。2周以后做肘关节屈伸锻炼。固定解除后做肩关节屈伸、旋转锻炼。药物治疗方面，外用药物在初期固定期间可以使用吊伤膏，后期固定解除后外敷接骨膏；内服药物初期选活血止痛汤，中期选和营续骨汤，后期选养血补骨汤。一般原则上，锁骨骨折断端轻度移位，对位不超过 1/2，骨折均能愈合，且后期肩锁关节功能良好。

3. 案例举隅

病例：袁某，男，67 岁，2014 年 2 月 1 日就诊。

主诉：不慎摔伤致右肩关节疼痛 2 日。

现病史：患者 2 日前不慎摔伤致右肩关节疼痛，右肩部活动受限，无手指麻木。2014 年 1 月 31 日外院就诊，X 线片示右锁骨骨折（图 2-1），患者拒绝手术。

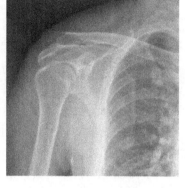

体格检查：右肩关节肿胀明显，右上臂抬举受限、外展受限，右锁骨外侧段压痛（+），肩部皮色青紫，舌暗红，苔薄，脉弦。

中医诊断：骨损（气滞血瘀型）。

西医诊断：右锁骨骨折。

图 2-1 锁骨远端骨折

首诊治疗：

（1）中药：活血化瘀，通络止痛。方用活血止痛汤加减。处方：生地黄 9g，赤芍 5g，川芎 6g，桃仁泥 9g，丹参 9g，红花 9g，地鳖虫 9g，香附 9g，三七粉 4g，当归 12g，炒枳壳 9g，陈皮 9g，桑枝 15g。7 剂。

（2）手法整复："∞"字绷带＋压力垫复位固定（图 2-2），并予复查 X 线片观察骨折复位情况。

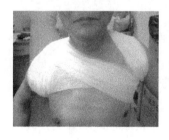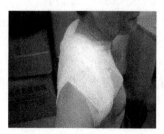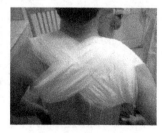

图 2-2 锁骨骨折"∞"字包扎

二诊：2014 年 2 月 8 日。患者诉右肩关节疼痛较前有减轻，"∞"字绷带固定有松动，予重新包扎固定，调整压力垫固定，压力垫固定于骨折内侧高出端，皮肤无溃破，骨折处外敷吊伤膏。嘱隔 3 日前来换药，并调整"∞"字绷带。查舌淡红，苔薄，脉弦。患者诉服中药后胃部略有不适，予 2014 年 2 月 1 日方加佛手 9g，补骨脂 5g 养胃理气，和营续骨。

三诊：2 周后患者再次复诊，右肩关节疼痛基本缓解，锁骨处压痛不明显，"∞"字绷带固定中，右肩关节活动度较前改善，固定中能上举 80°，外展 70°，右锁骨外侧端压痛（−），患者绷带有轻度松弛，予重新包扎，固定。查见舌淡红，苔薄白，脉沉细，证属肝肾亏虚，予中药补肝益肾，强筋续骨，方用养血补骨汤加减。处方：党参 9g，黄芪 9g，当归 9g，熟地黄 9g，白术 6g，杜仲 12g，川续断 15g，补骨脂 9g，自然铜 12g，陈皮 4.5g，肉苁蓉 15g，怀牛膝 9g。

四诊：又 2 周后复诊，患者右肩关节疼痛消失，右锁骨外侧端压痛（−），予"∞"字绷带固定拆除，嘱患者右肩关节不负重功能锻炼。

随访：1 个月后电话随访，患者右肩关节疼痛缓解，右肩关节屈伸、外展、外旋、上举活动均恢复正常。

按语：该患者锁骨远端骨折，后期功能恢复较好，肩关节上举、外展均无明显受限。在患者"∞"字绷带固定过程中，应注意压力垫的使用。

（二）肱骨外科颈骨折

肱骨外科颈位于解剖颈下 2～3cm，为坚质骨和松质骨临界所在部位，易发生骨折。此种骨折多发于壮年和老年患者。

患者多有跌仆损伤史，出现患侧肩部肿胀、疼痛、功能障碍，骨折处有压痛或有骨擦音，纵轴叩击痛（+），患者上臂或胸壁处可见片状瘀斑，托举患儿双侧腋下时伴高声啼哭，X 线片可显示骨折移位。

肱骨上端骨骺分离（或骨折）多因跌倒时上肢外展及前屈、旋转，暴力沿肱骨向上传导作用于骺板或解剖颈所致。若上臂在外展位则为外展型骨折，若上臂在内收位则为内收型骨折。此病以老年人较多见，亦可发生于儿童与成人。

1. 辨证分类

（1）裂纹型：系骨膜下骨折，骨折无移位。

（2）外展型：骨折近端的肱骨头内收，骨折远端的肱骨干外展，断端外侧嵌插而内侧分离，多向前内成角。

（3）内收型：骨折近端的肱骨头外展，远端的肱骨干内收，断端外侧分离面内侧嵌插，并向前外成角。

（4）骨折合并肩关节脱位型：临床较少见，肱骨头向前下方脱位，关节面向内下，骨折面向外上，位于远端内侧。

2. 诊疗经验

（1）复位手法：患者正坐，一助手用布带绕过腋窝向上提拉患者肩部，患肘屈曲 90°，前臂置中立位，另一助手沿肱骨纵轴方向拔伸牵引，外展型骨折先外展，内收型骨折先内收牵引。拉开重叠后，助手向相反方向牵引（外展型内收，内收型外展），术者用两手拇指抵于断骨上段外侧，余指在下端内侧，进行端提挤按，一般骨折即可复位。

（2）固定

1）器材：①夹板四块（纸板筒裁剪亦可），其长度上至肩峰，下至肱骨下 1/3 处，其宽度以安放在上臂前、后、外侧为适度，分别排列在棉垫上，用胶布三条粘住。②棉垫两个。③阔绷带。④三角巾一条或带柱托板一个。

2）固定方法：复位后在助手牵引下敷药，然后将夹板安放于患肢前、后、外侧，患侧腋下垫一棉垫，用绷带绕健侧腋下做前"∞"字包扎，再用三角巾或带柱托板悬吊患肢，屈肘 90°，前臂中立位于胸前。初次包扎不宜过紧，2～3 日换药一次，换药时必须由助手牵引，保持整复位置。肿势逐渐消退，包扎逐渐加紧；肿退后（7～10 日），包扎较紧，约 4 周后解除固定，外敷接骨膏。术者可用提拉、捺正手法矫正断端移位，不必强求解剖对位。

（3）治疗要点：吴云定治疗肱骨外科颈骨折，临证中提示学生注意肱骨外科颈骨折常合并大结节骨折，外科颈骨折复位后大结节骨折移位亦能改善。该骨折愈合通常良好，需要注意的是早期解除固定和早期功能锻炼，防止肩关节粘连。固定期间（1～2 周）做握拳及腕关节屈伸锻炼。2 周以后做肘关节屈伸锻炼。固定解除后做肩关节屈伸、旋转锻炼。药物治疗方面，中药辨证可以遵循施氏伤科骨折三期辨证；外用药物初期用吊伤膏，中期用祛伤续骨膏，后期用接骨膏。中药辨证初期用活血止痛汤，中期用和营续骨汤，后期用养血补骨汤。

3. 案例举隅

病例：洪某，女，90 岁，2013 年 7 月 30 日就诊。

主诉：不慎摔伤致左肩关节疼痛 1 日。

现病史：患者 1 日前不慎摔伤致左肩关节疼痛，左肩部活动受限，无手指麻木。2013 年 7 月 29 日外院肩关节正侧位 X 线片示左肱骨外科颈骨折，合并大结节骨折，同时可见肩关节半脱位（图 2-3）。建议手术治疗，患者拒绝。

体格检查：左肩关节轻度肿胀，左上臂抬举受限、外展受限，左肱骨上段压痛（+），肩部皮色无青紫，舌暗，苔薄，脉弦。

中医诊断：骨损（气滞血瘀型）。

西医诊断：左肱骨外科颈骨折、左肱骨大结节骨折、肩关节半脱位。

首诊治疗：

（1）中药：活血化瘀，通络止痛。方用活血止痛汤加减。处方：生地黄 9g，赤芍 5g，川芎 6g，桃仁泥 9g，丹参 9g，红花 9g，地鳖虫 9g，香附 9g，三七粉 4g，当归 12g，炒枳壳 9g，陈皮 9g，桑枝 15g，7 剂。

（2）手法整复：二助手纵轴牵引后，轻度内收位，肩关节上台，小夹板固定，腋下垫以棉垫。

二诊：1 周后复查，患者诉左肩关节疼痛较前有减轻，打开夹板固定，左肩轻度肿胀，皮肤无溃破，予重新调整夹板，三角巾包扎，屈肘 90°，内收位固定。查见舌暗，苔薄，脉弦细，予和营续骨汤加减。处方：全当归 9g，京赤芍 6g，大川芎 4.5g，散红花 4.5g，川续断 9g，骨碎补 9g，鸡血藤 9g，油松节 9g，陈皮 4.5g，炒枳壳 9g，伸筋草 4.5g，桑枝 15g，14 剂。

三诊：2013 年 8 月 26 日。患者左肩关节疼痛、肿胀基本缓解，予复查 X 线片示左肱骨外科颈骨折愈合中，大结节骨折影模糊，但仍有外翻畸形（图 2-4）。打开夹板见皮肤无溃破，继续包扎、固定。嘱做腕关节、手指屈伸锻炼。查见舌淡红，苔薄白，脉沉细，证属肝肾亏虚，予养血补骨汤加减。处方：当归身 9g，杭白芍 6g，大川芎 4.5g，大生地 9g，川续断 9g，潞党参 9g，鸡血藤 9g，伸筋草 4.5g，生白术 6g，生黄芪 9g，淫羊藿 9g，肉苁蓉 9g，14 剂。

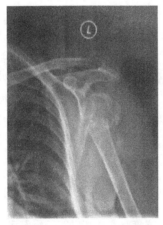
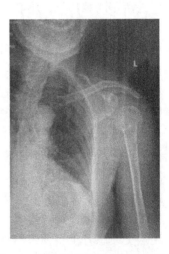

图 2-3　左肱骨外科颈骨折，左肱骨大结节骨折，　图 2-4　肱骨外科颈骨折手法整复后
　　　　肩关节半脱位治疗前

四诊：2 周后复查，患者左肩关节疼痛消失，左肱骨大结节压痛（±），肩关节屈伸活动受限。予拆除夹板固定，嘱逐渐锻炼肩关节功能。查见舌淡红，苔薄白，脉沉细，证属肝肾亏虚，予 2013 年 8 月 26 日方 14 剂。

随访：2013 年 10 月电话随访，患者左肩关节疼痛缓解，左肩关节屈伸、外展、外旋、上举活动均基本恢复正常。

按语：此例肱骨外科颈骨折，通过手法复位、包扎固定，患者后期功能恢复较为良好。从 X 线片上看仍有盂肱关节半脱位，但是患者功能及疼痛均未受明显影响。

（三）肱骨干骨折

肱骨干骨折指肱骨髁上与三角肌止点上缘之间的骨折，该骨折多发于成年人，中 1/3 处骨折易合并桡神经损伤，肱骨干骨折约占全身骨折的 3.5%。患者多有跌仆损伤史，骨折处有较明显的肿胀、疼痛、压痛及骨擦音，患肢出现短缩、畸形、异常活动及功能障碍，X 线片可显示骨折移位情况。

肱骨干中上部骨折多因直接暴力引起，多为横断或粉碎性骨折。肱骨干周围有许多肌肉附着，由于肌肉的牵拉，在不同平面的骨折就会造成不同方向的移位。移位可因暴力方向、前臂和肘关节的位置而异，多为成角、内旋移位。

1. 辨证分类

（1）上 1/3 骨折（三角肌止点以上）：近端因胸大肌、背阔肌和大圆肌的牵拉而向前、向内；远端因三角肌、喙肱肌、肱二头肌和肱三头肌的牵拉而向上、向外。

（2）中 1/3 骨折（三角肌止点以下）：近端因三角肌和喙肱肌牵拉而向外、向前；远端因肱二头肌和肱三头肌的牵拉而向上。

（3）下 1/3 骨折：多由间接暴力（如投弹、掰手腕）所致，常呈斜形、螺旋形骨折。骨折断端移位的方向，随前臂和肘关节的位置而异。

2. 诊疗经验

（1）复位方法：由助手沿上臂纵轴向相反方向牵引。一人用布带通过腋窝向上，一人握前臂向下牵引，牵引力量不要过大，否则易引起过度牵拉。重叠移位矫正后，根据骨折移位情况用端、提、挤、按等手法使其复位。

（2）固定

1）器材：①夹板四块，后侧及外侧各用长板一块，内侧用短板，前侧用中板，一般不要超过肘关节；②绷带与扎带；③压力垫；④三角巾一条或带柱托板一个。

2）固定方法：复位后在助手持续牵引下敷药，用绷带缠绕三圈，加三圈石膏棉纸。如侧向移位尚未完全纠正，可利用二点或三点纸垫加压，胶布固定。然后用夹板环抱，用三根扎带捆紧，再外覆以绷带包扎。用三角巾或带柱托板悬吊患肢前臂于屈肘 90°位于胸前。对于上 1/3 粉碎性骨折，或骨折线由内上斜向外下，需托以外展支架固定 4 周。3 日换药一次，每次换药必须助手牵引并复查断端是否移动，如有移动应再矫正，肿势逐渐减退，包扎逐渐加紧。肿退后加紧包扎。如发现断端有高突成角，应在高突面加衬压力垫。固定时间：一般儿童 4 周，成人 6 周。复查断端已连接可解除固定。如断端尚未连接，需适当延长固定时间至愈合。产伤骨折和婴儿骨折可用软板固定，固定时间 2～3 周。

（3）治疗要点：肱骨干骨折，若出现腕下垂，拇指不能外展，掌指关节不能伸直，提示合并桡神经损伤，需手术治疗。治疗过程中，忌过度牵引、反复多次整复，以免在固定期间发生分离移位。如处理不及时或不恰当，可致骨折迟缓愈合甚至不愈合。固定期间第 1 周开始握拳锻炼，2 周以后做腕关节屈伸锻炼，3周以后做肘关节屈伸锻炼，解除固定后，增加肩关节屈伸、旋转功能锻炼。药物治疗遵循施氏伤科骨折三期辨证用药。

（四）尺骨鹰嘴骨折

尺骨鹰嘴骨折是常见的肘部损伤，好发于成人，以间接暴力受伤为多见，该骨折线常侵入关节面。患者多有跌仆损伤史；肘后部肿胀疼痛，肘关节伸展功能障碍；鹰嘴部有压痛及骨擦音或可摸到明显的骨折断端裂隙；X 线片可显示骨折情况。

尺骨鹰嘴骨折多数由间接暴力造成。跌倒时，肘关节突然屈曲，同时肱三头肌强烈收缩，则发生尺骨鹰嘴撕脱性骨折，近端被肱三头肌牵拉而向上移位。直接暴力亦可造成尺骨鹰嘴骨折，如肘后部受直接打击，或跌倒时肘后着地而使鹰嘴受直接撞击，常发生粉碎性骨折，但多数无明显移位。鹰嘴骨折线多数侵入半月切迹，为关节内骨折；少数撕脱的骨折片较小，骨折线可不侵入关节。本病成年人多见，少年儿童亦可发生。

1. 辨证分类

（1）裂纹性：骨折无移位，未涉及关节面。

（2）横断性：骨折块有明显分离，涉及关节面。

（3）粉碎性：骨折块有轻度移位，涉及关节面。

（4）撕脱性：肱三头肌肌腱自鹰嘴附着处撕脱一薄片状骨折片。

2. 诊疗经验

（1）复位手法：患者取仰卧位或坐位，肩部外展45°，助手握住患肢前臂，前臂旋后，肘部伸直位，使肱三头肌松弛，术者一手拇指、食指、中指分别放在鹰嘴的内外方及后方，用力将近端骨折块向下推按，向骨折远段靠拢，并稍加摇动，使骨折断端有稳定感，表明已经复位，再轻度伸屈患肘，使半月切迹的关节面平整。

（2）固定

1）器材：①胶布软板两块，其长度上自肱骨上 1/3 处，下达前臂中 1/3 处；②抱肘垫；③绷带。

2）固定方法：患肢屈肘 0°～20°，肘部缠绕绷带数圈，在尺骨鹰嘴上方放置环形的抱肘垫，用胶布固定于肘部，然后将软板固定于肘部前后侧，绷带包扎。

间日或 3～4 日换药一次，换药时必须保持肘部伸直位，不使断端移动，肿势逐渐消退，包扎逐渐加紧，伸直位固定 3 周左右，以后再逐渐改为固定于屈肘 45°～90°，时间 2 周左右。

（3）治疗要点：无移位的裂纹骨折或未涉及关节面的骨折，可用上臂超肘关节夹板固定肘关节于屈曲 30°位 3～4 周，间日或 3～4 日换药一次，早期功能锻炼，对于横断性骨折块有明显分离且涉及关节面的须手法整复，以恢复关节面的平整光滑及肘关节的稳定性和伸屈功能，避免发生创伤性关节炎。尺骨鹰嘴固定，常容易发生后期屈肘功能障碍，需注意屈肘功能锻炼和恢复。

（五）尺桡骨双骨折

尺桡骨双骨折是常见的前臂损伤，多发生在青少年，由于暴力和肌肉的牵拉作用，骨折断端可发生重叠、成角、旋转和侧方移位。正常的尺骨是前臂的轴心，通过桡尺近侧、远侧关节及骨间膜与桡骨相连。桡骨沿尺骨旋转，自旋后位至旋前位，回旋幅度可达 150°。前臂肌肉较多，有屈肌群、伸肌群、旋前肌和旋后肌等。骨折后可出现重叠、成角、旋转及侧方移位，故整复较难。前臂骨间膜是致密的纤维膜，几乎连接尺桡骨的全长，其松紧度随着前臂的旋转而发生改变。前臂中立位时，两骨干接近平行，骨干间隙最大，骨干中部距离最宽，骨间膜上下松紧一致，对尺桡骨起稳定作用；当旋前或旋后位时，骨干间隙缩小，骨间膜上下松紧不一致，而两骨间的稳定性消失。因此，在处理尺桡骨双骨折时，为了保持前臂的旋转功能，应使骨间膜上下松紧一致，并预防骨间膜挛缩，故尽可能在骨折复位后将前臂固定在中立位。

尺桡骨双骨折可由直接暴力、传达暴力或扭转暴力所造成。有时导致骨折的暴力因素复杂，难以分析其确切的暴力因素。①直接暴力：多由于重物打击、机器或车轮直接压轧，或刀砍伤，导致同一平面的横断或粉碎性骨折。由于暴力的直接作用，多伴有不同程度的软组织损伤，包括肌肉、肌腱断裂，神经血管损伤等。②传达暴力：跌倒时手掌着地，暴力通过腕关节向上传导，由于桡骨负重多于尺骨，暴力作用首先使桡骨骨折，若残余暴力比较强大，则通过骨间膜向内下方传导，引起低位尺骨斜形骨折。③扭转暴力：跌倒时手掌着地，同时前臂发生旋转，导致不同平面的尺桡骨螺旋形骨折或斜形骨折。多为高位尺骨骨折和低位桡骨骨折。

1. 辨证分类

（1）直接暴力型：骨折多为横断或粉碎，尺桡骨骨折线常在同一平面。

（2）传达暴力型：桡骨骨折在上 1/3，尺骨骨折骨折线较低，呈短斜形。

（3）扭转暴力型：尺骨骨折骨折线在上，桡骨骨折骨折线在下，骨折线方向多为由内上（尺侧）斜向外下（桡侧）。

（4）青枝型：多见于儿童，骨折成角明显，一侧骨皮质尚未断裂。

2. 诊疗经验

（1）复位手法

1）牵引：患者平卧，前臂中立位，两助手顺前臂纵轴牵引 3～5 分钟，矫正重叠、成角及旋转畸形，牵引力量要持续均匀，如牵拉不开，可用折顶手法矫正重叠移位。

2）分骨：术者用两手的拇指及食指、中指、无名指在骨间隙处同时夹挤骨折部的掌面及背面，使尺桡骨断端向两侧分离。

3）挤按端提：矫正骨折断端的侧向移位，并用双手仔细触摸尺桡两骨断端复位情况，直至对位良好。

（2）固定

1）器材：①软夹板四块，掌、背侧较宽，尺、桡侧较窄（适用于婴儿骨折）。②夹板四块，其长度背侧板上达鹰嘴突，下端超腕关节 1cm，掌侧板上达肘横纹，下齐腕关节，桡侧板上平桡骨头，下达桡骨茎突平面，尺侧板上自鹰嘴，下至掌指关节。③分骨垫两个，成人约长 6cm，儿童约长 4cm。④布带及绷带等。⑤纸垫、大小平垫数个。⑥三角巾一条或带柱托板一个。

2）固定方法：①婴儿骨折及 3 足岁以下儿童青枝骨折，矫正移位后，在助手牵引下敷药，先用绷带缠绕数圈，然后用软板四块环抱四周，绷带包扎，3～4 日换药一次，肿退后 1 周换药一次，3～4 周解除固定，每次换药时，助手必须将患肢牵引于前臂中立位。②对于青壮年移位骨折，且肿胀严重者，应在持续牵引下将摊好的吊伤膏均匀地包缠整个前臂，后用绷带缠绕 3～4 圈，掌、背侧骨间隙各置一个分骨垫，双骨折在同一平面时，分骨垫占骨折线上下各一半；骨折线不在同一平面时，分骨垫放在两骨折线之间，放妥后，用手指夹挤分骨垫，以橡皮胶固定，再放纸压垫。一般上中 1/3 骨折在前臂掌侧面（相当骨折部）放一个小纸压垫，在前臂背侧上、下端各放置一个纸压垫，上端放置部位与桡骨头平齐，下端放在腕上 2cm 处，行三点挤压，维持桡、尺骨干背屈的生理弧度。此外，应依据骨折部位及复位后的情况，酌情放置必要的小纸压垫。上 1/3 骨折，桡骨近端易向桡侧偏移，可在桡骨近端的桡侧再放置一个小纸压垫。中下 1/3 骨折，骨折断端易向掌侧及桡侧成角，必要时在骨折部的桡侧再放置一个纸压垫。

各小纸压垫用橡皮胶固定后，先放置掌、背侧木板，再放置桡、尺侧板，屈肘 90°，前臂中立位，三角巾悬吊于胸前。

（3）治疗要点：尺桡骨双骨折患者通常肿胀较为明显，需要密切观察患者肿胀情况，如出现骨筋膜间隔综合征，手指麻木明显，需及时手术切开减压。前臂尺桡两骨关系密切，功能复杂，故骨折复位要求较高，儿童青枝骨折只需略加牵引，矫正成角畸形即可，遇有移位的骨折，应在放射线透视下明确移位方向，以便正确复位，如仍有困难，可考虑手术治疗。在更换外敷伤药、调整夹板松紧度及拍片复查时，应用双手托平患肢小心搬动，切不可用一手端提患肢，同时还应避免伤肢前臂的任何旋转活动，以防骨折再移位。肿胀期锻炼握拳活动，3～4周后适当锻炼腕及肘关节活动，应避免前臂旋转活动，解除固定后锻炼肘、腕及前臂旋转活动。药物治疗方面，外用药物初期外敷吊伤膏，中期外敷祛伤续骨膏，后期外敷接骨膏；中药内服初期用活血止痛汤，中期用和营续骨汤，后期用养血补骨汤。

（六）桡骨下端骨折

桡骨下端骨折是指桡骨远侧端3cm范围内的骨折，该骨折较常见，多发生于成年人和老年人。桡骨远端与腕骨（舟状骨与月骨）形成关节面，其背侧边缘长于掌侧，故关节面向掌侧倾斜10°～15°。桡骨下端内侧缘切迹与尺骨头形成下尺桡关节，切迹的下缘为三角纤维软骨的基底部所附着，三角软骨的尖端起于尺骨茎突基底部。前臂旋转时桡骨沿尺骨头回旋，而以尺骨头为中心。桡骨下端外侧的茎突较内侧长1～1.5cm，故其关节面还向尺侧倾斜20°～25°。这些关系在骨折时常被破坏，在整复时应尽可能恢复正常解剖。

本病多为间接暴力所致，跌倒时，躯干向下的重力与地面向上的反作用力交集于桡骨下端而发生骨折。骨折是否有移位与暴力的大小有关。根据受伤姿势和骨折移位的不同，可分为伸直型和屈曲型两种。跌倒时，腕关节呈背伸位，手掌先着地，可造成伸直型骨折。伸直型骨折远段向背侧和桡侧移位，桡骨远段关节面改向背侧倾斜，向尺侧倾斜减少或完全消失，甚至形成相反的倾斜。如合并尺骨茎突骨折，下桡尺关节的三角纤维软骨盘随骨折片移向桡侧和背侧；如尺骨茎突完整，骨折远端移位明显时，三角纤维软骨盘附着点必然破裂，掌侧屈肌腱及背侧伸肌腱亦发生相应的扭转和移位。跌倒时，腕关节呈掌屈位，手背先着地，可造成屈曲型骨折，屈曲型骨折远段向桡侧和掌侧移位，此类骨折较少见。直接暴力造成的骨折为粉碎性，老人、青壮年、儿童均可发生。在20岁以前，桡骨下端骨骺尚未融合，可发生骨骺分离。

1. 辨证分类

（1）伸直型

1）Colles骨折：腕部呈餐叉样畸形，骨折近端向掌侧移位，远段向背侧移位，常伴有尺骨茎突骨折。

2）桡骨远段背缘骨折：骨折移位同Colles骨折，但远段骨片呈锥形通过关节面，连同腕关节向背侧移位。

（2）屈曲型

1）史密斯骨折：骨折近端向背侧移位，远段向掌侧移位。

2）桡骨远端掌缘骨折：骨折移位同史密斯骨折，但远段骨片呈锥形通过关节面，随腕关节向掌侧移位。

2. 诊疗经验 桡骨下端骨折一般皆能愈合，根据骨折损伤程度不同，功能恢复情况各异，但早期、持续的自主功能锻炼能够帮助功能的最大恢复，对于严重的粉碎性骨折，患者功能亦能不同程度地恢复。

（1）复位手法（以 Colles 骨折为例）：助手握住患肢前臂，术者握住患者拇指和其他四指，两人行相反方向牵引，持续 2～3 分钟。术者在持续牵引下用力使腕尺偏，以纠正骨折远端的桡侧移位。患手于尺偏位下，术者以两手拇指向掌侧按桡骨骨折远端，同时以两手食指顶骨折近端，并使腕掌屈，以矫正背侧移位。

（2）固定

1）器材：①铁皮弯板一块，宽 5cm，长度上自前臂中 1/3，下及掌指关节，在腕关节处弯成 110°，胶布夹板三块，长度自前臂中 1/3，桡侧一块下至拇指指掌关节，掌侧一块下至掌腕横纹，尺侧一块下至尺骨茎突处。②纸压垫：横垫两个。③绷带及三角巾。

2）固定方法：复位后助手牵引患手于掌屈尺倾位，敷药，用绷带缠绕数圈，并衬以棉纸，手背所衬棉纸应较厚，再用绷带缠绕数圈，然后将弯板安放于手背侧，其余三块板要放在适当位置，再以绷带缠绕包扎，用三角巾悬吊于胸前，3～4 日换药一次，每次换药时助手必须牵引患手于掌屈尺倾位，肿退后包扎较紧，6～7 日换药一次，约 3 周后解除弯板，加硬夹板两块，放置于手背侧，其长度上自前臂中 1/3，下至超过腕关节 1cm，桡骨远端背侧及桡侧各放置横垫一个，紧包扎，4～5 周后解除固定。

（3）治疗要点：桡骨远端骨折复位时手法不要暴力，讲究持续牵引，桡骨远端牵引出来后，再运用回旋、折顶等手法轻巧复位。复位时往往能听到骨折块回复的声音。对于 Colles 骨折，远端掌屈的时候切忌暴力，这样容易损伤背侧的骨膜。固定后嘱患者积极锻炼手指握拳和肘关节屈伸活动，解除夹板后，锻炼腕关节的活动，可以配合按摩推拿手法加速关节功能恢复。药物治疗方面，初期外敷吊伤膏，中期外敷祛伤续骨膏，后期外敷接骨膏；中药内服辨证初期用活血止痛汤，中期用和营续骨汤，后期用养血补骨汤。

3. 案例举隅

病例：龚某，女，68 岁，2011 年 11 月 30 日就诊。

主诉：不慎摔伤致左腕关节疼痛 1 日。

现病史：患者 1 日前不慎摔伤致左腕关节疼痛。2011 年 11 月 30 日本院左腕关节正侧位 X 线片示左 Colles 骨折伴移位（图 2-5）。

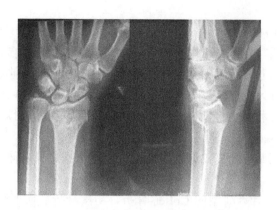

图 2-5 桡骨远端骨折治疗前

体格检查：左腕关节肿胀明显，呈餐叉样畸形，左腕背肿胀、瘀血，左桡骨远端压痛（+）。舌暗红，苔薄，脉弦细。

中医诊断：骨损（气滞血瘀型）。

西医诊断：左 Colles 骨折。

首诊治疗：

（1）中药：活血化瘀，通络止痛。方用：当归尾 9g，赤芍 5g，川芎 4.5g，桃仁泥 9g，苏木 9g，自然铜 9g，地鳖虫 9g，络石藤 4.5g，制乳香 4.5g，制没药 4.5g，桑枝 4.5g，炒枳壳 4.5g，生山楂 9g，7 剂。

（2）手法整复：小夹板固定（图 2-6）。

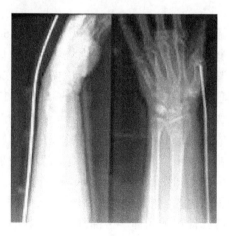

图 2-6 桡骨远端骨折治疗后

二诊：2011 年 12 月 7 日。患者左腕背疼痛缓解，自觉左腕背仍有肿胀，手指活动正常，末端血运良好，查见舌红，苔薄，脉弦细。考虑瘀血得去，但未能尽去，予 2011 年 11 月 30 日方去川芎、制乳香、制没药，加鸡血藤 9g，14 剂。

三诊：2011 年 12 月 21 日。患者左腕背疼痛基本缓解，自觉肿胀减轻，予小夹板拆除，按压骨折部位，疼痛（－），嘱患者适当锻炼腕背伸屈功能。查见舌淡红，苔薄白，脉细，予中药益气养血，补益肝肾。处方：党参 9g，黄芪 9g，当归 9g，熟地黄 9g，白术 6g，白芍 6g，川续断 4.5g，补骨脂 9g，甜苁蓉 9g，陈皮 4.5g，砂仁 2g，千年健 4.5g。14 剂。

随访：1 个月后电话随访，患者左腕关节疼痛缓解、屈伸恢复正常，旋转活动较右侧略欠。

按语：此例患者为典型的 Colles 骨折，初次骨折后瘀血阻滞，血行之道不能宣通，离经之血瘀滞于经脉，故见局部疼痛、拒按，舌暗红，苔薄，脉弦细，均为气血瘀滞之象，予手法复位矫正骨折移位后小夹板固定，同时予中药活血化瘀，其中桑枝，味苦，性平，归肝经，有祛风湿、通经络、行水气功效。《本草撮要》云："桑枝，功专去风湿拘挛，得桂枝治肩臂痹痛；得槐枝、柳枝、桃枝洗遍身痒。"此处除取其止痹痛之功外，作为上肢引经药予以应用。此例患者后期旋转功能略微受限提示后期指导患者锻炼腕关节屈伸、侧弯、旋转功能尤为重要。

三　吴云定下肢骨折诊治经验

（一）股骨颈骨折

股骨颈骨折最为常见，多发生于老年人，平均年龄在 60 岁以上。由于股骨头供血不良，骨折不易愈合，股骨头易发生缺血性坏死。股骨颈位于股骨头与粗隆间线之间。股骨颈和股骨干之间形成一个角度称内倾角，又称颈干角，正常值在 110°～140°，颈干角随年龄的增加而减小，儿童平均为 151°，成人男性为 132°，女性为 127°。颈干角大于正常值为髋外翻，小于正常值为髋内翻。股骨颈的中轴线与股骨两髁中点间的连线形成一个角度，称前倾角或扭转角，正常值在 12°～15°。股骨头、颈部的血运主要来自三个途径：①关节囊的小动脉来源于旋股内动脉、旋股外动脉、臀下动脉和闭孔动脉的吻合部到关节囊附着部，分为骺外动脉、上干骺端动脉和下干骺端动脉，进入股骨颈，供应股骨颈和大部分股骨头的血运。②股骨干滋养动脉仅达股骨颈基底部，小部分与关节囊的小动脉有吻合支。③圆韧带的小动脉较细，仅供应股骨头内下部分的血运，与关节囊小动脉之间有吻合支。此三条血管均比较细小，且股骨头的血液供应主要依靠关节囊和圆韧带的血管。由于股骨头、颈的血运较差，所以在临床治疗中存在骨折不愈合和股骨头缺血两个主要问题。

股骨头下部和颈中部骨折的骨折线在关节囊内，故称囊内骨折；基底部骨折因骨折线的后部在关节囊外，故又称囊外骨折。移位多的囊内骨折，股骨头脱离了来自关节囊及股骨干的血液供应，以致骨折近段缺血，不但骨折难以愈合，而且容易发生股骨头缺血性坏死。股骨颈的骨折线越高，越易破坏颈部的血液供应，因而骨折不愈合、股骨头缺血性坏死的发生率就越高。基底部骨折因骨折线部分在关节囊外，而且一般移位不多，除由股骨干髓腔来的滋养血管的血供断绝外，由关节囊来的血运大多完整无损，骨折近端血液供应丰富，多不会引起股骨头坏死和骨折不愈合。

该病患者多有跌仆损伤史；髋部疼痛，功能障碍；患肢呈外旋、缩短畸形，髋膝关节轻度屈曲；患者腹股沟部可有压痛及轻度肿胀；患肢足跟叩击痛（＋）；X 线片可显示骨折情况。

股骨颈骨折常发生于老年人，女性略多于男性，随着人们寿命的延长，其发病率日渐增高。由于股骨颈部细小，处于疏松骨质和致密骨质交界处，负重量大，又因老年人肝肾不足，筋骨衰弱，骨质疏松，即使受轻微的直接外力或间接外力，如平地滑倒，髋关节旋转内收，臀部着地，便可引起骨折。青壮年、儿童发生股骨颈骨折较少见，若发生本骨折，必因遭受强大暴力所致，如车祸、高处跌下等。此种股骨颈骨折患者，常合并有其他骨折，甚至内脏损伤。

1. 辨证分类

（1）按骨折发生部位分类

1）头下型：骨折线在头与颈交界处，属囊内骨折。

2）经颈型：骨折线在股骨颈中段，属囊内骨折。

3）基底型：骨折线在股骨颈基底部，属囊外骨折。

（2）按骨折端之间的关系分类

1）外展型：股骨头呈外展，外侧骨皮质多嵌插，内侧略有分离。

2）内收型：股骨头呈内收，骨折远端可向上移位。

2. 诊疗经验

（1）复位手法：①不完全骨折或嵌插性骨折，只需卧床休息，用沙袋固定患肢于外展位 6～8 周，不负重休息 3 个月。②移位骨折须做手法复位。患者仰卧，助手固定骨盆，术者握住患肢进行拔伸，矫正患肢的缩短畸形，保持牵引之力，并将股骨内旋，使断端接正，随后将下肢外展 30°左右。

（2）固定：移位骨折可采用皮肤牵引或骨牵引维持固定 8 周左右，并保持患肢于外展位。解除固定后尚需卧床休息 4 周左右，经摄片如骨折线模糊者，可开始扶双拐不负重行走，以后每月摄片，直至骨折愈合，方可负重行走，内收型移位骨折闭合复位失败，宜手术内固定。

（3）治疗要点：股骨颈骨折由于血运不良，因此一般在受伤后即服中期药物，

2 周后用后期药物，可促使断端早日连接。股骨颈不完全骨折或骨折嵌插时，患者尚可继续步行或骑自行车一段时间，下肢无明显畸形，临床检查时要防止漏诊。另外，治疗股骨颈骨折时必须注意保持正常的颈干角和前倾角，特别是前倾角，否则会遗留髋关节畸形，影响髋关节的功能。初期即可积极进行患肢股四头肌的舒缩活动，以及踝关节和足趾关节的屈伸功能锻炼；解除固定和牵引后，逐渐加强患肢髋关节、膝关节的屈伸活动，并可扶双拐不负重下床活动。对于骨质疏松者，大约需 6 个月才可逐渐过渡到负重活动。药物治疗方面，初期外敷吊伤膏，中期外敷祛伤续骨膏，后期外敷接骨膏；而中药内服，初期即可用和营续骨汤，中、后期服用养血补骨汤。

（二）股骨干骨折

股骨是人体中最长的管状骨，股骨干是指股骨转子下至股骨髁上的部分。股骨干有一个轻度向前外的弧度，有利于股四头肌发挥伸膝作用，骨干表面光滑，后面有一条隆起的粗线，称股骨嵴，是肌肉附着处。股骨干的皮质厚而致密，骨髓腔略呈圆形，上中 1/3 的内径大体均匀一致，下 1/3 的内径较膨大。股骨干周围由三群肌肉包围，其中以股神经支配的前侧伸肌群（股四头肌）为最大，由坐骨神经支配的后侧屈肌群（腘绳肌）次之，由闭孔神经支配的内收肌群最小。坐骨神经和股动脉、股静脉，在股骨下 1/3 处紧贴股骨下行至腘窝部，若此处发生骨折，最易损伤血管和神经。临床上，患者有明显外伤史，伤后局部肿胀、疼痛、压痛、功能丧失，出现缩短、成角或旋转畸形，有异常活动，可扪及骨擦音。严重移位的股骨下 1/3 骨折，在腘窝部有巨大的血肿，小腿感觉和运动障碍，足背、胫后动脉搏动减弱或消失，末梢血液循环障碍，应考虑有血管、神经损伤。损伤严重者，由于剧痛和出血，早期可合并外伤性休克。严重挤压伤、粉碎性骨折或多发性骨折，还可并发脂肪栓塞。X 线片检查可显示骨折的部位、类型及移位情况。

股骨干骨折多见于儿童及青壮年，男性多于女性，以股骨干中部骨折最多，可为横断性骨折、斜形骨折、螺旋形骨折、粉碎性骨折及青枝骨折，多由直接暴力所造成。间接暴力所产生的杠杆作用、扭转作用亦能引起骨折。直接暴力引起者多为横断性或粉碎性骨折；间接暴力引起者多为斜形或螺旋形骨折，此骨折均属不稳定性骨折。青枝骨折仅见于小儿。股骨干骨折多由强大暴力所造成，骨折后断端移位明显，软组织损伤常较重。骨折移位的方向，除受外力和肢体重力的影响外，主要是受肌肉牵拉所致。

1. 辨证分类

（1）股骨干上 1/3 骨折：骨折近端因受髂腰肌、臀中肌、臀小肌及其他外旋肌群的牵拉而产生屈曲、外展、外旋移位；骨折远端由于内收肌群作用向后、向上、向内移位。

（2）股骨干中 1/3 骨折：两骨折段除有重叠畸形外，移位方向依暴力而定，但多数骨折近端呈外展屈曲倾向，远端因内收肌的作用，其下端向内上方移位。无重叠畸形的骨折，因受内收肌收缩的影响有向外成角的倾向。

（3）股骨干下 1/3 骨折：因膝关节囊及腓肠肌的牵拉，骨折远端往往向后移位。严重者，骨折端有损伤腘动、静脉及坐骨神经的危险。

2. 诊疗经验

（1）复位手法：患者取仰卧位，一助手固定骨盆，另一助手用双手握小腿上段，顺势拔伸，并徐徐将伤肢屈髋屈膝各 90°，沿股骨纵轴方向用力牵引，矫正重叠移位后，再按骨折的不同部位分别采用下列手法。

1）股骨干上 1/3 骨折：将伤肢外展，并略加外旋，然后术者一手握近端向后挤按，另一手握住远端由后、向前端提。

2）股骨干中 1/3 骨折：将伤肢外展，术者以手自断端的外侧向内挤按，然后以双手在断端前、后、内、外夹挤。

3）股骨干下 1/3 骨折：在维持牵引下，膝关节徐徐屈曲，并以紧挤在腘窝内的双手作支点将骨折远端向近端推按。

对于成年人或较大年龄儿童的股骨干骨折，特别是粉碎性骨折、斜形骨折或螺旋形骨折，多采用较大重量的骨骼牵引逐渐复位，只要牵引方向和牵引重量合适往往能取到良好的对位，无须进行手法复位。3～5 日后经 X 线床头透视或照片证实骨折畸形已纠正，可逐步减轻牵引重量。若为横断性骨折仍有侧方移位者，可用双手的手指或手掌，甚至十指合扣的两前臂的压力，施行端提和挤按手法以矫正侧方移位。粉碎性骨折可用四面挤按手法，使碎片互相接近。斜形骨折如两斜面为背向移位时，可用回旋手法使远端由前或由后绕过对面。粉碎性骨折因愈合较慢，牵引时间可适当延长。

（2）固定

1）夹板固定：骨折复位后，在维持牵引下，根据上、中、下不同部位放置压垫，防止骨折成角和再移位。股骨干上 1/3 骨折，应将压垫放在近端的前方和外方；股骨干中 1/3 骨折，把压垫放在骨折线的外方和前方；股骨干下 1/3 骨折，把压垫放在骨折近端的前方，再按照大腿的长度放置四块夹板，后侧夹板上应放置一较长的塔形垫，以保持股骨正常的生理弧度，然后用四条布带捆扎固定。

2）持续牵引：由于大腿部肌肉丰厚，肌力强大，加之下肢杠杆力量强，对骨折施行手法复位夹板固定术后，仍有可能使已复位的骨折端发生成角甚至侧方移位。因此，还应按照患者年龄、性别、肌力的强弱，分别采用持续皮肤牵引或骨牵引，才能维持复位后的良好位置。皮肤牵引适用于儿童和年老、体弱的成年人；

骨骼牵引适用于下肢肌肉比较发达的青壮年或年龄较大的儿童。儿童牵引重量约为体重的 1/6，时间为 3～4 周；成人牵引重量约为体重的 1/7，时间为 8～10 周。1 周后床边 X 线片复查，如骨折对位良好，即可将牵引的重量逐渐减轻至维持重量，一般成人为 5kg 左右，儿童为 3kg 左右。在维持牵引的过程中，应注意调整牵引的重量和方向，检查牵引装置，保持牵引效能，防止过度牵引，以达到维持骨折良好对位对线的目的。股骨髁上牵引适用于中 1/3 骨折或远折端向后移位的下 1/3 骨折。中 1/3 骨折应置患肢于外展旋中位，下 1/3 骨折应置患肢于屈髋屈膝旋中位。股骨髁牵引适用于上 1/3 骨折和远侧骨折端向后移位的下 1/3 骨折，患肢置屈髋屈膝中立位。胫骨结节牵引适用于上 1/3 骨折和骨折远端向前移位的下 1/3 骨折，患肢置屈髋外展位。较大的儿童或少年不宜在胫骨结节部穿针，应在向下 2～3cm 处穿针。

（3）治疗要点：处理股骨干骨折，应注意患者全身情况，积极防治外伤性休克，重视对骨折的急救处理，现场严禁脱鞋、脱裤或做不必要的检查，应用简单而有效的方法给予临时固定，急速送往医院。股骨干骨折的治疗采用非手术疗法，多能获得良好的效果。但因大腿的解剖特点是肌肉丰厚，拉力较强，骨折移位的倾向力大，在采用手法复位、夹板固定的同时需配合短期的持续牵引治疗。必要时，还需切开复位内固定。

较大儿童、成人患者的功能锻炼应从复位后第 2 天起开始练习股四头肌舒缩及踝关节、跖趾关节屈伸活动。如小腿及足出现肿胀可适当按摩。从第 3 周开始，直坐床上，用健足蹬床，以两手扶床练习抬臀，使身体离开床面，以达到使髋关节、膝关节开始活动的目的。从第 5 周开始，两手扶吊杆，健足踩在床上支撑，收腹、抬臀，臀部完全离床，使身体、大腿与小腿成一直线以加大髋关节、膝关节活动范围。经 X 线片或透视证实骨折端无变位，可从第 7 周开始扶床架练习站立。解除固定后，对上 1/3 骨折加用外展夹板，以防止内收成角，在床上活动 1 周即可扶双拐下地做患肢不负重的步行锻炼。当骨折端有连续性骨痂时，患肢可循序渐进地增加负重。经观察证实骨折端稳定，可改用单拐，1～2 周后才弃拐行走。此时再进行 X 线片检查，若骨折没有重新移位，且愈合较好，方可解除夹板固定。药物治疗方面，外用药物初期外敷吊伤膏，中期外敷祛伤续骨膏，后期外敷接骨膏；中药内服初期用活血止痛汤，中期用和营续骨汤，后期用养血补骨汤。

（三）髌骨骨折

髌骨是人体最大的籽骨，髌骨骨折多见于 30～50 岁的患者，骨折后常可引起股四头肌肌力减退，或外伤性膝关节炎。患者多有跌仆损伤史；膝部肿胀疼痛，皮下瘀斑，功能障碍；骨折部有压痛，粉碎性骨折，并可有骨擦音，横行骨折，可摸到明显的裂缝凹陷；X线片可显示骨折情况。

髌骨骨折多由直接暴力或间接暴力造成，以后者多见。直接暴力所致者，多呈粉碎性骨折，髌骨两侧的股四头肌筋膜及关节囊一般尚完整，对伸膝功能影响较少；间接暴力所致者，由于膝关节在半屈曲位时跌倒，为了避免倒地，股四头肌强力收缩，髌骨与股骨滑车顶点密切接触成为支点，髌骨受到肌肉强力牵拉而骨折，骨折线多呈横形。髌骨两旁的股四头肌筋膜和关节囊破裂，两骨块分离移位，伸膝装置受到破坏，如治疗不正确，可影响伸膝功能。

1. 辨证分类

（1）横形骨折：骨折线为横形，如腱膜破裂，骨折块多有明显分离。

（2）纵形骨折：骨折线为纵形，断端无明显移位。

（3）粉碎性骨折：髌骨有多条骨折线，断端无明显移位。

（4）撕脱性骨折：髌骨下缘有小骨片。

2. 诊疗经验

（1）复位手法：患者仰卧，助手握住患肢大腿、小腿，将膝关节伸直，如膝部血肿明显，可在局部麻醉下先将关节内积血抽吸干净。术者用双手拇指及食指分量于髌骨上下端，用力捏合，捏合后用一手捏牢，一手细摸是否合拢，合拢后固定。如一次整复后尚未完全合拢，可在以后换药时捏拢髌骨，一般均可合拢。

（2）固定

1）器材：①抱膝器：用粗铅丝、皮线或篾丝做成较髌骨略大的圆圈，外缠以较厚的纱布绷带，并扎上布带四条。②辅木一块：宽约 10cm，长度上自大腿中 1/3，下至小腿中 1/3。③绷带。④棉垫一块，约 15cm×15cm、8～12层纱布厚。

2）固定方法：敷药后将棉垫按放于膝盖，辅木置于膝下，膝弯衬以棉花。呈微屈状，然后将抱膝器按放于膝盖，必须使髌骨箍在圈内，再将扎带绕过辅木，打结于抱膝器上面，绷带包扎，不宜过紧。3～4 日换药一次，换药时必须将髌骨捏拢，然后按放抱膝器，肿势逐渐消退，抱膝器逐渐改小，包扎逐渐加紧，务必使抱膝器有箍住髌骨的力量，肿退后包扎较紧，6～7 日换药一次，3～4 周后揣摸断端如无压痛及裂隙，可屈膝 30°膝下托铰链夹板继续抱膝器固定 2 周左右。

（3）治疗要点：髌骨抱髌器的使用根据患者的肿胀程度需及时调整，这样能保证充分的固定。髌骨骨折伸直状态下固定时间较长，后期恢复时容易出现屈膝功能障碍，需要注意后期膝关节屈伸功能锻炼，最大程度地恢复膝关节正常功能。中医保守治疗适用于横形（断端分离在 3cm 以内）、粉碎及纵形骨折。1 周以后开始练习股四头肌活动，解除固定后，锻炼膝关节活动，并扶杖练习走路。药物治疗方面，外用药物初期外敷吊伤膏，中期外敷祛伤续骨膏，后期外敷接骨膏；中药内服初期用活血止痛汤，中期用和营续骨汤，后期用养血补骨汤。

（四）胫骨平台骨折

胫骨平台骨折为关节内骨折，治疗时强调解剖复位，以恢复关节面的平整，不致引起创伤性关节炎。患者多有跌仆损伤史；膝部肿胀疼痛，活动受限；骨折严重者膝部有内、外翻畸形；X 线片可显示骨折情况。

本病多为由高处跌下，足底触地产生传达暴力所致。若两髁受力不相等时，则受力较大的一髁发生骨折；若内外两侧髁所受压力相等时，则两侧髁同时发生骨折；膝关节过度外翻或内翻时，亦可造成胫骨内侧髁或外侧髁骨折，骨折后多有不同程度的关节面破坏。

1. 辨证分类

（1）外展型：胫骨外髁塌陷或外侧平台劈裂。

（2）内收型：胫骨内髁塌陷或内侧平台劈裂。

（3）垂直冲击型：胫骨双髁骨折有"T""Y"形之分。

2. 诊疗经验

（1）复位手法：胫骨平台骨折，一般无明显移位，无须特殊手法复位。

（2）固定：①超关节夹板固定，适用于骨折无移位的患者，先抽净关节内积血，再用夹板超关节固定，自固定开始即练习股四头肌活动，4～6 周后可用双拐做不负重行走。负重过早可以引起骨折部位塌陷。②手法整复和外固定，适用于骨折移位不多，关节面无挤压塌陷，或压缩塌陷不严重者，两助手对抗牵引患肢，如为内髁骨折则一手放于膝关节的外侧，另一手将膝关节外翻，使内侧关节间隙增宽。术者用双手拇指压住骨折块下缘，向上向关节中线推挤至复位为止。整复后用超关节夹板固定，术后处理同前。③骨牵引、手法整复和外固定，适用于移位严重的粉碎性骨折。采用胫骨下端或跟骨牵引，在牵引下施行骨折手法整复，用双手手掌挤压胫骨上端使骨折整复。用超关节夹板外固定，但须注意避免压迫腓总神经。

（3）治疗要点：胫骨髁骨折，为通过关节腔的骨折，骨折块既不容易整复，也不容易固定，如负重过早，骨折块可再移位塌陷，严重影响关节功能，故治疗应正确地整复、坚强地固定。胫骨平台骨折，容易出现股四头肌萎缩，因涉及关节面，对关节功能影响较大，应注重股四头肌等长收缩和关节屈伸功能锻炼。夹板固定后 1 周开始做股四头肌活动锻炼，解除固定后做不负重膝关节功能锻炼，骨折愈合完全才能做下地负重活动锻炼。药物治疗方面，外用药物初期外敷吊伤膏，中期外敷祛伤续骨膏，后期外敷接骨膏；中药内服初期用活血止痛汤，中期用和营续骨汤，后期用养血补骨汤。

3. 案例举隅

病例：陈某，男，67 岁，2016 年 4 月 21 日就诊。

主诉：不慎摔伤致左膝关节疼痛 1 日。

现病史：患者 1 日前不慎摔伤致左膝关节疼痛，左膝部活动受限、肿胀明显。本院 2016 年 4 月 21 日左膝关节正侧位 X 线片示左胫骨平台骨折（图 2-7）。

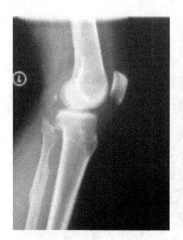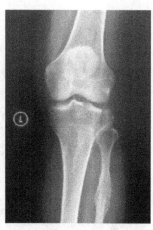

图 2-7 胫骨平台骨折治疗前

体格检查：左膝关节肿胀明显，屈伸活动受限，髌前瘀紫，左髌周压痛（+），抽屉试验（±），舌暗红，苔薄，脉弦。

中医诊断：骨损（气滞血瘀型）。

西医诊断：左胫骨平台骨折。

首诊治疗：

（1）中药：活血化瘀，通络止痛。方用活血止痛汤加减。处方：生地黄 9g，赤芍 5g，川芎 6g，桃仁泥 9g，丹参 9g，红花 9g，地鳖虫 9g，香附 9g，三七粉 4g，当归 12g，炒枳壳 9g，陈皮 9g，川牛膝 15g，7 剂。

（2）手法整复：对轻度分离，略有塌陷的左胫骨平台外侧进行向内的挤压，外敷施氏吊伤膏，予下肢托板伸直位固定。

二诊：2016 年 4 月 28 日。患者诉左膝关节疼痛较前有减轻，患肢肿胀较前有减轻，予重新外敷施氏吊伤膏，左膝伸直位固定。予 2016 年 4 月 21 日方去三七粉，加怀牛膝 10g，补骨脂 5g，14 剂。

三诊：2016 年 5 月 11 日。患者左膝关节疼痛减轻，左膝肿胀较前进一步减轻，髌周压痛（±），予轻度屈膝 30° 位，继续固定。查见舌淡红，苔薄白，脉沉细，证属肝肾亏虚，予中药补肝益肾，强筋续骨，方用养血补骨汤加减。处方：党参 9g，黄芪 9g，当归 9g，熟地黄 9g，白术 6g，杜仲 12g，川续断 15g，补骨脂 9g，自然铜 12g，陈皮 4.5g，肉苁蓉 15g，怀牛膝 15g，14 剂。

四诊：2016 年 5 月 26 日。患者左膝关节疼痛基本缓解，患肢屈膝轻度受限，予复查膝关节 X 线片示左胫骨平台骨折愈合中（图 2-8）。嘱加强屈膝功能锻炼。外用接骨膏 6 帖（1 帖隔日外用）。查见舌淡红，苔薄白，脉沉细，证属肝肾亏虚，予养血补骨汤加减。处方：党参 9g，黄芪 30g，当归 9g，熟地黄 9g，白术 6g，杜仲 12g，川续断 15g，补骨脂 9g，自然铜 12g，陈皮 4.5g，肉苁蓉 15g，怀牛膝 15g，狗脊 15g，14 剂。

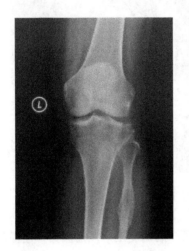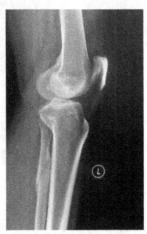

图 2-8　胫骨平台骨折治疗后

随访：1 个月后电话随访，患者左膝关节疼痛消失、屈伸基本正常。

按语：胫骨平台骨折患者下肢负重行走恢复时间较长，需指导患者床上逐步开始下肢功能锻炼。中后期加强补肝肾药物运用。

（五）踝关节骨折

踝关节的关节面较宽，但承受的重量和活动量却很大，所以极易受伤，又踝部骨折为关节内骨折，若治疗不当极易发生创伤性关节炎。踝关节由胫、腓骨下端和距骨组成。胫骨下端内侧向下的骨突称为内踝，其后缘向下突出者称为后踝，腓骨下端骨突构成外踝。外踝比较窄而长，位于内踝后约 1cm、下约 0.5cm，内踝的三角韧带也较外踝的腓距、腓跟韧带坚强，故阻止外翻的力量大，阻止内翻的力量小。内、外、后三踝构成踝穴，而距骨居于其中，呈屈戌关节。胫、腓骨下端之间被坚强而有弹性的下胫腓韧带连接在一起。距骨分体、颈、头三部，其体前宽后窄，其上面为鞍状关节面，当做背伸运动时，距骨体之宽部进入踝穴，腓骨外踝稍向外后侧分开，而踝穴较跖屈时能增宽 1.5～2mm，以容纳距骨体，当下胫腓韧带紧张时，关节面之间紧贴，关节稳定，不易扭伤，但暴力太大仍可造成骨折。而踝关节处于跖屈位（如下楼梯或下坡）时，下胫腓韧带松弛，关节不稳定，容易发生扭伤。

　　踝部损伤原因复杂，类型很多。韧带损伤、骨折和脱位可单独或同时发生。根据受伤姿势可分为内翻、外翻、外旋、纵向挤压、侧方挤压、跖屈和背伸等多种，其中以内翻损伤最多见，外翻损伤次之。①内翻损伤：从高处跌下，足底外缘着地；或步行在平路上，足底内侧踏在突处，使足突然内翻。骨折时，内踝多为斜形骨折，外踝多为横形骨折；严重时可合并后踝骨折、距骨脱位。②外翻损伤：从高处跌下，足底内缘着地；或外踝受暴力打击，可引起踝关节强度外翻。骨折时，外踝多为斜形骨折，内踝多为横形骨折；严重时可合并后踝骨折、距骨脱位。

1. 辨证分类

　　（1）外旋型：发生在小腿不动，足强力外旋，或足着地不动，小腿强力内转时。

　　Ⅰ°：腓骨下方斜形或螺旋形骨折，骨折面呈冠状。

　　Ⅱ°：如暴力较大，则将内踝撕脱，形成双踝骨折。

　　Ⅲ°：如外力严重者，距骨可向外旋转而将胫骨后缘撞折，造成三踝骨折或伴距骨移位。

　　（2）外翻型：由足强力外翻所致。

　　Ⅰ°：内踝横形骨折（撕脱性）。

　　Ⅱ°：如暴力较大，距骨推挤外踝而发生横形或斜形骨折，骨折面呈矢状，形成双踝骨折。

　　Ⅲ°：偶尔可发生胫骨下关节面的后缘骨折，造成三踝骨折或伴距骨移位。

　　（3）内翻型：由足强力内翻所致。

　　Ⅰ°：内外侧韧带牵拉可造成外踝骨折，有时因距骨向内撞击而使内踝骨折，骨折线几乎垂直。

　　Ⅱ°：如暴力较大则内、外踝都可发生骨折。

　　Ⅲ°：如暴力再大，偶尔可见胫骨关节面后缘骨折，造成三踝骨折或伴距骨移位。

　　（4）垂直压缩型：是在不同位置遭受垂直压缩暴力，可引起不同位置的胫骨下关节面骨折，足中立位时，可引起胫骨下关节面塌陷骨折，常呈粉碎性内外踝分离移位；足背屈位时，产生胫骨前缘骨折；足跖屈位时，则引起胫骨后缘骨折。

2. 诊疗经验

（1）复位手法：患者平卧，屈膝 90°，助手以腋夹住大腿，两手握住小腿，术者一手握住足跟部，另一手握住前足，沿相反方向徐徐用力牵引，然后按照受伤相反方向牵引推挤，两侧以掌心挤压，复位后将踝关节固定于跖屈 90°位。

（2）固定

1）器材：①按骨折损伤程度可选用夹板。②纸压垫。

2）固定方法：敷药后先用绷带缠绕数圈，在内外踝的上方各放一塔形垫，下方各放一梯形垫，如内侧骨折，内踝下方的梯形垫要适当加厚，使足适当外翻，如外翻骨折，外踝下方的梯形垫要适当加厚，使足适当内翻，用胶布粘贴，跟部垫以棉花，使其平整，然后将夹板按放在适当位置，再用绷带包扎，3～4 日换药一次，肿退后 6～7 日换药一次，约 6 周解除固定，如踝部尚有压痛，可适当延长固定时间。

（3）治疗要点：对没有移位的骨折，不需手法复位，用软板两块分置于内外侧，固定 4～6 周即可；有移位的骨折，应用手法复位。实际上在牵引踝关节的过程中，助手需要握住跟骨和距面，朝远端牵引。术者根据踝关节移位的方向反向挤压，往往复位成功能听到声音。踝关节骨折患者因固定后背伸、跖屈功能受到影响，需注重后期功能的逐渐恢复。在固定期间强调足趾的屈伸功能锻炼。固定期间锻炼趾关节的活动，固定解除后锻炼踝关节活动，并扶拐练习走路。药物治疗方面，外用药物初期外敷吊伤膏，中期外敷祛伤续骨膏，后期外敷接骨膏；中药内服初期即可用和营续骨汤，中、后期用养血补骨汤。

四 吴云定躯干骨折诊治经验

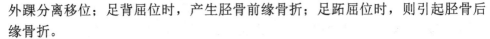

躯干部骨折主要涉及胸肋部骨折和脊柱压缩性骨折，施氏伤科在此类骨折中均有独到的经验和方药。

（一）肋骨骨折

肋骨骨折是临床常见骨折之一，好发于成人与老年人，临床上常出现气胸、血胸合并症，需密切观察，仔细检查。临床上患者有明显外伤史，局部疼痛，咳嗽、深呼吸时疼痛加剧，局部瘀肿，压痛明显，挤压胸廓时骨折部位疼痛［挤压试验（＋）］。移位骨折，摸诊时可触及骨折处畸形，并有骨擦音。多根多处骨折时，骨折部位胸廓扁平，失去弓形状态，出现反常呼吸。X 线片有助于骨折及合并症的诊断。

肋骨骨折多由直接或间接暴力所致。①直接暴力：棍棒打击或车祸撞击等外力直接作用于肋骨发生骨折，骨折端向内移位，可穿破胸膜及肺脏，造成气胸和血胸。②间接暴力：如塌方、车轮辗轧、重物挤压等，使胸廓受到前后方对挤的暴力，肋骨被迫向外弯曲突出，在最突出处发生骨折，多发生在腋中线附近。亦有因暴力打击前胸而致后肋骨折，或打击后胸而致前肋骨折。骨折多为斜形，断端向外突出，刺破胸膜的机会较少，偶尔刺破皮肤，造成开放性骨折。③肌肉收缩：长期剧烈咳嗽或打喷嚏时，胸部肌肉急剧而强烈地收缩可致肋骨发生疲劳骨折，但多发生于体质虚弱、骨质疏松者。

1. 辨证分类

（1）轻型：骨折部位疼痛明显，深呼吸、咳嗽、身体转动时疼痛增剧，可见肿胀及瘀斑，有明显压痛点，单纯性骨折，无合并症，胸廓挤压试验（＋）。

（2）重型：有多根多处肋骨移位性骨折，出现反常呼吸，胸壁塌陷，气促，口唇青紫，神昏，或骨端穿破肺部产生气胸、血胸、皮下气肿等，发生咯血，甚至休克等。

（3）如合并气胸，气体量较多时，可出现呼吸困难，气管偏向健侧，皮下气肿，患侧叩诊呈鼓音，呼吸音减弱或消失；合并血胸时，患侧呼吸运动减弱，叩诊呈浊音。

2. 诊疗经验

（1）复位手法：患者正坐，助手在患者背后，将一膝顶住患者背部，双手握其肩，缓缓用力向后方拉开，使患者挺胸，医者一手扶健侧，一手按定患侧，用挤按手法将高突部分按平。若患者身体虚弱时，可取仰卧位，背部垫高，同样采用挤按手法将骨折整复。多根多段肋骨骨折造成浮动胸壁出现反常呼吸时，采用肋骨牵引法，可选择浮动胸壁中央一根肋骨，局部麻醉后用无菌钳将肋骨夹住，系上牵引绳进行滑动牵引，牵引重量为 2～3kg。

（2）固定

1）胶布固定法：患者正坐，在贴胶布的皮肤上涂复方安息香酸酊，呼气时使胸围缩至最小，然后屏气，用宽 7～10cm 的长胶布，自健侧肩胛中线绕过骨折处紧贴到健侧锁骨中线，第 2 条盖在第 1 条的上缘，互相重叠 1/2，由后向前、由上至下地进行固定，直至将骨折区和上下邻近肋骨全部固定，固定时间为 3～4 周。若皮肤对胶布过敏或患有支气管哮喘、慢性支气管炎、肺气肿者，或老年人心肺储备能力有限，因半环式胶布固定可加重呼吸限制而不宜采用。

2）尼龙扣带或弹力绷带固定法：适用于老年人、患肺部疾患或皮肤对胶布过敏者。骨折部可外贴伤膏药或消瘀膏，嘱患者做深呼气，然后用尼龙扣带或宽弹力绷带环绕胸部固定骨折区及上下邻近肋骨，固定时间为3～4周。

（3）治疗要点：肋骨骨折引起的疼痛、血气胸及肺部感染，可严重影响患者的呼吸、循环功能，导致进行性低氧血症，甚至死亡，应引起高度重视并积极采取措施，请胸外科加以处理。单纯肋骨骨折，局部肿胀者敷祛伤续骨膏，肿退后可用狗皮膏加接骨散1.5～3g于膏药中心贴痛处。整复固定后，病情轻者可下地自由活动。重症需卧床者，可取半坐卧位。肋骨牵引者取平卧位，进行腹式呼吸运动锻炼。有痰者，鼓励患者扶住伤处进行咳痰。若痰液浓稠难于咯出者，可用超声雾化吸入。药物治疗方面，吴云定认为用药特点以通为主，以动为贵。损伤初期身热在38℃左右时，多选用赤芍、牡丹皮、泽兰、山楂等活血化瘀之品，不能用偏于滋腻的生地黄、熟地黄之类，防气滞血瘀更甚，使伤痛迁延日久。如咳嗽痰多时，应选用桔梗、半夏、前胡、紫苏子、瓜蒌等开肺豁痰药，不能用麦冬、天冬、款冬花之类润肺止咳之物，以防瘀留而致宿伤痼疾。每当见有痰血、咯血、尿血等动血之证时，可选用参三七、茜草、蒲黄、小蓟、琥珀之类活血止血药，不能贸然使用仙鹤草、百草霜等单纯的止血药物。如患者感到恶心呕吐，胃纳不佳时，宜选用半夏、竹茹、藿香、佛手之类和胃止呕药，不能选用乳香、没药等伤胃之品。内服药物中医辨证如下。

1）骨折初期：瘀血内结，肿胀疼痛，咳嗽胸闷，宜消瘀理气。处方：当归尾9g，京赤芍4.5g，大川芎4.5g，桃仁9g，杏仁9g，川郁金9g，炒枳壳4.5g，炒延胡索9g，老苏木9g，炒紫苏子4.5g，玉桔梗3g，地鳖虫9g，制乳香4.5g，制没药4.5g，青皮4.5g，陈皮4.5g。

咳嗽痰多者加全瓜蒌9g。

2）肿退痛减（约1周）后，宜活血、理气、续骨。处方：当归尾9g，京赤芍4.5g，大川芎4.5g，地鳖虫9g，红花4.5g，泽兰4.5g，延胡索9g，煅自然铜9g（先煎），川郁金9g，炒紫苏子4.5g，桔梗4.5g，桃仁9g，杏仁9g，青皮4.5g，陈皮4.5g。

3）固定解除后，胸肋尚有闷痛，宜和营理气。处方：全当归9g，大川芎4.5g，杏仁9g，青皮4.5g，陈皮4.5g，郁金9g，川续断9g，骨碎补9g，西红花4.5g，降香片3g，泽兰叶4.5g，延胡索4.5g，炒枳壳4.5g。

（二）脊柱压缩性骨折

脊柱是人体的支柱，由脊柱骨和椎间盘组成，前者占脊柱长度的3/4，后者占1/4，其周围有坚强的韧带相连及很多肌肉附着，具有负荷重力、缓冲震荡、支撑身体、保护脊髓及体腔脏器的功能。单纯椎体压缩性骨折临床最常见，但暴力较大则会出现脱位，并伴有附件骨折和韧带断裂等联合损伤。严重者，常合并脊髓损伤，而出现截瘫。临床上患者有高处坠落或双足着地或弯腰时重物砸于伤者肩背部的外伤史，老年人骨质疏松，轻微外力挤压即可造成压缩性骨折，可见局部肿胀疼痛、压痛，合并脊髓损伤时出现截瘫。早期常可出现腹胀、腹痛、肠鸣音减弱，X线片检查可确定骨折与脱位的部位与类型。

脊柱压缩性骨折可由多种损伤所致。①屈曲型损伤：从高处坠落时臀部触地，躯干前屈，或头枕部触地，颈椎前屈，使脊柱相应部位椎体前半部受到上下位椎体、椎间盘的挤压而发生压缩性骨折，其后部的棘上韧带、棘间韧带、关节突关节囊受到牵张应力而断裂，上位椎体向前下方移位，引起半脱位，甚至双侧关节突跳跃脱位，但椎体后侧皮质并未压缩断裂。活动范围较大的下颈椎和胸腰椎结合部（T_{11}～L_2）最为多见。②过伸型损伤：当患者从高处仰面摔下，背部或腰部撞击木架等物体，被冲击的部位形成杠杆支点，两端继续运动，使脊柱骤然过伸，造成前纵韧带断裂，椎体前下或前上缘撕脱性骨折，上位椎体向后移位，棘突椎板相互挤压而断裂。另外，骑车摔倒，头面部触地或急刹车，乘客头面部撞击挡风玻璃或椅背，使颈椎过度伸展也可致前纵韧带断裂、上位椎体向后移位等类似损伤。③垂直压缩型损伤：高处掉落的物体纵向打击头顶，或跳水时头顶垂直撞击地面，以及人从高处坠落时臀部触地，均可使椎体受到椎间盘挤压而发生粉碎性骨折，骨折块向四周"爆裂"移位，尤其是椎体后侧皮质断裂，骨折块突入椎管造成椎管变形、脊髓损伤。④侧屈型损伤：高处坠落时一侧臀部触地，或因重物压砸使躯干向一侧弯曲，而发生椎体侧方楔形压缩性骨折，其对侧受到牵张应力，引起神经根或马尾神经牵拉性损伤。⑤屈曲旋转型损伤：脊柱受到屈曲和向一侧旋转的两种复合暴力作用，造成棘上、棘间韧带牵拉损伤，旋转轴对侧的小关节囊撕裂、关节突关节脱位，椎管变形，脊髓受压。⑥水平剪力型损伤：又称安全带型损伤，多属屈曲分离型剪力损伤。高速行驶的汽车在撞车瞬间患者下半身被安全带固定，躯干上部由于惯性而急剧前移，以前柱为枢纽，后、中柱受到牵张力而破裂张开，造成经棘上棘间韧带-后纵韧带-椎间盘水平断裂；或经棘突-椎板-椎体水平骨折，往往移位较大，脊髓损伤多见。⑦撕脱型损伤：由于肌肉急骤而不协调收缩，造成棘突或横突撕脱性骨折，脊柱的稳定性不受破坏，骨折移位往往较小。

1. 辨证分类

（1）按受伤原理分类

1）屈曲型：多因间接暴力导致，受伤时脊柱突然过度前屈，其发生部位多在胸腰椎交界处（T_{12}～L_2），重者附件撕脱、断裂或合并脱位。

2）伸直型：临床较少见，多为跌仆时背部受直接暴力所致，可发生椎板骨折、前纵韧带撕裂、后部附件折断脱位等。

（2）按骨折后稳定程度分类

1）稳定性骨折：凡单纯性椎体压缩在1/2以下者，不合并附件骨折或韧带撕裂，单纯附件（横突、棘突或椎板）骨折，脊柱活动时仍保持其稳定性，无移位。

2）不稳定性骨折：除椎体压缩超过 1/2 或粉碎性骨折外，伴有脱位、附件骨折或韧带撕裂等。

（3）按有无脊髓损伤分类

1）无脊髓损伤：损伤局限于脊椎、附件及筋肌，未波及脊髓。

2）有脊髓损伤：脊柱骨折或脱位后，损伤脊髓或马尾神经，在其损伤平面以下呈完全性或不完全性截瘫。

2. 诊疗经验

（1）复位手法：根据脊柱损伤的不同类型和程度，选择恰当的复位方法。总的原则是逆损伤的病因病理，并充分利用脊柱的稳定结构复位。屈曲型损伤应伸展位复位，过伸型损伤应屈曲位复位。在复位时应注意牵引力的作用方向和大小，防止骨折脱位加重或损伤脊髓。颈椎损伤伴关节交锁应首选颅骨牵引复位法，胸腰椎损伤则可选用下肢牵引复位法或垫枕腰背肌锻炼复位法。

1）持续牵引复位法：轻度移位、压缩而无关节绞锁的颈椎骨折，一般采用枕颌布托牵引。将枕颌布托套枕部与上颌部，通过滑车进行牵引，头颈略后伸，牵引重量为 2～3kg，持续牵引 3～4 周后改用颈围保护 8～10 周。若颈椎骨折伴有关节绞锁者，需用颅骨牵引。在牵引复位时应注意以下问题：第一，牵引方向。先由屈曲位开始，当关节突脱位绞锁纠正后再改为伸展位，忌一开始就采用伸展位，以免加重关节突相互嵌压绞锁和脊髓损伤。第二，牵引重量。由于所有维持颈椎稳定的韧带结构均已损伤，增加牵引重量时，一定要注意观察脊髓损害是否加重及避免过度牵引。椎体间隙明显增宽为过度牵引的常见征象，此时应酌情减轻牵引重量。如重量超过 15kg 仍未复位，多系关节突骨折嵌顿所致，需改为手术复位。

2）垫枕腰背肌功能锻炼复位法：早期腰背肌锻炼可以促进血肿吸收，以骨折处为中心垫软枕高 5～10cm，致腰椎呈过伸位牵拉，使得由于椎体压缩而皱折的前纵韧带重新恢复原有张力，并牵拉椎体前缘张开，达到部分甚至全部复位，同时后侧关节突关节关系也得到恢复和改善。由于腰背肌的不断锻炼，可防止肌肉萎缩，减轻骨质疏松和减少晚期脊柱关节僵硬挛缩的可能。操作时，让患者仰卧于硬板床上，骨折处垫一高 5～10cm 的软枕，待疼痛能够忍受时，尽快进行腰背肌锻炼。于仰卧位用头部、双肘及双足作为支撑点，使背、腰、臀部及下肢呈弓形撑起（五点支撑法），一般在伤后 1 周内要达到此种练功要求；逐步过渡到仅用头顶及双足支撑，全身呈弓形撑起（三点支撑法），在伤后 2～3 周内达到此种要求；以后逐步改用双手及双足支撑，全身后伸腾空如拱桥状（四点支撑法），此时练功难度较大，应注意练功安全，防止意外受伤。也可于俯卧位进行锻炼，第一步，患者俯卧，两上肢置于体侧，抬头挺胸，两臂后伸，使头胸离开床面；第二步，伸直双膝关节，后伸并尽量向上翘起下肢；第三步，头颈胸及双下肢同时抬高，两臂后伸，仅使腹部着床，整个身体呈反弓形，即为飞燕点水练功法。练功时应注意尽早进行，如伤后超过 1 周，由于血肿机化，前纵韧带挛缩，复位效果不良。鼓励患者主动练功，肌肉收缩持续时间逐渐延长，并注意练功安全。

3）牵引过伸按压法：患者俯卧硬板床上，两手抓住床头，助手立于患者头侧，两手反持其腋窝处，一助手立于足侧，双手握双踝，两助手同时用力，逐渐进行牵引。至一定程度后，足侧助手逐渐将双下肢提起悬离床面，使脊柱得到充分牵引和后伸，当肌肉松弛、椎间隙及前纵韧带被拉开后，术者双手重叠，压于骨折后突部位，适当用力下压，借助前纵韧带的伸张力，将压缩之椎体拉开，同时后突畸形得以复平。

（2）固定：牵引结合体位可起到良好的固定作用。如颈椎屈曲型损伤用颅骨牵引结合头颈伸展位固定，过伸型损伤则需保持颈椎屈曲 20°～30°位；另外头-胸支架、头颈胸石膏、颈围领等均适用于颈椎损伤。腰椎屈曲压缩性骨折腰部垫枕，使腰椎过伸结合过伸位夹板支具等，能发挥复位和固定的双重作用。

（3）治疗要点：患者垫枕治疗时，全身情况良好，无脊髓损伤证候，一般从伤后 3～7 日即可开始锻炼，仰卧硬板床上，腰部垫枕，由 5cm 逐渐加至 10cm 以上，尽量减少翻身，翻身时脊柱要伸直，两腿不可屈曲，以防脊柱屈曲，并做好褥疮护理。稳定性骨折，一般 4 周后离床下地，不稳定性骨折 6～8 周后方可下地逐渐练习腰部活动。对于骨折脱位移位明显，闭合复位失败，或骨折块突入椎管压迫脊髓者应选择手术切开复位，能在直视下观察脊柱损伤的部位和程度，复位准确，恢复椎管管径，解除脊髓压迫，重建脊柱稳定性，有利于患者尽早康复训练，并且可减轻护理难度，预防并发症的发生。用药方面，初期外敷祛伤续骨膏，肿退后改贴接骨膏。胸腰椎骨折外在脊柱，内连脏腑，施氏伤科中医辨证施治有如下特点。

1）受伤后瘀血凝结，肿胀疼痛者，宜活血化瘀，理气止痛。处方：当归尾 9g，赤芍 6g，延胡索 9g，苏木 9g，五灵脂 9g，木通 4.5g，陈皮 4.5g，制乳香 6g，制没药 6g，生枳实 6g，泽兰叶 9g，川牛膝 9g，桃仁 9g。

2）受伤后 3～4 日大便不通，腹部胀痛，乃瘀血内积，大肠传化失职，宜化瘀通便，行气止通。处方：当归尾 9g，赤芍 6g，桃仁 9g，川郁金 9g，生大黄 9g，川牛膝 4.5g，生枳实 6g，元明粉 6g（冲），苏木 9g，陈皮 4.5g，木香 4.5g，细木通 4.5g，桂心 1.5g。

3）约 1 周后痛势减轻，二便通利，宜和营续骨，舒筋通络。处方：赤芍 4.5g，当归 9g，红花 4.5g，川芎 4.5g，地鳖虫 9g，制狗脊 9g，骨碎补 9g，煅自然铜 9g（先煎），川续断 9g，陈皮 4.5g，炒枳壳 4.5g，五加皮 9g，川牛膝 6g。

4）4～6 周后，腰背酸痛，不耐久坐久立，俯仰欠利，宜养血坚骨，壮筋。

处方：熟地黄 9g，白芍 6g，川芎 4.5g，当归身 9g，黄芪 9g，枸杞子 9g，制狗脊 9g，怀牛膝 9g，补骨脂 9g，党参 9g，桑寄生 9g，千年健 4.5g，陈皮 4.5g。

（刘光明　詹炜祎）

第二节　脱　　位

脱位，亦称脱臼、脱骱，表示构成关节的骨面失去了正常的位置，使关节的活动丧失或部分丧失。本病多由直接暴力、间接暴力所致，也有因先天性生理、病理原因出现者，如小儿桡骨头半脱位、先天性髋关节脱位，以及感染、结核、肿瘤可引起骨端或关节面损坏等。在中医学文献中，隋代巢元方的《诸病源候论》中就有"失欠颌车"（下颌关节脱位）的记载。唐代蔺道人的《仙授理伤续断秘方》首次描述了髋关节脱位："凡跨骨从臀上出者，可用三两人，挺定腿拔抻，乃用脚入。如跨骨从裆内出，不可整"，将其分为"从裆内出"（前脱位）和"从臀上出"（后脱位）两种类型，利用手牵足蹬法进行复位，并介绍了"肩甲骨出"（肩关节脱位）的椅背复位法。元代危亦林的《世医得效方》提出："凡脚手各有六出白"，还详细描述了"整顿"（整复）手法，说明中医学对脱位及其治疗方法早就积累了丰富的经验。脱位相较于骨折的发病率较低，但功能受限较为明显，需要手法复位。中医手法复位能够解决大部分脱位问题。另外，临床上还有一种脊柱关节半脱位，如骶髂关节半脱位、寰枢关节半脱位，也纳入了"脱位"的范畴。目前临床中所见到的脱位患者相对较少，但脱位仍然是伤科治疗中的一大重地，也是能体现医师诊治水平的试金石。

一 施氏伤科脱位诊治概述

施氏伤科多年来留下了许多诊治脱位、半脱位的经验，同时吴云定传承施氏伤科理伤，在脱位诊治中亦有体会，略做梳理，予以阐述。

1. 原因　施氏伤科将脱位原因分为四种。

（1）外伤性脱位：健康的关节因受到严重的暴力发生脱位，此种损伤发生于关节，多为传导间接暴力所致。

（2）习惯性脱位：由于初次脱位后，损伤的筋膜未能复原而失去约束关节的功能，致每受轻伤便又脱出。

（3）病理性脱位：因关节发生病变而发生脱位。

（4）先天性脱位：在胎儿时期即已脱位。

伤科临床诊治中多为外伤性脱位和习惯性脱位，又以前者为甚。

2. 种类 施氏伤科依据脱位的不同程度，一般分为两类。

（1）全脱位：关节完全脱离联系。

（2）不全脱位：关节尚有部分联系的脱位，亦称半脱位。

3. 症状 脱位后常见症状如下。

（1）疼痛：凡属脱位，肌肉、经脉、筋络势必损伤甚或筋膜撕裂，气血凝滞而出现疼痛。

（2）肿胀：由于脱位损伤筋脉，血不循经，瘀积不散，而致肿胀。

（3）变形：脱位后关节的正常位置有了改变，因而形态上也有了显著的异常。

（4）功能丧失：由于关节失去了正常的位置，因而失去正常的活动能力。

4. 诊断 诊断脱位，除灵活运用四诊外，更须掌握摸法的运用。细摸关节处骨端位置是否正常，并与健肢做对比。脱位患者的骨端在正常的位置处摸不到，而在不正常的位置处能摸得。脱位特有体征如下。

（1）关节畸形：关节脱位后，骨端脱离正常位置，关节骨性标志的正常关系发生改变，破坏了肢体原有轴线，与健侧对比不对称，因而发生畸形。如肩关节前脱位呈方肩畸形；肘关节后脱位呈靴样畸形；髋关节后脱位时，下肢呈屈曲、内收、内旋和短缩畸形等。

（2）关节盂空虚：构成关节的一侧骨端部分完全脱离了关节盂，造成关节盂空虚，表浅关节比较容易触摸辨别。如肩关节脱位后，肱骨头完全离开关节盂，肩峰下出现凹陷，触摸时有空虚感。

（3）弹性固定：脱位后，骨端位置改变，关节周围未撕裂的肌肉痉挛、收缩，可将脱位后的骨端保持在特殊位置上，对脱位关节做被动运动时，虽然有一定活动度，但存在弹性阻力，当去除外力后，脱位的关节又恢复到原来的特殊位置。

（4）脱出骨端：关节脱位后往往可以触扪到脱位的骨端，如肩关节前脱位，在喙突或锁骨下可扪及肱骨头；髋关节后脱位，在臀部可触到股骨大转子。

5. 辨证 脱位常与骨折并发，且由于骨端移位，其肌肉、经络、经脉损伤情况亦与骨折相同。施氏伤科注重明辨关节骨端位置是否正常，同时细察是否有骨折的症状，以做对症治疗。施氏伤科根据损伤程度和时间，亦将脱位分为三期：初期气滞血瘀期；中期营卫不和期；后期肝肾亏虚期。

6. 治疗 施氏伤科脱位的治疗强调首先必须整复，然后敷贴、夹缚和内服、外用药物，并配合按摩、推拿等手法，以及适当的功能锻炼。

（1）整复：脱位后，骨端移位，必须尽快运用手法使移位的骨端纳还原位，整复的时间越早越好，以免时间过长而阻碍整复的进行。不同关节脱位均有不同的复位手法。整复时需要注意的是：先使患者休息片刻，并用代痛散 100g 冲开水熏洗患处，以减少痛苦。安慰患者，使其情绪安定。嘱患者数一、二、三，转移其注意力，以减少阻力。手法不可粗暴，用力由轻而重逐渐增加，以减轻患者痛苦。整复时，应注意其他部分，尽量减少因整复而致周围肌筋损伤。矫正后，应详细揣摸，并与健肢做对比，必须确定脱位完全纠正，然后敷贴。整复前后，须理直筋络。复查前后 X 线片以明确位置。

（2）敷贴：复位后，筋脉损伤，瘀血凝滞，而有肿胀疼痛，敷施氏吊伤膏或施氏祛伤续骨膏；肿退或肿势不明显者，外敷新伤膏。

（3）夹缚固定：一般脱位，施氏伤科认为不需要夹缚，唯有筋膜撕裂者，须做短时间固定，以资保护。在数日后，即宜解除，以免因夹缚过久而导致关节强硬。

（4）服药原则：外伤而致关节脱位者，施氏伤科认为未有不伤筋膜，严重者往往筋膜撕裂。初期必因经脉损伤、瘀积不散而为肿胀。《圣济总录》云："凡肢体为物所伤，致筋断绝不相续者，使营卫失道，血气留瘀而为肿痛，治宜活血续筋养之。"因此，关于脱位治疗，在中药辨证方面与骨折三期辨证施治一致。在初期瘀积肿痛时，以化瘀续筋为主；瘀化肿退后，宜和营续筋；最后并需养血补肝，盖肝主筋也。这样可使损裂的筋膜得以加快恢复，并可减少甚至消灭关节强硬和不复原的后遗症，以及避免复发的可能。主要的治疗原则如下。

1）轻度扭伤，伤处酸楚，但无肿胀，乃筋膜损伤，宜和营舒筋。

2）重度扭伤，经脉损伤，瘀血凝积，而为肿痛，宜活血化瘀，佐以定痛。

3）瘀化肿退，酸痛不解，关节活动及功能有不同程度障碍者，乃筋膜损裂所致，宜和营续筋。

4）筋膜损裂，酸痛经久不愈，肌肉萎缩，乃气血两亏、经络失养，宜养血补肝，佐以壮筋。

5）若关节脱位，致肢体酸楚，复又遭风寒湿气乘隙袭入，而酸痛经久不愈者，分别加以疏风、散寒、化湿之品。

（5）脱位必须早期活动，施以按摩、推拿手法，并用药物熏洗，使经络疏通，功能加快恢复。

二 吴云定脱位诊治经验

在传承施氏伤科诊治脱位理法方药治疗的基础上，吴云定结合临证，对脱位诊治进行了进一步的总结规范和深化，提出了如下观点：①脱位治疗手法复位讲究轻巧；②脱位用药亦需符合骨折三期辨证论治的原则；③复位后一般1～2周内需要坚持固定，防止再次脱位。

吴云定认为各种关节脱位和损伤所累及的组织、损伤程度及局部病理等各不相同，故治疗也不相同。临床脱位常见的主要有肩关节脱位、肘关节脱位等，其总的原则是尽快恢复关节的正常骨骼关系。兹将吴云定的脱位诊治经验按照部位分述如下。

（一）下颌关节脱位（下巴脱落）

下颌关节又称颞颌关节，由下颌骨的一对髁状突和颞骨的一对下颌关节窝组成。髁状突和关节窝均在关节囊内，关节囊较薄弱而松弛，尤以关节囊的前壁为甚。颞颌关节是人体头面部唯一能活动的关节，属左右联动关节，它的主要运动是下颌骨的下掣（开口）、上提（闭合）、前伸、后退及侧转。其脱位好发于老年人及身体虚弱者，临床可见患者伤后口呈半开，两颌不齐，不能闭口，伴有言语困难、口角流涎等症，局部出现疼痛酸胀，动口则痛剧，或可出现肿胀，患侧颊车处可摸及明显凹陷，前方摸及突出的关节突（下颌小头）。

该病多由于患者过度张口，往往在大笑、打呵欠、拔牙时，下颌骨的髁状突过度向前滑动，移位于关节结节的前方，即可引起该关节一侧或双侧前脱位；也有由于外力直接作用在颞颌关节而出现脱位的情况。老年患者，尤其中风偏瘫患者，由于肝肾亏虚、筋骨失养而见肌肉失养，韧带松弛，往往发生习惯性颞颌关节脱位。

1. 辨证分类 临证中，一般将下颌关节脱位分为以下类型。

（1）单脱：下颌向健侧歪斜下垂，患侧颊车处及其前方可摸到凹陷和突出。

（2）双脱：下颌向前移位，双侧颊车处凹陷，前方可摸到突出的关节。

（3）习惯性脱位：有两次以上的下颌关节脱落史，常见于老年体衰，久病体虚，气血不足，肝肾亏损，筋肌松弛者。急性脱位整复后活动过早，也易反复脱落。

2. 诊疗经验

（1）复位手法

1）颞颌关节双侧脱位：患者低坐位，头部后脑靠墙，术者双手拇指用消毒带绕数层，然后双手拇指伸入患者口腔内，两拇指按压在下臼齿上，其余四指托扶在下颌骨外下缘。此时术者嘱患者放松，消除紧张情绪，趁患者不备之际，两手拇指向下撅压两侧臼齿，拉长嚼肌，解除交锁在关节突前的髁状突，其余四指向上端提下颌骨，当听到髁状突滑入颞窝凹的复位声时，两手拇指要迅速向两侧滑脱，以防嚼肌收缩咬伤拇指。

2）颞颌关节单侧脱位：患者低坐位，术者站在健侧（以左侧颞颌关节脱位为例），将患者右侧下颌抵在术者的胸腹部，左手按住患者右侧头顶部，右手拇指按压在髁状突前缘，其余四指置于颈后，术者先用拇指推揉法刺激下关穴，使嚼肌放松，此时术者在用右手拇指向后推髁状突的同时，再挺胸腹部将右侧下颌推向患侧，手中即感到髁状突滑入的感觉，下颌骨畸形恢复，上下齿正常相合。

（2）固定：复位后，需用绷带固定下颌关节于闭口位，绷带不宜太紧，以可以张口 1cm 能够进食为度，一般固定 10～15 日。用宽布带拖住下颌部 1～2 日，同时避免张口过度，叮嘱进软食。

（3）治疗要点：吴云定强调下颌关节脱位进行手法复位时，用力要轻巧、顺势，忌讳暴力强行拉扯，否则容易造成局部肌肉损伤，遗留红肿，影响美观。颞颌关节是颜面部唯一的关节，人类生活中张口闭口、说话、进食等都离不开它。因此，当颞颌关节脱位后，说话、进食都会受到一定妨碍，给患者生活带来不便。但是此病一般通过手法均能获得较好疗效。新鲜的颞颌关节脱位，一般不需要麻醉，采用手法就可以取得复位成功。复位时，需要让患者坐在低凳上，以便术者在用手指按压提托复位时，充分地发挥指力作用。如果患者坐得较高，术者的手指就无法充分发挥指力，这一点很重要。药物治疗方面，一般下颌关节脱位患者复位成功后，疼痛、肿胀均改善明显，面部外敷膏药不易固定且妨碍说话，无须外用药物治疗。下颌脱位内服用药，仍可遵循骨折三期辨证用药，初期用活血止痛汤，中期用和营续骨汤，后期用养血补骨。

（二）肩关节脱位（肩髃脱落）

肩关节脱位，亦称肩肱关节脱位，发生率较高，好发于 20～50 岁的男性患者。肩关节在全身关节中活动范围是比较大的，可做上举、后伸、外展、内收、旋转等活动，因此外伤造成脱位的机会较多。另外，肩关节的肱骨头大于关节盂，犹如大头戴了一顶小帽子一样，再加上肩关节周围韧带和关节囊比较松弛、单薄，肩前部又缺少坚强的肌肉保护，所以在解剖结构上形成了不稳定的因素。当上肢受到暴力后，易引起肩关节脱位。

临床上患者多有跌仆损伤史，或以往有肩关节脱位病史，出现肩部疼痛、平坦，呈方肩畸形，主动活动丧失，患肢肘关节屈曲，肘尖贴紧胸胁部，患侧的手不能搭至健侧肩上，锁骨下、喙突下、肩胛冈下可触及肱骨头，X 线片可显示脱位情况。

该病前脱位多见，多由于肩关节跌倒后致伤，肩关节处于外展外旋位，肱骨头由前下方脱出肩盂。如果是肩关节后脱位，多由于外力从肩前方直接作用于肱骨头或上肢极度内旋使肱骨头转向后方，突破关节囊使其向后脱位。肩关节从解剖上看，肱骨头大于关节盂，其周围关节囊又比较松弛，特别是肩关节的前下方，无丰实的肌肉组织保护，构成了一个关节不稳定的因素，因此，当肩部遭受到直接或间接暴力作用时，肱骨头穿破关节囊造成脱位。就肱骨头与关节盂的关系来分，可以分为前脱位和后脱位两种。前脱位较为多见，又分为锁骨下、喙突下、盂下脱位。前脱位往往是因滑跌时上臂外展外旋手掌撑地，暴力沿肱骨干纵轴向上，肱骨头穿破关节囊的前下壁，当上肢放下以后，造成盂下脱位。胸大肌和肩胛下肌的内收内旋牵拉，使盂下脱位转变为喙突下脱位，这种脱位方向，在临床上最常见。如果暴力较大，继续作用于肱骨头，可将其推移到锁骨下，造成锁骨下脱位。而后脱位往往是由于上肢在内收位，手掌或肘关节撑地，暴力沿肱骨干纵轴上传，使肱骨头穿破关节囊的后下部所致。

1. 辨证分类

（1）前脱位：临床表现除以上症状外，可在锁骨下、喙突下、盂下扪及肱骨头。

（2）后脱位：临床表现为喙突明显突出，肩前部显示塌陷扁平，肩胛冈下部可扪到肱骨头。

（3）习惯性脱位：有多次脱位病史，临床可出现以上症状。

2. 吴云定诊疗经验

（1）复位手法

1）新鲜脱位

A. 三人托入法：患者取坐位，第一助手立于患者健侧，双手分别穿过患者胸背部在腋下抱住。第二助手一手握住患肢肘部，另一手握住患肢腕部，在同第一助手做对抗牵引的同时，术者立于患者患侧，双手拇指抵在患者肩峰上，其余四指环握腋下勾住肱骨头，当第二助手将患臂外旋、内收、内旋时，术者向外上方勾托肱骨头，直到手下感到有"咯噔"复位声，即告整复成功。

B. 卧床复位法：若患者疼痛较剧，坐着复位心里紧张，可以采用卧床复位法。具体操作：患者仰卧床上，第一助手立于健侧，用一根宽布条穿越患者患肩的腋下，斜向健侧肩部，拉紧布条的两端，第二助手双手握住患者患臂的腕部，同第一助手做对抗牵引，术者立在患者患侧，双手拇指抵住肩峰，环握腋下，勾住肱骨头。当第二助手将患臂外旋、内收、内旋时，术者向外上方勾托肱骨头，使其复位。

C. 单人足顶法：患者仰卧，腋下垫薄海绵，以免挫伤皮肤。术者立于患者患侧，双手握住患臂的腕部，用足跟抵住患者腋窝，同握住患臂腕部的双手做外展位对抗牵引，并将患臂依次外旋、内收、内旋，足跟向外上方顶，当听到"咯噔"复位声后，即告成功。

上述三种复位方法适用于各种类型的肩关节脱位，以三人托入法为最安全，也最常见。在使用单人足顶法复位时，要注意不要用力过猛，以防止腋下神经、血管损伤。

2）陈旧性肩关节脱位：移位的肱骨头被周围瘢痕组织粘连在异常位置上，如果不首先松解瘢痕粘连组织，盲目地进行整复，很容易造成骨折和神经血管的损伤。此复位要分三步进行。

A. 舒筋：在复位前 6 日对患肩关节周围的肌肉、韧带用推拿放松手法，指按肩髃、肩三俞，虎口推揉三角肌，拇指弹拨肱二头肌长头，指拨腋下神经血管束，共约 10 分钟后，术者一手虎口按压在患肩的肩峰上，另一手握住患肢的肘部，对患肢做多个方向的旋转、扳拉和摇转手法。手法必须轻柔，动作幅度要由小到大，切忌粗暴，以免造成新的损伤。在做此手法的同时，还可以配合中药熏洗，以初步解除关节周围粘连和拉长挛缩的肌肉纤维。

B. 松解：患者仰卧于诊疗床上，术者运用扳拉摇转手法，将患肩屈曲 90°进行上举、外展、内收、外旋、内旋等活动，以进一步使移位肱骨头同周围的粘连组织松解，挛缩的肌腱拉长延伸，在扳拉中，手下能感觉到粘连组织被撕开，直至肱骨头有松动感，肩关节的活动度有明显增加，才可试行复位。

C. 复位：通过上面两步手法操作后，肱骨头的凝冻已基本松解，可采用新鲜复位的三人托入法进行整复，一般常可获得成功。若手法确实不能成功，那么根据患者对功能的要求，可以酌情采用切开复位。

如果肩关节脱位的时间较长，而且患者已步入老年，就不必再进行复位，如果脱位后仍有一定的肩关节活动度，不太影响工作生活，也不必再做复位手法；如果患者年龄较轻，脱位时间在 1～2 个月之内，功能要求比较高，可以试行复位手法。

3）习惯性脱位：由反复脱位后，关节囊松弛所致。这种患者往往自己能熟练地把移位的肱骨头复位好。但一旦受到轻微的外力又可以脱位。因此，复位后，即使是陈旧性的，适当固定还是必要的。同时可以配合补益肝肾、强筋健骨的中药内服，以促使关节囊修复。这样避免再脱位的可能性还是很大的。

复位后检查：复位后使患肢屈肘，以手搭住健侧肩，观察肘部是否已能贴住胸肋。嘱患者正坐，观察两肩是否对称、外形是否丰满完好，畸形是否已消失。复位后疼痛明显减轻或消失，肩关节能做被动活动。通过以上检查证明确已复位后，术者一手按于肩部，一手托住肘部轻轻转动，使关节囊内的瘀血得以消散，然后将患臂轻轻放下。

（2）固定：肩关节脱位手法复位后，严禁做肩关节外展动作。否则，肱骨头又可以从破裂的关节囊裂口处滑出。因此应对患臂做贴胸位固定。但固定前，在腋下和肘关节的内侧均要用棉垫衬好，以防止皮肤压迫破溃。也可以让患肢在屈肘 60°内收、内旋位用颈腕吊带或三角巾悬托于胸前 2～3 周。

（3）治疗要点：吴云定在临证中，常常教导学生需注意观察肩关节脱位伴随的骨折。肩关节脱位，在临床上常可伴有肱骨大结节的撕脱性骨折，这是由于冈上肌收缩所造成的，但是这种骨折大多数撕脱的骨片同骨干的骨膜依然相连，故随着肩关节的肱骨头复位而整复。个别患者，由于冈上肌的作用，大结节被完全撕脱，移位在锁骨下，往往给整复带来困难。此时需要充分牵引后整复。还有一类患者，肩关节前脱位伴肱骨外科颈骨折，此类患者肱骨头完全滑至锁骨或喙突下，复位难度较大，可以采用三人托入法尝试，若复位失败，需手术治疗。

新鲜肩关节脱位，在 24 小时内一般不需要麻醉，通过正确的整复手法，多能获得复位。但临床上，也有个别患者，因复位失败而选择手术的，这是因为肱二头肌长头在肱骨头穿破关节囊移位时，也随之而向外侧滑出了结节间沟，阻挡了肱骨头恢复的缘故。此时需要术者在牵引下充分外展、外旋，并对肱二头肌肌腱处进行弹拨和滑移，促使肱骨头恢复。

在固定期间鼓励患者进行肌肉放松、迸紧的锻炼，同时主动地做肘、腕、指间关节的伸屈锻炼。2 周拆除固定后，可进行肩关节的各向活动锻炼。这样可以促使血肿早日吸收，有效地防止关节粘连，恢复正常功能。药物治疗方面，外用药物初期外敷吊伤膏，腋窝垫棉垫，将患肢上臂固定于胸壁，肘屈 90°，用三角巾悬吊于胸前，3～4 日换药一次。肿退后外敷祛伤续骨膏，2～3 周后解除悬吊；中药内服初期用活血止痛汤，中期用和营续骨汤，后期用养血补骨汤。

3. 案例举隅

病例：蒋某，女，72 岁，2014 年 2 月 13 日就诊。

主诉：不慎摔伤致左肩关节疼痛 2 小时。

现病史：患者 2 小时前不慎摔伤致左肩关节疼痛，左肩部活动受限，无手指麻木，手臂上举不能。2014 年 2 月 13 日摄左肩关节正侧位 X 线片示左肩关节脱位（图 2-9）。

体格检查：左肩关节肿胀明显，左上臂抬举受限、外展受限，搭肩试验（+），肩部皮色无青紫，舌暗，苔薄，脉弦。

中医诊断：骨损（气滞血瘀型）。

西医诊断：左肩关节脱位（前脱位）。

首诊治疗：

（1）中药：活血化瘀，通络止痛，方用活血止痛汤。处方：生地黄 9g，赤芍 5g，川芎 6g，桃仁泥 9g，丹参 9g，红花 9g，地鳖虫 9g，香附 9g，三七粉 4g，当归 12g，炒枳壳 9g，陈皮 9g，桑枝 15g，7 剂。

（2）手法整复：患者仰卧床上，面向患者，术者左足掌顶住患侧左侧腋窝，两手紧握患肢腕部，将患肢做相反方向对抗牵引，同时使上臂缓缓外旋，并稍微摇晃，20 秒后，以足掌顶住肱骨头，将患肢略加内收，听到响声即已复位。搭肩试验（-）。2014 年 2 月 13 日本院左肩关节 X 线片示左肩关节未见明显异常，脱位已复位（图 2-10）。

（3）外用膏药：吊伤膏 3 帖（1 帖隔日贴敷）。

（4）固定：外用三角巾悬吊固定 3 周。

（5）功能锻炼：嘱左肘关节、腕关节、手指关节屈伸锻炼。

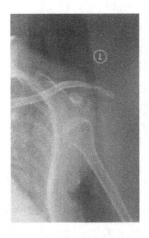 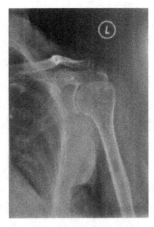

图2-9　肩关节脱位治疗前　　图2-10　肩关节脱位治疗后

　　二诊：2014年2月20日。患者诉左肩关节无明显疼痛，上肢肘、腕关节活动正常，左肱骨大结节压痛（+）。舌淡红，苔薄，脉细，证属气血亏虚，予养血补骨汤加减。处方：党参9g，黄芪9g，当归9g，熟地黄9g，白术6g，杜仲12g，川续断15g，补骨脂9g，桑枝15g，陈皮4.5g，肉苁蓉15g，14剂。

　　三诊：2014年3月4日。左肩关节疼痛消失，肱骨大结节压痛（-），搭肩试验（-），予解除三角巾固定，嘱肩关节屈伸、外展功能锻炼。

　　随访：1个月后电话随访，患者左肩关节无疼痛，肩部屈伸、上举均无明显受限。

　　按语：肩关节脱位复位过程中，应注意避免使用暴力，以免造成二次损伤。

（三）肘关节脱位（曲骱脱落）

　　肘关节脱位最常见，任何年龄都可发生，但多见于青壮年。肘关节是屈伸关节，活动度和范围虽没有肩关节大，但是由于肘关节解剖上的特点，因此，在四肢大关节脱位中，肘关节脱位是较常见的一种。

　　肘关节由肱骨下端和尺、桡骨上端组成。肱骨干下端比较膨大，骨端两侧隆起。肱骨小头与桡骨小头相吻合，谓肱桡关节。肱骨下端呈滑槽状的关节面，称肱骨滑车，与尺骨上端半月状的尺骨鹰嘴相吻合，谓肱尺关节。桡骨环状关节面和尺骨桡切迹相吻合，谓桡尺近侧关节。此三个关节被一个关节囊所包裹，关节囊前、后壁单薄而松弛，两侧关节囊壁增厚，为韧带所加强。桡侧有桡侧副韧带，尺侧有尺侧副韧带。桡骨环状关节面周围还有桡骨环状韧带附着在尺骨切迹的前、后壁，容桡骨头在环内旋转而不易滑脱。

临床上患者多有跌仆损伤史，肘部疼痛剧烈、肿胀明显，肘关节伸屈活动受限，并可出现内收、外展的异常活动，患者常用健手托住伤侧前臂，患肢肘关节呈 120°～135°半伸半屈位的弹性固定，肘后三角关系（肱骨内外髁、鹰嘴尖）发生改变，X 线片可显示脱位情况。

肘关节后脱位多因间接暴力（传达暴力或杠杆作用）所造成。患者跌倒时肘关节伸直位手掌撑地，外力沿前臂传导到肘部，由于肱骨滑车关节面是向外侧倾斜，且在手掌撑地时前臂多处于旋后位，所传导的外力使肘关节过度后伸，以致鹰嘴尖端急骤撞击肱骨下端的鹰嘴窝，在肱尺关节处形成杠杆作用，半月切迹自肱骨下端滑车部脱出，止于尺骨粗隆上的肱肌及肘关节囊的前壁被撕裂，在肘关节前方无任何软组织阻挡的情况下，肱骨下端向前移位，使尺骨鹰嘴向后上移位，尺骨冠突和桡骨头同时滑向后方，形成肘关节后脱位。

在引起肘关节后脱位的同时，由于暴力作用不同，可沿尺侧或桡侧向上传达，出现肘内翻或肘外翻，引起肘关节的尺、桡侧副韧带撕脱或断裂，但环状韧带仍保持完整，所以尺骨鹰嘴和桡骨头除向后移位外，还同时向尺侧或桡侧移位，形成后内侧或后外侧脱位，骨端向桡侧严重移位者，可引起尺神经牵拉伤。

肘关节前脱位极少见，是因肘关节屈曲位跌仆，肘尖着地，暴力由后向前，先发生尺骨鹰嘴骨折，暴力继续作用，可将尺桡骨上部推移至肱骨下端的前方，导致肘关节前脱位。前脱位多合并鹰嘴骨折。

患者跌倒时，除具有后脱位的暴力外，同时伴有屈肌或伸肌的急骤收缩，可造成肱骨内上髁或外上髁的撕脱性骨折。脱位时，肱三头肌肌腱和肱桡肌腱被撕脱、剥离、韧带、关节囊均被撕裂，肘窝部形成血肿。该血肿纤维化、骨化，成为陈旧性肘关节脱位整复的最大困难。

1. 辨证分类

（1）肘关节后脱位：临床表现除以上症状外，肘窝饱满，可扪及肱骨下端，鹰嘴后突，肘后部凹陷。

（2）肘关节前脱位：临床表现除以上症状外，肘窝空虚，鹰嘴前移，肘后摸到肱骨髁部，极为少见。

2. 诊疗经验　吴云定认为肘关节脱位的患者，一般在 24 小时之内来门诊复位不需要麻醉。2～3 周之内的也可选用适当的麻醉。同时肘关节脱位往往合并有骨折，因此复位前后均应进行 X 线片。

（1）复位手法

1）拔伸屈肘法：患者取坐位，助手一人，固定患肢的上臂，术者一手拉握患肢的腕上部，另一手拇指按压在肘前肱骨下端，其余四指勾住后突的尺骨鹰嘴，术者在同助手拔伸牵引肘关节时，握患肢腕上部的手在牵引中使前臂旋后并逐渐屈肘，此时术者另一手拇指下压肱骨下髁，其余四指勾托尺骨鹰嘴向前，当听到

"咯噔"的复位声后，如果患者手指可以触到肩部，说明复位成功。

2）拔伸指顶法：患者取坐位，助手一人，握住患肢的腕上部，术者双手环握患肢肱骨下端，两手拇指按压在尺骨鹰嘴上，同助手做对抗牵引。牵引中，助手将患肢前臂旋后，并逐渐屈肘，此时术者双手住握肱骨下端向后，拇指推尺骨鹰嘴向前，即可使肘关节复位。

3）膝顶拔伸法：患者坐在靠背椅子上，术者站立在患侧对面，用双手握住患者患肢的腕上部，使肩关节轻度外展位，再用与患肢同侧的下肢踏在凳上将膝关节顶压在肘窝部（肱骨下端），与握住腕上的双手做相对的拔伸和顶压，如感到有"咯噔"复位声，伤肢的手指能触到肩部，说明已复位成功。

4）旋腰拔伸法：患者坐在靠背椅上（以右侧为例），术者背对患肢，让患者右臂抱住术者的腰部，并用双手握住从自己腰后右侧伸出的患肢腕关节，将患肢的肘窝部（肱骨下端）按压在右侧髂前上棘处。然后，术者紧握患肢腕关节，在向左侧旋转腰部的同时，用右侧髂前上棘向外顶压肘窝部，如听到"咯噔"的复位声，伤肢的手指触到肩部，即告复位成功。

（2）固定：复位后宜将患肢屈曲 60°位，用颈腕吊带或三角巾悬托在胸前。如果是儿童患者，可应用超肘关节夹板或肘后石青托，固定患肘在屈曲 60°位，2～3 周解除固定。吴云定曾遇到一例肘关节脱位患者，他在医生的陪同下来门诊，声称复位失败。但是经检查，肘关节并未脱位。原来是手法复位后，在做透视复查时，将肘关节取在伸直位，因此肱骨下端又从肘关节囊的前壁裂口处脱出。复位后注意不能伸直肘关节，需 2～3 周拆除外固定后，才能鼓励患者逐渐开始肘关节的主动活动。但此时也应避免强力地牵伸、扳拉肘关节，以免造成肘部骨化性肌炎。

（3）治疗要点：肘关节脱位，应及早复位，大部分都能复位成功。从固定一开始，就可嘱患者进行肱二头肌的收缩放松、指间关节伸屈、主动和被动的屈曲肘关节等锻炼。这样有利于关节腔内血肿的吸收，减少日后关节粘连和骨化性肌炎的产生。但是要严禁做伸肘关节的活动。药物治疗方面，外敷吊伤膏，腋窝垫棉垫。将患肢上臂固定于胸壁，肘屈 60°，用三角巾悬吊于胸前，3～4 日换药一次，肿退后外敷祛伤续骨膏，2～3 周后解除悬吊。中药内服初期用活血止痛汤，中期用和营续骨汤，后期用养血补骨汤。

3. 案例举隅

病例：顾某，男，60 岁，2015 年 3 月 13 日就诊。

主诉：不慎摔伤致左肘关节疼痛 1 小时。

现病史：患者 1 小时前不慎摔伤致左肘关节疼痛，左肘伸屈不能，肘部肿胀明显，无明显瘀紫。2015 年 3 月 13 日摄左肘关节正侧位 X 线片示左肘关节脱位伴肱骨内髁骨折（图 2-11）。

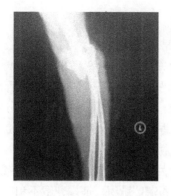
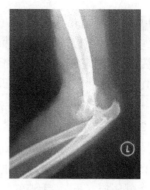

图 2-11 肘关节脱位治疗前

体格检查：左肘节肿胀明显、屈伸活动受限，尺骨鹰嘴突出，肘后三角关系紊乱，肩部皮色无青紫，舌淡，苔薄，脉弦。

中医诊断：骨损（气滞血瘀型）。

西医诊断：左肘关节脱位伴肱骨内髁骨折。

首诊治疗：

（1）中药：活血化瘀，通络止痛。方用活血止痛汤加减。处方：生地黄 9g，赤芍 5g，川芎 6g，桃仁泥 9g，丹参 9g，红花 9g，地鳖虫 9g，香附 9g，三七粉 4g，当归 12g，炒枳壳 9g，陈皮 9g，桑枝 15g，7 剂。

（2）手法整复：患者取坐位，助手握住上臂，术者一手握腕部，与助手做对抗牵引 1 分钟后缓缓屈曲肘关节，另一手拇指顶住肱骨髁间，余四指勾勒尺骨鹰嘴，两手同时用力，听到"咯噔"声，即复位成功。予复查 X 线片示尺骨鹰嘴复位成功，掌侧见小骨片（图 2-12）。

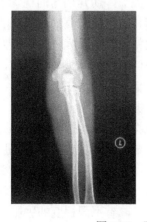
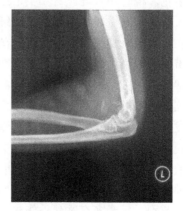

图 2-12 肘关节脱位治疗后

（3）外用膏药：外敷吊伤膏 3 帖（1 帖隔日贴敷）。

（4）固定：屈肘 90°位，三角巾悬吊固定 3 周。

（5）功能锻炼：嘱左腕关节、手指关节屈伸锻炼。

二诊：2015 年 3 月 20 日。患者诉左肘关节仍有疼痛，屈伸活动可，左肱骨内上髁压痛（＋）。舌淡红，苔薄，脉弦，证属瘀血阻络，予施氏伤科活血止痛汤加减。处方：2015 年 3 月 13 日方加乳香 9g，没药 9g，7 剂，继续三角巾悬吊固定。继续外用吊伤膏 3 帖（1 帖隔日贴敷）。

三诊：2015 年 3 月 27 日。患者左肘关节疼痛较前减轻，肿胀有减退，屈伸活动可，左肱骨内上髁压痛（±）。舌淡红，苔薄，脉缓，证属营卫不和，予和营续骨汤加减。处方：全当归 9g，京赤芍 6g，大川芎 4.5g，散红花 4.5g，川续断 9g，骨碎补 9g，鸡血藤 9g，油松节 9g，陈皮 4.5g，炒枳壳 9g，伸筋草 4.5g，煅自然铜 15g，14 剂。患者左肱骨内髁仍有压痛，予继续三角巾悬吊，外用吊伤膏 6 帖（1 帖隔日贴敷）。

四诊：2015 年 4 月 10 日。左肘关节疼痛消失，肱骨外上髁压痛（±），屈伸活动轻度受限，予解除三角巾固定，嘱肘关节屈伸功能锻炼。

随访：1 个月后电话随访，患者左肘关节无疼痛，屈伸活动均正常。

按语：此例肘关节脱位合并肱骨内髁骨折，固定时间需要相对较长。后期嘱患者加强肘关节屈伸功能锻炼。脱位中药辨证亦按照施氏伤科三期辨证论治进行处方用药。

（四）小儿桡骨头半脱位

小儿桡骨头半脱位又称"牵拉肘"，俗称"肘错环""肘脱环"，多发生于 5 岁以下幼儿，1～3 岁发病率最高，是一种假性脱位，是临床中常见的肘部损伤，左侧比右侧多见。桡骨小头与肱骨小头形成关节，幼儿期间的桡骨小头发育尚未完全，桡骨头较小，几乎是小头与骨干粗细相似，仅依靠松弛的环状韧带，将桡骨小头固定在尺骨的桡切迹上。从上述解剖特点看，因为桡骨小头发育不全而较小，环状韧带又比较松弛，当小儿肘关节在伸直位受到突然牵拉时，肱桡关节间隙被牵伸而增宽，使关节腔产生负压，环状韧带向上滑出桡骨小头，连同关节囊一起被吸入肱桡关节间隙，阻碍了桡骨小头的复位，造成小儿桡骨头半脱位。临床上，本病发病一般都有幼儿患肢纵向被牵拉损伤史，症状可见患儿因疼痛而啼哭，并拒绝使用患肢，亦怕别人触动，肘关节呈半屈曲位，不肯屈肘、举臂，前臂旋前，不敢旋后。触及伤肢肘部和前臂时，患儿哭叫疼痛，桡骨头处有压痛，局部无明显肿胀，X 线片检查不能发现异常改变。临床检查时，应注意与肱骨髁上无移位骨折鉴别，后者多有跌仆外伤史，局部有不同程度的肿胀。

本病多因患儿肘关节在伸直位，腕部受到纵向牵拉所致。当穿衣或行走时跌倒，幼儿的前臂在旋前位被成人用力向上提拉，即可造成桡骨头半脱位。发病机制有以下几种：①5岁以下的儿童桡骨头和其颈部的直径几乎相等，环状韧带松弛，在肘部被牵拉时，有部分环状韧带被夹在肱桡关节的间隙中。②小儿肘关节囊前部及环状韧带松弛，突然牵拉前臂时，肱桡关节间隙加大，关节内负压骤增，肘前关节囊及环状韧带被吸入关节内而发生嵌顿。③当肘关节于伸直位受牵拉时，桡骨头从围绕其周围的环状韧带中向下滑脱，由于肱二头肌收缩，将桡骨头拉向前方。

一般手法复位均能成功，也不必用任何麻醉。具体操作如下。

（1）复位手法：患儿由家长抱在怀里，术者一手拇指按压桡骨小头外侧，另一手握住患儿的手腕。第一步是双手做相对牵引，将患肘拉直。第二步是在牵引中，将患肢前臂旋前，若按压桡骨头的拇指觉得有韧带滑入感，即已复位。若未复位，则采取第三步，在牵引中将前臂旋后。如仍无韧带滑入感，那么在将前臂旋后位的同时，屈曲肘关节，一般按压在桡骨头的拇指都能感到有韧带滑入感，则证明已复位，患儿因疼痛导致的啼哭立即能停止，并且患臂伸屈自由，能举臂伸手拿喜欢的东西。

（2）固定：复位后，患儿的肘关节最好用三角巾悬吊3日。嘱咐家长，在以后数周内不要突然用力去牵拉患儿的上肢，因为反复脱位可以形成习惯性脱位。5岁以后，一般不易再发生。

（3）治疗要点：该手法复位成功的关键在于肘关节牵引，有的时候牵引后便能听到复位的声音。小儿桡骨头半脱位无须内服药物治疗，外用膏药可前期外敷施氏吊伤膏，加强活血消肿之功。

（五）髋关节脱位

髋关节是人体中最大的关节，是躯干和下肢重要的连接部分，髋关节脱位一般多发生于青壮年男性，治疗时应恢复其负重的稳固性及运动的灵活性。临床上患者多有跌仆损伤史，症状可见髋部肿胀疼痛，主动活动丧失，患肢有明显畸形，X线片可显示脱位情况。

直接暴力和间接暴力均可引起脱位，以间接暴力多见。髋关节结构稳定，一旦发生脱位，说明外力相当强大，因而在脱位的同时，软组织损伤亦较严重，且往往合并其他部位多发损伤。本病多因车祸、塌方、堕坠等引起。①后脱位：多因间接暴力所致。当屈髋90°时，过度内旋、内收股骨干，使股骨颈前缘紧抵髋臼前缘支点。此时，股骨头位于较薄弱的关节囊后下方，当受到前方来自腿部、膝部向后及后方作用于腰背部向前的暴力作用时，可使股骨头冲破关节囊而脱出髋臼，发生后脱位。或当屈髋90°，来自膝前方的暴力由前向后冲击，暴力可通过股骨干传递到股骨头，在造成髋臼或股骨头骨折后发生脱位。关节囊后下部撕裂，髂股韧带多保持完整。②前脱位：当髋关节因外力强度外展、外旋时，大转子顶部与髋臼上缘接触，股骨头因受杠杆作用而被顶出髋臼，突破关节囊的前下方，形成前脱位。脱位后，若股骨头停留在耻骨支水平，则为耻骨部脱位，可引起股动、静脉受压而出现下肢血液循环障碍；若股骨头停留在闭孔，则成为闭孔脱位，可压迫闭孔神经而出现麻痹。③中心性脱位：暴力从外侧作用于大转子外侧时，可传递到股骨头而冲击髋臼底部，引起臼底骨折。当暴力继续作用，股骨头可连同髋臼的骨折块一同向盆腔内移位，成为中心性脱位；或当髋关节在轻度外展位，顺股骨纵轴加以冲击外力，也可引起中心性脱位。中心性脱位必然引起髋臼骨折，骨折可成块状或粉碎，治疗时也有所不同。中心性脱位时，关节软骨损伤一般较严重，而关节囊及韧带损伤则相对较轻。严重的脱位，股骨头整个从髋臼骨折的底部穿入骨盆，股骨颈部被髋臼骨折片夹住，使复位困难。④陈旧性脱位：脱位超过 3 周。此时，周围肌腱、肌肉挛缩，髋臼内有纤维瘢痕组织充填，撕破的关节囊裂口已愈合，血肿机化或纤维化后包绕股骨头；长时间的肢体活动受限，可发生骨质疏松及脱钙。

1. 辨证分类　根据脱位后股骨头所在位置及有无合并骨折，而确定其损伤的类型。

（1）后脱位：患肢呈屈曲、内收、内旋畸形，并有缩短，股骨头上移，功能障碍。

（2）前脱位：患肢呈明显屈曲、外展、外旋畸形，较健侧长，在闭孔或腹股沟附近可扪及股骨头，功能障碍。

（3）中心性脱位：髋部肿胀，骨盆分离试验及挤压试验（＋），髋关节被动活动时疼痛，轴心叩击痛（＋）。髋臼骨折后，股骨头突入不多者，患肢往往无明显畸形，如突入盆腔时，可有缩短或外旋畸形，髋部功能障碍。

2. 诊疗经验　髋关节脱位手法复位相对难度较大，需在经验丰富的医师指导下完成。中心性脱位伴髋臼骨折，注意因股动脉压迫引起股骨头无菌性坏死。髋关节脱位，可以采用手法整复，但是由于髋关节周围韧带和肌肉比较坚强和丰满，给复位带来困难，所以复位前在臀部肌肉和腹股沟韧带处，反复做拇指推揉、虎口推揉、指压环跳穴，以放松髋部周围肌肉痉挛，减轻疼痛。有些身体壮实的患者也可给予适当麻醉，如腰麻等。只有在软组织放松的情况下，才能给复位带来方便，同时也可减少软组织创伤和患者的痛苦。

（1）复位手法

1）髋关节后脱位：患者仰卧在铺有褥子的地面上，助手用双手掌部紧紧地按压在患者两侧髂前上棘部，术者立于患侧（以右侧髋关节脱位为例），用左肘窝托住患肢的膝后部，右手紧握患肢小腿下端，先顺着内收、内旋位畸形方向做牵引，使向后移位的股骨头尽力牵拉至髋臼的边缘，此时术者在牵引中，逐渐将患肢从内收、内旋位置调整到髋膝关节屈曲 90°位，而后术者将患肢的踝部前面抵在术者的会阴部，右手仍握住患肢小腿下端，继续用左肘窝向上提托拔伸患肢，并做左右摇晃，然后术者推患肢膝关节，由内向外地屈髋旋转，使股骨头滑入髋臼。

髋关节复位后，将患肢伸直，与健侧并齐，比较长度是否相等。再托住其膝腘部进行各种被动活动，若无障碍，则复位已成功。复位后不宜马上下地活动，应保持轻度外展位，小腿皮肤牵引3～4周，拆除皮肤牵引后，可以扶着双拐下地做不负重行走，因为髋关节脱位，破坏了关节囊内小动脉、圆韧带对股骨头的正常血液供应，所以过早负重会引起已经缺少血液供应的股骨头出现塌陷、缺血性坏死。因此每隔2个月摄片一次，经过多次摄片检查证实股骨头血运正常，才可以负重行走。另外也可以避免因过早负重，而出现创伤性关节炎。

2）髋关节前脱位：患者仰卧在铺有褥子的地面上，第一助手用双手掌部紧紧地按压在患者两侧髂前上棘部，术者（以右髋关节脱位为例）的左手肘窝托住患肢外侧膝窝部，右手握住小腿下端，屈曲膝关节，顺着患肢外展、外旋畸形方向拔伸牵引，并逐渐加大髋关节的外展、外旋角度，同时向外方牵引，如果力量不够，可以增加一助手，用双手拉住患者两腋下，协助第一助手对抗牵引，使股骨头离开闭孔及耻骨横枝，至髋臼边缘。此时术者用双手环抱大腿根部，当第二助手将患髋由外展、外旋位逐渐屈髋时，术者双手向外后扳拉，使脱位的股骨头滑入髋臼。

复位后处理：基本上与髋关节后脱位相同。唯有在皮肤牵引时，不要使患肢外展。

（2）固定：髋关节脱位后，皮肤牵引固定2～3周。

（3）治疗要点：髋关节的复位难度较大，有的时候软组织嵌顿，导致复位失败。医师需要在充分牵引下，细致耐心，逐渐调整角度。药物治疗方面，初期外敷吊伤膏，中期外敷祛伤续骨膏，后期外敷接骨膏；中药内服初期用活血止痛汤，可适当加强活血化瘀药物运用，如三棱、莪术等，中期用和营续骨汤，后期用养血补骨汤。

（六）骶髂关节半脱位

骶髂关节半脱位在临床中较常见，常常是因为附着在骨盆周围的肌肉扭伤，而骤然收缩造成半脱位。一般以单侧骶髂关节半脱位比较常见。通过手法整复，多能获得比较满意的效果。

骶髂关节是一个耳状关节面的被动关节。其由左右髂骨关节面同骶骨两侧关节面组成。关节面都有光滑的软组织覆盖，故也称滑膜关节。关节的稳定，除了骶髂关节相吻合面呈粗齿状的凹凸相嵌外，主要还是依赖骶髂关节间韧带的连接，用以加强关节的稳定性。附着于髂棘前部的有缝匠肌和股四头肌，附着于坐骨结节的有大腿后侧的腘绳肌。

临床上患者多有外伤、劳损、产后、风寒湿侵袭、先天因素等，或继发于其他疾病及损伤，如腰椎间盘突出症、腰肌劳损、椎管狭窄、骨质增生、盆内脏炎症等。症状多为出现一侧腰骶部疼痛，重者患肢不敢着地、负重及站立，行走困难，坐位时患侧臀部不敢着力，常以健侧臀部着床，患肢保持屈髋屈膝位，翻身困难，腰骶部痛，或可沿坐骨神经放射性痛（或麻），也可出现腹股沟部及内收肌群痉挛性疼痛，或内脏表现（如痛经、阳痿等）。患者往往有关节部、梨状肌、坐骨神经走行部、内收肌群压痛，检查发现髂后上棘不等高、腰骶三角不等腰、髂嵴不等高、下肢不等长、腰椎侧弯等。体格检查骨盆分离试验、"4"字试验及床边试验（+）。X线片出现关节间隙不等宽，密度不均，骨盆倾斜，或可见耻骨联合分离。

骶髂关节半脱位通常是因为一侧髂骨受到肌肉的突然牵拉而发生旋转，骶骨朝肌肉牵拉的反方向旋转，可造成关节的半脱位。假如扭伤时，由于附着在髂棘前部股四头肌或缝匠肌的收缩，使髂骨向前旋，骶骨向后旋，就形成髂骨前脱位。又如大腿后侧肌群中，附着在坐骨结节上的腘绳肌突然收缩，牵拉坐骨结节向后，可引起骶髂关节后脱位。也可以是因为外力直接作用于骶骨后面，而使骶骨向前或向后旋转，造成骶髂关节半脱位。

1. 辨证分类

（1）骶髂关节前脱位：发生于下肢伸髋屈膝的位置上，如剧烈奔跑、跳远或劳动中一腿伸髋屈膝，用肩推重物时，大腿前部的股四头肌强力收缩向前猛力牵拉髂骨，同时由于同侧骶髂关节后面韧带的作用，使骶髂关节向后旋转，导致髂骨向前下错位。

（2）骶髂关节后脱位：发生于下肢屈髋伸膝的位置上，如跨越沟壑、弯腰搬取重物时，大腿的后部肌肉强力收缩，牵拉髂骨向后，躯干、脊柱及骶骨向对侧前方旋转时，导致骶骨向后上错位。

2. 诊疗经验 骶髂关节半脱位，无论前移型还是后移型，一般通过手法复位、适当的休息都能获得较好的疗效。

（1）复位手法：具体手法分两步。第一步是放松解痉手法，使骶髂关节周围痉挛的肌肉、韧带放松，疼痛得到松解。第二步采用复位手法，使移位的骶髂关节得到纠正。

1）解痉手法：①患者取坐位，术者低坐于患者背后，用拇指推揉法在患侧骶髂关节周围反复推揉约2分钟，配合指压八髎、大肠俞、小肠俞、膀胱俞、中膂俞、白环俞。然后自第一骶骨棘起，至尾骶关节处，用拇指指腹向两侧做抹法，共五遍。②患者取侧卧位，患侧在上，指按环跳穴、秩边穴，然后用拇指推揉和掌根推揉法，交替在患侧臀部肌肉上反复交替推揉约 2 分钟。③用指按压和指弹拨法，交替反复刺激患侧承扶穴、委中穴约 1 分钟，然后用虎口推揉法、提捏法反复交替地施于大腿后侧肌群，共四遍。④患者仰卧，患肢屈髋屈膝位，搁置在术者大腿上，指按髀关穴，沿着大腿股四头肌自上而下用虎口推揉法，共五遍。

2）前移型复位手法：①患者取斜卧位，患侧在上，健侧在下，嘱健侧下肢伸直，患侧下肢取屈髋屈膝位，以右侧骶髂关节为例，术者用左手的手掌部，抵压在骶骨上向前推，右手勾拉住患侧髂前上棘的前部向后拉，两手做数次相对的推动冲击动作，有时可听到关节复位声。②患者取仰卧位，健侧下肢伸直，术者立于患侧（以右侧骶髂关节半脱位为例），右手握住患肢的小腿下端，嘱患者尽量屈髋屈膝，然后术者左手用力按压患肢的膝关节，迫使患肢的膝部向患者胸侧靠近，并用力向胸侧冲击数次后，迅速将患肢向远端拔伸牵拉数次，促使骶髂关节复位。③患者仰卧，健侧下肢伸直，术者立于患侧（以左侧骶髂关节为例），用左手握住患肢的小腿下端，嘱患者屈髋屈膝，右手虎口按压在患侧髂前上棘处，手掌压住髋关节外侧大粗隆向下推送，然后，术者再用自己左侧胸壁推压患肢极度屈髋屈膝（稍外展）的同时，右手虎口和掌根向下推压髂前上棘和大粗隆，有时能听到复位声。

3）后移型复位手法：①患者取侧卧位，健侧在下，患肢在上，并屈髋屈膝，术者立于患者的背侧（以右侧骶髂关节半脱位为例），术者用右手掌向前推患者右半髂骨翼的后侧，左手掌拉住患者右肩前部向后，使腰部旋转至最大限度，直至手中感到腰部有弹回的感觉。然后两手骤然用力做相反方向的推、拉动作，有时能听到复位声。②患者取侧卧位，患侧在上，嘱健侧下肢髋、膝关节伸直，术者立于患者的背侧（以右侧骶髂关节半脱位为例），左手掌按压在右半髂骨翼的后侧，嘱患者屈曲膝关节。术者右手勾握住患肢的膝部，使其后伸，直至患者感到腹部有扳紧感觉，此时，术者的左、右两手再骤然用力，做相反方向的扳、推手法，有时能听到关节复位声。

上述手法，解痉手法每个患者都需要做。第二步复位手法，可以根据移位方向任选一种。听到复位声后，不必再做其他复位手法。

复位后处理：骶髂关节半脱位患者，手法复位后，不要马上就开始活动，因为关节间的韧带和周围软组织尚未得到很好修复，容易再发生扭错，使关节囊韧带松弛。因此复位后，患者腰部宜用腰带加以保护。卧床休息 2 周，并在膝下垫软垫，以保持髋、膝关节在屈曲位，减轻大腿前、后侧肌群对髂前棘和坐骨结节的牵拉，以减轻因肌肉牵拉而产生的疼痛。

（2）固定：骶髂关节半脱位一般无须固定，注意卧床休息为主。

（3）治疗要点：骶髂关节半脱位，治疗时注意要先松解后整骨手法调整。另外，绞腰法对于骶髂关节半脱位也有一定的治疗效果。药物治疗方面，可外敷施氏宿伤膏。

（七）寰枢关节半脱位

寰枢关节半脱位，多因外力损伤，颈部屈曲后脑着地，或高速行车，突然急刹车，颈部因惯性作用冲向前方，极度屈曲前倾，将上颈椎的下关节突推向下颈椎的上关节突尖部，发生寰枢关节半脱位。

临床上可见患者颈部疼痛，往往双手扶住头部，似欲将头固定于颈上，不使其晃动。体格检查可见两侧颈项肌痉挛疼痛，头颈部弹性地固定在某一畸形体位。在寰枢关节处能摸到明显的压痛点。摄颈椎侧位与开口位 X 线片，常可显示移位的方向和类型。侧位 X 线片，可见到两侧关节突排列不齐，寰椎突向前方。张口位 X 线片，可见两侧关节突位置不对称，两侧关节突与齿状突距离不等。

颈椎关节突的关节面接近水平，寰枢关节吻合面又较浅，因此颈部活动度大。另外，寰椎关节所附着的韧带比较单薄松弛，脊柱的多头肌仅附着至枢椎齿状突，主要依靠寰椎横韧带及小韧带的束缚来维持稳定，所以外伤后，寰枢关节可能会发生半脱位。

1. 辨证分类　一般可分为单侧脱位和双侧脱位。

寰枢关节半脱位可出现颈部疼痛，患者往往用双手扶住头部，似乎欲将头固定于颈上，不使其摇动，头颈部有不同程度和不同方向的变位。单侧脱位出现关节突移位，面部与下颌一般旋向健侧，头部向患侧倾斜，颈部各向活动受限；双侧脱位出现双侧关节突移位，头部倾向前方，若脱位严重，可出现脊髓神经压迫症状。

2. 诊疗经验　寰枢关节半脱位，无神经症状者，可进行手法复位。若移位严重且损伤脊髓神经者，需立即手术治疗。

（1）复位手法

1）单侧寰枢关节半脱位：①术者用拇指推揉法，自颈椎棘突和棘间，由上而下进行推揉 2 分钟后，指压风府穴。②用拇指、食指、中指提捏患者两侧颈项肌，然后用拇指、食指压风池穴后，沿两侧颈肌，采用拇食推揉法反复推揉约 2 分钟。③反复提捏斜方肌上部，相当于肩井穴及肩胛骨内缘，然后用虎口推揉法、拇指推揉法、掌根推揉法，交替反复推揉患者的背部肌肉（斜方肌、菱形肌、提肩胛肌），并指按天柱穴、大椎穴、肩中俞、肩外俞、天宗穴、秉风穴等。在做以上手法时，必须轻柔，切忌粗暴，并注意，不能让患者颈部前屈，以免加重移位，造成严重后果。④坐位复位法：患者取低坐位，助手用双手手掌固定患者两髂前上棘。术者站在患者右侧，用右手肘窝拖住患者下颌，左手按住患者后枕部，同助手对抗牵引（寰椎双侧半脱位，做躯干纵轴牵引。寰椎单侧半脱位，先顺畸形方向牵引，而后旋正颈部），约 1 分钟后，术者用左手拇指按压在 C₂ 棘突后弓上，在牵引下背伸颈椎的同时，右手拇指向前按压棘突后弓，这时往往可以听到复位声。⑤俯卧位复位手法：患者俯卧于硬板床或手术台上，第一助手右手掌置于枕骨下方，左手掌放在颌下，使患者头部伸出床沿外。第二助手固定两肩，顺颈部畸形方向做对抗牵引约 2 分钟后，操作者站于患者患侧，用两手拇指按压在 C_2 棘突与后弓上，第一助手在持续牵引下，将倾向患者的颈部向对侧逐渐旋正，并向背侧过伸，在过伸的同时，术者两手拇指用力向前按压在 C_2 棘突的后弓，这时往往可感觉到有复位声，然后第一助手轻柔地回旋颈部，使下颌回居中线。

2）双侧寰椎关节半脱位：①采用单侧寰椎关节半脱位患者坐位放松的全部手法；②患者取俯卧位，双侧寰椎关节半脱位在复位过程中，两助手固定均与单侧半脱位相同，但因双侧半脱位患者的头部是前倾畸形，所以首先是沿躯干纵轴方向牵引，术者站于患者左侧，用双手拇指按压患者的 C_2 棘突及后弓，第一助手在持续牵引 2 分钟后，将患者的头部轻微向左右活动数下，然后在持续牵引下，将患者的颈部逐渐向背部过伸，此时术者的双手稳健地用力向前按压，即可感到有复位声。

（2）固定：单侧或双侧寰枢关节半脱位，经 X 线片证实已复位，即可采用枕颌布托牵引，使颈椎处于轻度过伸位 2～3 周，以维持复位后的位置和有利于软组织的修复。

（3）治疗要点：在牵引期内，患者可做四肢关节的活动操练，在没有疼痛的情况下，行颈椎的背伸、左右旋转活动，但颈椎前屈活动必须避免。并隔日继续做轻手法推拿，在做手法时，可暂时解除牵引，坐起或取侧卧位，但颈椎仍需保持过伸位，手法后应持续牵引。

（4）注意事项

1）术者和助手应对寰枢关节半脱位的病理改变和手法复位的原理有一个明确的认识，以使复位有的放矢。

2）手法复位，不宜在麻醉下进行，便于术者及时观察患者的反应和神经症状。

3）复位前必须做颈椎的放松推拿手法，使颈肌痉挛减轻。

4）患者手法复位前，应在助手的扶托下进行，防止颈椎屈曲。

5）在牵引及整复中，术者和助手应配合得当，手法要熟练稳健，切忌暴力，必须在有实践经验的医师指导下进行，以免引起意外。

3. 案例举隅

病例： 叶某，男，27 岁，1970 年 10 月就诊。

主诉： 跳水过程中，姿势不当，出现颈项疼痛 1 日。

现病史： 患者 1 日前跳水训练过程中，不慎头颈部先行坠入水中，后出现颈项疼痛。当日外院拍摄颈椎 X 线片示寰枢关节半脱位（单侧脱位）。

体格检查： 颈项部板滞，屈伸活动不能，前倾体位，上肢及下肢肌力正常，皮肤针刺感觉对等正常，$C_1 \sim C_2$ 棘突压痛（+）。颈椎张口位 X 线片示枢椎齿状与寰椎两侧间隙不等宽，左侧窄右侧宽。患者颈部偏向左侧，下颌旋向右侧。舌暗红，苔薄，脉弦细。

中医诊断：骨损（气滞血瘀型）。

西医诊断：寰枢关节半脱位。

首诊治疗：

（1）放松手法：患者坐位，对患者颈椎双侧椎旁肌肉进行放松，揉捏双侧颈项肌、斜方肌、斜角肌等。

（2）手法整复：采用俯卧位复位手法。患者俯卧于硬板床上，第一助手右手掌置于枕骨下方，左手掌放在颌下，使患者头部伸出床沿外。第二助手固定两肩，顺颈部右侧方向做对抗牵引 2 分钟，操作者站于患者左侧，用两手拇指按压在 C_2 棘突与后弓上，第一助手在持续牵引下，将患者颈部逐渐向右侧旋正，并向背侧过伸，在过伸的同时，术者两手拇指用力向前按压在 C_2 棘突的后弓，复位时听到弹响声。然后让第一助手轻柔地回旋颈部，使下颌回居中线。手法整复后，患者颈项居中，颈部疼痛较前有减轻。

（3）复位后拍摄 X 线片，张口位片示枢椎齿状突与寰椎两侧块间隙基本对等正常，寰枢椎对位关系正常。予枕颌托牵引固定于颈椎轻度后伸位。牵引固定时间为 2 周。期间给予患者隔日一次颈部放松手法。

（4）外用膏药：活血化瘀，通络止痛。选用吊伤膏外敷颈部，隔日换一次。

随访：1 个月后电话随访，患者寰枢关节疼痛缓解，颈部屈伸活动正常，无神经损伤症状。

按语：此例患者为外伤后出现寰枢关节半脱位，张口位 X 线片示枢椎齿状突与寰椎侧块两侧间隙不等。采用俯卧位手法整复，患者单侧脱位得到纠正，颈项疼痛也相应缓解。在此例患者治疗过程中，吴云定并未因为手法复位成功而放松治疗，而是继续采用枕颌布托袋维持颈椎轻度后伸位固定 2 周，期间采用放松手法。从中可以看出吴云定筋骨错缝治疗，不仅重视整骨，也重视理筋。在整复寰枢关节半脱位的过程中，需要注意术者与助手充分配合，动作轻柔，切忌暴力，避免颈椎二次损伤。

（刘光明　王志泉）

第三节　软组织损伤诊治

人体皮肤、皮下组织、肌肉、肌腱、韧带和关节囊受到外力的撞击扭挫或牵拉所发生的损伤，一般称为"软组织损伤"。软组织损伤的诊断主要依靠病史的采集和体格检查。损伤多有明显的外伤史，慢性损伤（宿伤或劳损）往往有较长的病程和受风寒湿史。常见局部疼痛、瘀血、肿胀和功能障碍等症状。病变发生在关节部位较多。在诊断时应注意同骨折、脱位相鉴别；在躯干部观察有无内脏损伤，亦应与肿瘤、结核、骨髓炎和关节炎等相鉴别。

软组织损伤的治疗：①推拿疗法：根据不同部位的软组织损伤运用相应手法推拿。②外用药物：急性损伤、局部肿胀，以活血化瘀、消肿止痛为原则。吊伤膏，适用于四肢；祛伤续骨膏，适用于躯干部和四肢肿胀减轻时。急性损伤肿胀消退后，或无肿胀但疼痛者，以活血止痛、舒筋通络为治则。狗皮膏、宝珍膏任选一种加新伤散少数，贴痛处；麝香虎骨膏、伤湿止痛膏任选一种加新伤散少许，贴痛处；活血化瘀洗方、散瘀和伤散任选一种，煎水熏洗或热敷；解痉镇痛酊、红花油、按摩乳，熏洗后擦涂患处。慢性损伤和风寒湿痹，以疏风化湿、和营通络为治则。狗皮膏、宝珍膏、麝香虎骨膏任选一种，慢性损伤加宿伤散少许，风寒湿痹加风湿散少许，贴痛处；壮筋通络洗方、舒筋活血散任选一种，煎水熏洗或散敷；解痉镇痛酊、按摩乳，熏洗后擦涂患处；坎离砂，用米醋调敷患处。③内服药物：根据不同部位的损伤，辨证施治。

一 急性软组织损伤

（一）急性腰扭伤

急性腰扭伤是腰部肌肉、筋膜、韧带等软组织因外力作用突然受到过度牵拉而引起的急性撕裂伤。本病常发生于搬抬重物、腰部肌肉强力收缩时，伤后即感腰部剧痛，翻身活动时加剧，有时腰痛可扩散到臀部或大腿，但不扩散至小腿及足。本病多见于青壮年体力劳动者，20～30 岁发病率较高。

腰部的活动，除了脊柱椎体间的连接和支撑外，还要依靠连接椎体间的韧带和肌肉组织的带动来完成。最浅表的韧带是连接每个棘突的棘上韧带，其表面与皮肤相吻，起着使人体直立和防止过度弯曲作用。棘突之间有棘间韧带相连。腰背部浅层有背阔肌，其覆盖在背的下半部和背的外侧，其腱膜起自 T_7 棘突向下直至骶骨中嵴、髂嵴后部，肌束斜向外上方，止于肱骨小结节的结节间沟。该肌层有骶棘肌，起自骶骨背面及髂嵴后部，向上分成髂肋肌、最长肌、棘肌，分别止于肋骨横突、乳突和棘突。骶棘肌周围由胸腰筋膜所包裹，位于腰部的筋膜较厚，并与背阔肌筋膜相连，其主要作用是使脊柱后伸和仰头。

急性腰扭伤多因突然遭受间接暴力致腰肌筋膜、韧带损伤和小关节错缝。如当脊柱屈曲时，两侧骶棘肌收缩，以抵抗体重和维持躯干的位置，此时若负重过大或用力过猛，致使腰部肌肉强烈收缩，可引起肌纤维撕裂；当脊柱完全屈曲时，主要靠棘上、棘间、髂腰等韧带来维持躯干的位置，此时若负重过大或用力过猛，易引起韧带损伤；腰部活动范围过大、过猛，弯腰转身突然闪扭，致使脊柱椎间关节受到过度牵拉或扭转，可引起椎间小关节错缝或滑膜嵌顿。

现代医学对于急性腰扭伤多采取非手术疗法。对于外伤引起的急性腰扭伤应平卧休息 3～4 周。除急性发作最初几日外，可以予理疗、按摩、腰背部活动。局部封闭对于止痛有较好的效果，可依据疼痛范围行局部或多点注射，每隔 2～3 日局部封闭一次能促进症状缓解。

急性腰扭伤俗称闪腰岔气，属中医学"瘀血腰痛"范畴。《景岳全书》云："凡跌扑伤而腰痛者，此伤在筋骨，而血脉瘀滞也。"吴云定认为，本病系腰部筋伤后血离经脉，瘀积于内，故而气机受阻，不通则痛，宜以舒筋活血、通络止痛法治之。急性腰扭伤应采取及时而适当的治疗，以免转为慢性腰痛。吴云定认为，除了损伤严重，腰肌有明显肿胀的患者不宜做手法外，绝大多数患者经过手法治疗都能获得明显疗效且不留后遗症。

1. 手法治疗

（1）患者取坐位（疼痛严重者，需助手搀扶），术者低坐于患者背后，用拇指推揉和弹拨法先在腰部压痛点的周围反复轻轻地推揉约 2 分钟，然后由轻到重地重点推揉压痛点约 2 分钟。

（2）绞腰法：操作见施氏伤科治伤手法。

（3）重复法（1）。

（4）患者仰卧硬板床上，分别将两下肢髋膝关节尽量屈曲，然后再迅速向远端拔拉伸直，反复三遍。

经以上几种手法治疗后，若患者感到前屈尚有困难，可再加前俯牵拉掌压法。

2. 药物治疗

（1）外用药物：损伤局部，可敷贴活血止痛的新伤膏。待疼痛缓解后，可改用舒筋活血散或散瘀和伤洗方熏洗。

（2）内服药物：急性扭伤后，疼痛颇剧，腰部发硬，系瘀血凝结，宜化瘀通络。处方：当归尾 9g，京赤芍 5g，大川芎 5g，桃仁泥 9g，老苏木 6g，川牛膝 9g，五加皮 9g，制乳香 5g，制没药 5g，枳壳 5g，炒延胡索 9g，王不留行 9g，落得打 6g，络石藤 9g。

3～4 日后，痛势减轻，但尚见酸痛，俯仰欠利，气血未和，宜活血舒筋。处方：全当归 9g，京赤芍 5g，大川芎 5g，红花 3g，五加皮 9g，威灵仙 5g，川断肉 9g，鸡血藤 9g，川牛膝 9g，陈皮 5g，枳壳 5g。

痛止后，腰部酸软乏力，乃气血两亏，损伤肌筋尚未恢复，宜养血健腰。处方：全当归 9g，杭白芍 6g，大川芎 5g，怀牛膝 9g，川断肉 9g，桑寄生 9g，厚杜仲 9g，甘枸杞 5g，五加皮 9g，广独活 5g，千年健 5g，陈皮 5g，鸡血藤 9g。

（二）膝部侧副韧带损伤

膝部外伤后，引起侧方韧带损伤、关节不稳定及疼痛者称为膝部侧副韧带损伤。关节韧带是连接骨与骨的致密结缔纤维组带，是稳定关节的静力装置。当暴力超过韧带或其附着点所能承受的限度时，即会产生韧带损伤。本病多发于青壮年。

膝关节的内侧及外侧各有坚强的副韧带所附着，是维持膝关节稳定的主要支柱。内侧副韧带起于股骨内上髁和内收肌结节，下止于胫骨内髁的内侧面和半月板，分深浅两层，上窄下宽呈扇状，其深部纤维与关节囊及内侧半月板相连，内侧副韧带具有限制膝关节外翻和外旋的作用。外侧副韧带起于股骨外上髁，下止于腓骨头，为束状纤维束，外侧副韧带具有限制膝关节内翻的作用。

内侧副韧带损伤多见于搬运工人、球类及溜冰运动员等。当膝关节处在微屈位时，其稳定性相对较差，此时如突然发生小腿外展、外旋或小腿固定，大腿急剧内收、内旋活动，可致内侧副韧带损伤。由于正常人的膝关节存有轻度生理性外翻，膝外侧遭受外力冲击的机会较多，外力直接作用于膝外侧，使膝关节过于外展，可引起内侧副韧带完全或部分损伤。若伤力过大，往往会形成复合损伤，如半月板损伤、交叉韧带损伤或撕脱性骨折。

外侧副韧带损伤临床一般比较少见，但当外力作用于膝内侧，膝关节处在屈曲外旋位，足固定不动姿势下，外侧副韧带首当其冲受到过度牵拉性损伤，造成韧带纤维撕裂或韧带完全断裂。损伤部位多数位于腓骨小头韧带附着处。严重损伤时，常合并腓骨小头骨折、关节囊韧带、腘肌腱、腓总神经损伤。

单纯性膝侧副韧带损伤不需手术修复，也不需石膏固定，只需夹板固定直至疼痛消失即可，应尽早行股四头肌锻炼，以增强膝关节的稳定性。

（1）侧副韧带部分断裂：将膝置于 150°～160° 屈曲位，用长腿管型石膏固定（不包括足踝部），1 周后可带石膏下地行走，4～6 周后去除固定，练习膝关节屈伸活动，注意锻炼股四头肌。

（2）侧副韧带完全断裂：应急症手术修复断裂的韧带，术后用长腿管型石膏固定 6 周。如合并有十字韧带损伤，应先修复十字韧带，然后修复侧副韧带；如合并半月板损伤，应先切除损伤的半月板，然后修复损伤的韧带。

中医称膝关节为"膝骺"，由于膝关节周围上筋肌结构甚多，所以中医学有"诸筋者，皆属于节""膝为筋之府"之说。本病属中医骨伤科"膝骨缝伤筋"范畴，以手法治疗为主，配合药物、理疗、固定和练功等治疗。吴云定认为，本病的本质是筋不束骨，膝失滑利，在治疗时应当筋骨并重，既要理筋通络、活血散瘀、

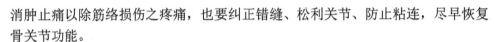

消肿止痛以除筋络损伤之疼痛，也要纠正错缝、松利关节、防止粘连，尽早恢复骨关节功能。

1. 手法治疗

（1）内侧副韧带损伤：对于单独的内侧副韧带扭伤及部分撕裂，膝关节的稳定性未遭受破坏的患者，可以运用推拿手法。具体手法分述如下。

1）用拇指推揉法在韧带损伤的局部及其周围做轻柔的推揉，因为损伤初起肿胀、疼痛往往比较突出，故此时手法宜轻，切忌施以强力，避免韧带损伤加重，以后随着肿胀的消退、疼痛的改善，手法可逐渐加重。

2）患者与术者均端坐于凳上，患者的患肢小腿部搁在术者一侧大腿的下 1/3 处，术者用一手虎口紧贴在膝关节内侧韧带处进行推揉。

3）术者用一手虎口掌侧贴住损伤的韧带远端，沿韧带肌纤维方向做自下而上的推按，在推按的同时拇指与其余四指向中心合拢，使撕裂卷缩的纤维恢复平稳，有利于韧带的修复，防止日后形成粘连。

4）患者取坐位，术者站于一侧，用一手固定患肢股骨下端，另一手握住胫、腓骨下端做拔伸牵引，同时将膝关节分别进行缓慢的伸直与屈曲活动。

5）取1）法在股四头肌、髌骨周围及损伤局部推揉 2~3 分钟。

（2）外侧副韧带损伤：手法推拿只适用于外侧副韧带扭伤或部分韧带纤维撕裂的患者。具有缓解疼痛、解除软组织痉挛、恢复关节活动的作用。若能配合中药内服、外敷则疗效更佳。对韧带完全断裂者应尽早考虑手术治疗。手法操作如下。

1）以右膝为例，患者取坐位，术者坐于低凳上，屈曲左肘关节，将肘后支撑在自己左大腿上，手掌托住患者大腿远端后侧，足跟置于术者右腿，使患肢膝关节呈半屈位，用右手拇指在外侧副韧带压痛点周围进行推揉，因外侧副韧带在屈膝位时处于松弛状态。

2）取位同上法，在继续用拇指推揉的同时，可配以虎口推揉法，在股四头肌、外侧副韧带处做反复推揉，此时用右手托住患者大腿。

3）患者取俯卧，术者站于一侧，用一手握住患肢足踝部，使膝关节屈曲，用一手拇指重点按压位于腘窝部的血管神经束，弹拨股二头肌肌腱、腓骨长短肌腱，指压足三里、阳陵泉、外侧膝眼，然后刺激腓总神经，相当于腓骨头下方，这时患者往往会主诉小腿外侧及足背部有酸胀发麻的感觉。

4）患者取坐位，术者一手拇指顶住韧带损伤部，另一手捏住患者小腿下 1/3 部，做膝关节徐徐伸直与屈曲活动。

环摇转动法：患者取坐位，仰靠在椅背上，双手撑在凳面上，以防身体滑移，术者站于患者前侧，用自己两膝内侧紧紧夹住病侧小腿的下 1/3，然后再用双手环抱在患肢膝关节内外侧，做由内向外或由外向内的环摇转动膝关节的手法（本手法仅适宜无韧带纤维撕裂损伤的患者）。

　　患者取坐位，患肢搁在术者腿前，术者用双手掌根部紧贴在患者膝关节内、外侧，做均匀有力的滚搓，时间1～2分钟。

　　对韧带损伤较严重，存在侧向异常活动及合并腓骨小头等骨折的患者，应给予必要的固定制动。

　　2. 药物治疗

　　（1）外用药物：侧副韧带损伤，急性期敷药，用软板或硬纸板夹于膝关节两侧，膝后垫以旧鞋底或辅木，固定患肢于伸直位，4～5周后解除固定，外贴膏药或用熏洗法，锻炼膝关节活动。

　　（2）内服药物

　　1）协定处方：受伤初期，局部肿胀，用活血止痛糖浆。肿退后，用伸筋活血糖浆。后期股四头肌萎缩，患肢酸痛乏力，用坚骨壮筋糖浆。

　　2）中医辨证施治：受伤后，瘀血凝结，伤处肿胀疼痛，宜消瘀止痛。处方：当归尾9g，地鳖虫9g，络石藤9g，京赤芍9g，大川芎5g，桃仁泥9g，散红花5g，川牛膝9g，广陈皮5g，炒枳壳5g，王不留行5g，制乳香5g，制没药5g。肿退后，宜活血通络。处方：全当归9g，京赤芍5g，散红花5g，川牛膝9g，鸡血藤9g，王不留行9g，路路通5g，五加皮9g，广陈皮5g，紫丹参9g。损伤后期，酸痛经久不愈，走路乏力，大腿肌肉萎缩，宜壮筋养血。处方：大熟地9g，西归身9g，杭白芍6g，大川芎5g，党参6g，生白术6g，川断肉9g，广陈皮5g，千年健5g，淫羊藿6g，怀牛膝9g，甘枸杞9g。

（三）踝关节扭伤

　　踝关节扭伤泛指发生于踝部的除骨折、脱位以外的一切软组织损伤，居全身关节扭伤之首位，为临床常见病之一。任何年龄均可发生，但多见于青壮年。由于踝关节具有负重、背伸和跖屈功能，故在扭伤后可出现不同程度的局部肿胀、疼痛与踝关节功能障碍。因此，采取积极治疗对踝关节的功能恢复、损伤组织的早日修复、稳定踝关节至关重要。不然将会形成瘀血内积不化，关节粘连，影响正常的功能。

　　踝关节周围主要的韧带有内侧副韧带、外侧副韧带和下胫腓韧带。内侧副韧带又称三角韧带，起于内踝，自下呈扇形止于足舟骨、距骨前内侧和跟骨的载距突，内侧副韧带相对坚强，不易损伤。外侧副韧带起自外踝，包括止于距骨前外侧的距腓前韧带，止于跟骨外侧的跟腓韧带，止于距骨后外侧的距腓后韧带，外侧副韧带相对薄弱，容易损伤。下胫腓韧带又称胫腓联合韧带，为胫骨与腓骨下端之间的骨间韧带，是保持踝穴间距、稳定踝关节的重要韧带。

　　踝关节扭伤大多发生在行走或奔跑于不平的地面，或下楼时突然踏空，或跳跃时足部着地不稳，使足踝部突然发生内、外翻损伤。踝关节扭伤尤多见于跖屈内翻损伤，因踝关节处于跖屈时，距骨可向两侧轻微活动而使踝关节不稳定，容易损伤外侧的距腓前韧带；单纯内翻扭伤时，容易损伤外侧的跟腓韧带。外翻扭伤，由于三角韧带比较坚强，较少发生，但严重时可引起下胫腓韧带撕裂。

如外侧韧带损伤较轻、踝关节稳定性正常时，早期可抬高患肢、冷敷，以缓解疼痛和减少出血、肿胀。2～3日后可用理疗、封闭、外敷消肿止痛化瘀药物，适当休息，并注意保护踝部（如穿高筒靴等）。如损伤较重，可用5～7条宽约2.5cm的胶布从小腿内侧下1/3经过内、外踝粘贴于小腿外侧中部，胶布外用绷带包扎，使足保持外翻位置，韧带松弛，以利愈合，固定约3周。如为内侧韧带损伤，包扎固定位置相反。若症状严重，或韧带完全断裂或有撕脱性骨折者需用短腿石膏靴固定患足，使其保持"矫枉过正"的位置4～6周。可在石膏靴底部加橡皮垫或其他耐磨物以便行走。若踝部骨折块较大，且复位不良，则应切开复位和内固定。

中医称踝关节扭伤为"踝缝伤筋"。吴云定认为，本病除合并骨折、脱位、完全断裂不宜做手法外，一般情况下通过手法治疗可促使损伤组织尽早修复，改善局部循环和减少渗液，又可使嵌顿之软组织复位，为患者早期恢复功能创造条件。手法治疗应当先行循经点穴、弹拨筋络，使疼痛稍许缓解，受损之经筋得以松弛，有利于之后施行复位、牵拉手法。本病的治疗原则为活血消肿，祛瘀止痛，正骨理筋，恢复功能。

1. 手法治疗

踝关节扭伤后在临床未出现明显肿痛症状之前即采取手法治疗，效果更加显著，具有消肿止痛快、功能恢复早等优点，手法操作如下。

（1）术者坐于患者患肢远端，两膝靠拢，将患者患侧足跟置于自己两膝之间。踝关节呈中立位，分别用双手拇指在内外踝、踝前及足背部徐徐推揉。病初瘀肿甚者，宜轻不宜重，并重点按压、刺激太溪、解溪、太冲等穴。

（2）术者用两手掌心紧压在内外踝处，拇指向上，其余四指交叉环抱托住足跟，两手掌同时向中心方向挤按血肿，促使血肿向周围弥散，降低局部张力，然后再从小腿下1/3段往足踝至足背进行顺筋平抹。

（3）术者的一手拇、食两指紧按在踝关节内、外侧间隙处，另一手捏住足背前半部及足趾，两手稍加力做对抗牵引，然后做踝关节内、外翻活动。

（4）术者用一手或双手拇指在内外踝韧带处做由下向上的拨动手法，反复数遍。

（5）术者用左手掌托住患者足跟，并握住踝关节内外侧。右手握住患肢足背，做踝关节跖屈活动，至韧带出现一定张力时再瞬间跖屈5°左右，然后术者将右手托住患肢足底前部进行踝关节背伸活动。用上述同样方法，再将踝关节做瞬间背伸5°左右，这样通过瞬间冲击力量，可使扭曲、痉挛的韧带得以理顺。

（6）术者用双手食指近节指间关节桡侧分别在内外踝处做旋转推揉活动。

2. 药物治疗

（1）外用药物：急性肿胀期可外敷吊伤膏加绷带包扎固定，肿势基本消退后用四肢洗方熏洗或舒筋药水涂擦做踝关节功能锻炼，防止粘连。

（2）内服药物：损伤初起以活血化瘀、消肿止痛为主，用桃红四物汤加减。后期如有酸痛无力症状者，可选用疏风通络药物，如防风、秦艽、鸡血藤、木瓜、牛膝等。

二 慢性软组织损伤

（一）项背肌筋膜炎

项背肌筋膜炎又称项背纤维织炎或肌肉风湿症，一般是指筋膜、肌肉、肌腱和韧带等软组织的无菌性炎症，引起项背部疼痛、僵硬、运动受限及软弱无力等症状。常累及斜方肌、菱形肌和肩胛提肌等。本病好发于中年女性，多见于伏案工作者。

项背部易受损的部位主要指依附在肩胛骨周围的肌肉，有斜方肌，其起于枕外隆突、上项线及全部胸椎棘突，止于锁骨外 1/3、肩峰及肩胛冈，有提降肩部和内收肩胛骨的作用；有菱形肌，其起于 $C_6 \sim C_7$ 及 $T_1 \sim T_4$ 棘突，止于肩胛骨内侧缘，有内收肩胛骨作用；有肩胛提肌，其起于 $C_1 \sim C_4$ 棘突，止于肩胛骨内侧角，有提肩作用。

本病的发生与患者的周围环境密切相关。伏案或颈背部长期前屈工作者，项背肌群长期处于紧张状态，如再受外伤、劳损、牵拉、寒冷潮湿等刺激，导致软组织产生无菌性炎症。炎性病变会刺激其间的感觉神经而导致疼痛；或者炎性水肿、渗出物致筋膜腔内容积减小，压力增高，神经受压而引起疼痛。长期慢性微小损伤，可使肌肉、筋膜组织产生纤维化或瘢痕化，形成过敏性病灶或纤维结节扳机点，轻微刺激可引起疼痛。

现代医学治疗项背肌筋膜炎主要采用物理疗法、运动疗法和药物治疗等方法。目前常用的物理疗法包括 TDP 照射、体外冲击波疗法、超短波疗法等。药物治疗包括口服消炎止痛药及局部压痛点注射臭氧等。

肌筋膜炎属中医学"痹证"范畴。吴云定认为，本病多由劳损或风寒湿邪侵犯所致。劳损可致项背部经络气血凝滞，运行不畅而疼痛。体虚之人久处湿地、贪凉受冷或劳累汗出复感风寒，项背部的经脉寒凝阻遏，久之则血脉不通，气机受阻，肌肉酸痛，故阴雨天常使疼痛加剧或诱发疼痛。治宜祛风散寒，通络止痛。

1. 手法治疗 推拿手法具有舒筋活血、松解粘连、解除痉挛、缓解疼痛作用，因此，采用推拿治疗项背肌筋膜炎大都能获得较为满意的效果，但若症情迁延日久则需用多次手法治疗才能获效。具体推拿步骤如下。

（1）患者取坐位，术者站于患者背后，用拇指推揉法反复推揉斜方肌，并提捏两侧肩井穴后，用虎口推揉法沿颈根部向两肩外侧逐渐移动，反复推揉。

（2）沿胸椎棘突旁开 6cm，相当于膀胱经走向的部位，自 T_1 至 T_{12}，用拇指推揉法反复推揉约 5 次。然后沿肩胛骨内缘，自肩胛冈上至肩胛骨下角，反复拇指推揉 5 次，并配合提捏斜方肌肌纤维，即俗称"横扳筋"。提捏横扳筋要注意方法，否则不易提起，提捏前嘱患者坐正，胸部挺直，术者左手握住患者左肘，使肩关节后伸，在斜方肌纤维较松弛的情况下提捏。如果肩关节和胸部前屈，后面的斜方肌处于紧张状态，就提捏不起。在施行上述拇指推揉法的同时，还可以配合指拨法，左右弹拨与躯干垂直的肌纤维。

（3）用指压法、拇指推揉法按压推揉背部压痛点及天宗、肩贞、肩外俞、膏肓、附分等穴位。

（4）嘱患者两臂交叉紧贴胸前，手掌分别搭在对侧肩部，低头屈背。术者站在患者一侧，在背部的压痛点周围采用掌根推揉法，顺肌纤维自上而下反复做掌根抹法五遍。

（5）重复法（2）。

2. 药物治疗

（1）外用药物：可贴宿伤膏，若夹有风湿、风痰者可贴风湿膏，也可用舒筋活血散做背部热敷。

（2）内服药物：可选用大活络丹、参桂再造九、羌活胜湿汤。

（二）腰肌劳损

腰肌劳损是指腰部肌肉、韧带等积累性、机械性、慢性损伤，或急性腰扭伤后未获得及时有效的治疗而转为慢性者。有人称之为功能性腰痛，是引起慢性腰痛的常见原因之一。本病过去多发于体力劳动者，现在长期伏案或坐位工作的人群也较为常见。

腰椎的稳定性依靠椎间盘、韧带、肌肉及正常腰椎结构。腰骶关节是连接脊柱躯干和骨盆下肢的微动关节，其稳定性主要依靠坚强的韧带。腰部或腰骶部急性损伤或积累性慢性损伤均可致肌肉、韧带和关节损伤。骶骨在胚胎发育第 9 周前与腰椎呈同一体位。胚胎 9 周后骶骨即向后成角，腰椎亦逐渐生理前突，至成人时腰骶角平均为 120°。腰骶角度变异很多，且有很多原因可造成不稳定因素。此区域为脊柱屈伸的活动区，在做旋转运动时常承受不对称的应力，其中相当多是承受较大剪力劳损的部位。这种腰骶区的解剖结构适用于四肢类动物，作为灵长类直立动物和人则显出腰骶区解剖结构的缺陷。当腰骶结构出现解剖变异时，此部常较正常状态受到更大的应力和劳损。

常见发病因素为腰部长期过度负重或长期腰部姿势不良，使腰部肌肉、韧带持久地处于紧张状态。如搬运工腰背部经常过度负重、过度疲劳，长期伏案工作者姿势不良、弯腰持续工作时间太长等。这种长期积累性劳损导致肌肉、韧带（常见棘上韧带）慢性撕裂，出现炎症反应，以致腰痛持久难愈。

腰部急性扭伤后，局部肌肉、韧带等组织受损，若失治或误治，损伤未能恢复，迁延成为慢性。反复多次腰肌轻微损伤亦可导致慢性腰肌劳损。

腰椎先天畸形的解剖缺陷，如腰椎骶化、骶椎腰化、椎弓根断裂等，以及后天性损伤，如腰椎压缩性骨折、脱位、腰椎间盘突出症、腰椎滑脱等，这些都可造成腰部肌肉、韧带的平衡失调，而引起慢性腰肌损伤。

由于腰肌劳损的病程较长，须使患者树立信心。物理疗法如红外线、超短波、频谱仪或中药离子导入等方法可缓解症状，有局部压痛点的患者可做局部痛点封闭，用泼尼松龙 12.5～25mg 加 1%普鲁卡因 1～4ml，每周 2 次，3～4 次为 1 个疗程。强调坚持腰背肌锻炼，增强肌力，稳定脊柱。

中医学认为，"久劳"和"劳伤久不复原"是形成劳损的主要原因。如《素问·宣明五气》记载："久视伤血，久卧伤气，久坐伤肉，久立伤骨，久行伤筋，是谓五劳所伤也。"清代叶桂说："劳伤久不复原为损。"所以，腰部久劳致伤引起的疼痛称劳损腰痛。吴云定认为，本病的治疗应同时抓住标、本两方面，气血亏虚为本，应益气养血，荣则不痛；瘀血阻络为标，当活血散瘀，通则不痛。在手法治疗上应着重于剥离粘连、舒筋止痛。

1. 手法治疗　绝大多数腰肌劳损患者经过手法治疗都能获得明显疗效，具体手法操作步骤如下。

（1）患者取坐位（疼痛严重者，需助手搀扶），术者低坐于患者背后，用拇指推揉和弹拨法先在腰部压痛点的周围反复轻轻地推揉约 2 分钟，然后由轻到重地重点推揉压痛点约 2 分钟。

（2）绞腰法，亦可改用伸髋拉腿法（操作见施氏伤科治伤手法一节）。

（3）重复法（1）。

（4）患者仰卧硬板床上，分别将两下肢髋膝关节尽量屈曲，然后再迅速向远端拔拉伸直，反复三遍。

以上几种手法治疗后，若患者感到前屈尚有困难，可再加前俯牵拉掌压法。

2. 药物治疗

（1）外用药物：痛处贴宿伤膏。用舒筋活血洗方，或活血壮筋洗方煎水热敷。

（2）内服药物：局部瘀阻，筋拘疼痛，可选用地龙舒腰汤、小活络丹，兼有风湿者可用伸筋活血汤、独活寄生汤。积劳腰痛加剧，可服用疲劳身痛汤。患者身体虚弱，腰脊酸痛乏力，宜用养血健腰汤、补肾强身片，或八珍汤加川续断 15g，桑寄生 12g，狗脊 12g，炒杜仲 12g，乳香炭 6g，没药炭 6g。

（蒋恩宇　李　辰）

第四节　腰　腿　痛

　　腰腿痛是临床常见疾病，是中医骨伤科就诊的主要病种。临床上除了软组织、肌腱、筋膜劳损和炎症外，最多见的就是腰椎间盘突出症和腰椎椎管狭窄症。兹分别介绍如下。

一 腰腿痛分类及介绍

（一）腰椎间盘突出症

　　腰椎间盘突出症，又称腰椎间盘纤维环破裂髓核突出症，因腰椎间盘发生退行性变，在外力的作用下，使纤维环破裂、髓核突出，刺激或压迫神经根，而引起的以腰痛及下肢坐骨神经放射痛等症状为特征的腰腿痛疾患，是临床最常见的腰腿痛疾患之一。本病好发于 20～40 岁青壮年，男性多于女性。多数患者因腰扭伤或劳累而发病，少数可无明显外伤史。

　　两个椎体之间由椎间盘相连接，构成脊椎骨的负重关节，为脊柱活动的枢纽。每个椎间盘由纤维环、髓核、软骨板三个部分组成。纤维环位于椎间盘的外周，由纤维软骨组织构成。其前部紧密地附着于坚强的前纵韧带，后部最薄弱，较疏松地附着于薄弱的后纵韧带；髓核位于纤维环内，为富有弹性的乳白色透明胶状体。髓核组织在幼年时呈半液体状态或胶冻样，随着年龄增长，其水分逐渐减少，纤维细胞、软骨细胞和无定型物质逐渐增加，以后髓核变成颗粒状和脆弱易碎的退行性组织。软骨板位于上、下面，由透明软骨构成。腰椎间盘具有很大的弹性，起着稳定脊柱、缓冲震荡等作用。腰前屈时椎间盘前方承重，髓核后移；腰后伸时椎间盘后方负重，髓核前移。

　　随着年龄的增长，以及在日常生活工作中，椎间盘不断遭受脊柱纵轴的挤压力、牵拉力和扭转力等外力作用，使椎间盘不断发生退行性变，髓核含水量逐渐减少，失去弹性，继之使椎间隙变窄，周围韧带松弛，或产生裂隙，是形成腰椎间盘突出的内因；急性或慢性损伤是发生腰椎间盘突出的外因。当腰椎间盘突然或连续受到不平衡外力作用时，如弯腰提取重物时，姿势不当或准备欠充分的情况下搬动或抬举重物，或长时间弯腰后猛然伸腰，使椎间盘后部压力增加，甚至由于腰部的轻微扭动，如弯腰洗脸时、打喷嚏或咳嗽后，发生纤维环破裂、髓核向后侧或后外侧突出。由于椎间盘退变是发病的重要内在因素，少数患者可无明显外伤史，只有受凉史而发病，多为纤维环过于薄弱，肝肾功能失调，风寒湿邪乘虚而入，腰部着凉后，引起腰肌痉挛，促使已有退行性变的椎间盘突出。

下腰部是全身应力的中点，负重及活动度大，损伤概率高，是腰椎间盘突出的好发部位。其中以 $L_4 \sim L_5$ 椎间盘发病率最高，$L_5 \sim S_1$ 椎间盘次之。纤维环破裂时，突出的髓核压迫和挤压硬脊膜及神经根，是造成腰腿痛的根本原因。若未压迫神经根时，只有后纵韧带受刺激，以腰痛为主。若突破后纵韧带而压迫神经根时，则以腿痛为主。坐骨神经由 $L_4 \sim L_5$ 和 $S_1 \sim S_3$ 五条神经根的前支组成，故 $L_4 \sim L_5$ 和 $L_5 \sim S_1$ 的椎间盘突出，引起下肢坐骨神经痛。初起神经根受到激惹，出现该神经支配区的放射痛、感觉过敏、腱反射亢进等征象。日久突出的椎间盘与神经根、硬膜发生粘连，长期压迫神经根，导致部分神经功能障碍，故除了反射痛外，尚有支配区放射痛、感觉减退、腱反射减弱甚至消失等现象。多数髓核向后侧方突出，为侧突型，单侧突出者，出现同侧下肢症状；若髓核自后纵韧带两侧突出，则出现双下肢症状，多为一先一后，一轻一重，似有交替现象；髓核向后中部突出，为中央型，有的偏左或偏右，压迫马尾，甚至同时压迫两侧神经根，出现马鞍区麻痹及双下肢症状。

腰椎间盘突出症的诊查要点：多有不同程度的腰部外伤史。

1. 主要症状

腰椎间盘突出症的主要症状是腰痛和下肢坐骨神经放射痛。腰腿疼痛可在咳嗽、打喷嚏、用力排便等腹腔内压升高时加剧，步行、弯腰、伸膝起坐等牵拉神经根的动作也可使疼痛加剧，腰前屈活动受限，屈髋屈膝、卧床休息可使疼痛减轻。重者卧床不起，翻身极感困难。病程较长者，其下肢放射痛部位感觉麻木、冷感、无力。中央型突出造成马尾神经压迫症状为会阴部麻木、刺痛，二便功能障碍，阳痿或双下肢不全瘫痪。少数病例的起始症状是腿痛，而腰痛不甚明显。

2. 主要体征

（1）腰部畸形：腰肌紧张、痉挛，腰椎生理前突减少或消失，甚至出现后突畸形。有不同程度的脊柱侧弯，突出物压迫神经根内下方时（腋下型），脊柱向患侧弯曲；突出物压迫神经根外上方（肩上型）时，脊柱向健侧弯曲。

（2）腰部压痛和叩痛：突出的椎间隙棘突旁有压痛和叩击痛，并沿患侧的大腿后侧向下放射至小腿外侧、足跟部或足背外侧。沿坐骨神经走行有压痛。

（3）腰部活动受限：急性发作期腰部活动可完全受限，绝大多数患者腰部伸屈和左右侧弯功能活动呈不对称性受限。

（4）皮肤感觉障碍：受累神经根所支配区域的皮肤感觉异常，早期多为皮肤过敏，渐而出现麻木、刺痛及感觉减退。L$_3$～L$_4$椎间盘突出，压迫L$_4$神经根，引起小腿前内侧皮肤感觉异常；L$_4$～L$_5$椎间盘突出，压迫L$_5$神经根，引起小腿前外侧、足背前内侧和足底皮肤感觉异常；L$_5$～S$_1$椎间盘突出，压迫S$_1$神经根，引起小腿后外侧、足背外侧皮肤感觉异常；中央型突出则表现为马鞍区麻木，膀胱、肛门括约肌功能障碍。

（5）肌力减退或肌萎缩：受压神经根所支配的肌肉可出现肌力减退，肌萎缩。L$_4$神经根受压，引起股四头肌（股神经支配）肌力减退、肌肉萎缩；L$_5$神经根受压，引起伸拇肌肌力减退；S$_1$神经根受压，引起踝跖屈和立位单腿翘足跟力减弱。

（6）腱反射减弱或消失：L$_4$神经根受压，引起膝反射减弱或消失；S$_1$神经根受压，引起跟腱反射减弱或消失。

（7）直腿抬高试验（＋），加强试验（＋）；屈颈试验（＋）（头颈部被动前屈，使硬脊膜囊向头侧移动，牵张作用使神经根受压加剧，而引起受累的神经痛）；仰卧挺腹试验与颈静脉压迫试验（＋）（压迫患者的颈内静脉，使脑脊液回流暂时受阻，硬脊膜膨胀，神经根与突出的椎间盘产生挤压，而引起腰腿痛）；股神经牵拉试验（＋）（为上腰椎间盘突出的体征）。

3. 辅助检查

（1）X线片检查：正位片可显示腰椎侧突，椎间隙变窄或左右不等，患侧间隙较宽。侧位片显示腰椎前突消失，甚至反张后突，椎间隙前后等宽或前窄后宽，椎体可见Schmorl结节等改变，或有椎体缘唇样增生等退行性改变。X线片显示必须与临床的体征定位相符合才有意义，以排除骨病引起的腰骶神经痛，如结核、肿瘤等。

（2）脊髓造影检查：髓核造影能显示椎间盘突出的具体情况；蛛网膜下腔造影可观察蛛网膜下腔充盈情况，能较准确地反映硬脊膜受压程度和受压部位，以及椎间盘突出部位和程度；硬膜外造影可描绘硬脊膜外腔轮廓和神经根的走向，反映神经根受压的状况。

4. 其他检查

（1）肌电图检查：根据异常肌电图的分布范围可判定受损的神经根及其对肌肉的影响程度。

（2）CT、MRI检查：可清晰地显示出椎管形态、髓核突出的解剖位置和硬膜囊神经根受压的情况，必要时可加以造影。CT、MRI检查临床诊疗意义重大。

（二）腰椎椎管狭窄症

腰椎椎管狭窄症是指腰椎椎管、神经根管及椎间孔变形或狭窄并引起马尾神经根受压而产生相应的临床症状，又称腰椎椎管狭窄综合征。本病多发于40岁以上的中年人，好发部位为L$_4$～L$_5$，其次为L$_5$～S$_1$，男性较女性多见，体力劳动者多见。

　　腰椎椎管狭窄症的病因主要分为原发性和继发性两种。原发性多为先天所致，是椎管本身由于先天性或发育性因素而致的腰椎椎管狭窄，表现为腰椎管的前后径和横径均匀一致性狭窄。此类型临床较为少见。继发性多为后天所致。其中退行性变是主要发病原因，中年以后腰椎发生退行性改变，如腰椎骨质增生，黄韧带及椎板肥厚，小关节突增生或肥大，关节突关节松动，椎体间失稳等均可使腰椎椎管内径缩小，椎管容积变小，达到一定程度后可引起脊神经根或马尾神经受挤压而发病。原发性和继发性两种因素常常相互联系，相互影响。即在先天发育不良，椎管较为狭小的基础上再发生各种退变性因素，使椎管容积进一步狭小而导致本病。这种混合型的腰椎椎管狭窄症临床比较多见。

　　此外，还有其他因素导致的椎管狭窄，如陈旧性腰椎间盘突出、脊椎滑脱、腰椎骨折复位不良、脊柱融合术后或椎板切除术后等。

　　腰椎椎管狭窄症属中医学"腰腿痛"范畴。中医认为本病发生的主要内因是先天肾气不足，后天肾气虚衰，以及劳役伤肾等。而反复外伤、慢性劳损和风寒湿邪侵袭则为常见外因。其主要病理机制是肾虚不固，邪阻经络，气滞血瘀，营卫不和，以致腰腿筋脉痹阻而产生疼痛。

　　腰椎椎管狭窄症主要症状为缓发性、持续性的下腰和腿痛，间歇性跛行，腰部过伸行动受限。腰痛在下腰部、骶部，腿痛多为双侧，可左右交替出现，或一侧轻一侧重。疼痛性质为酸痛、刺痛或灼痛。间歇性跛行是其特征性症状，即当站立和行走时，出现腰腿痛或麻木无力，跛行逐渐加重，甚至不能继续行走，下蹲休息后缓解，若继续行走其症状又出现，骑自行车无妨碍。

　　临床检查可见腰部后伸受限，背伸试验（+），可引起后背与小腿疼痛，这是本病的一个重要体征。部分患者可出现下肢肌肉萎缩，以胫前肌及拇伸肌最明显，足趾背伸无力。小腿外侧痛觉减退或消失，跟腱反射减弱或消失。直腿抬高试验可出现阳性。但部分患者可没有任何阳性体征，其症状和体征不一致是本病的特点之一。病情严重者，可出现尿频尿急或排尿困难，两下肢不完全瘫痪，马鞍区麻木，肛门括约肌松弛、无力或阳痿。

　　X 线片检查，显示椎体骨质增生，小关节突增生、肥大，椎间隙狭窄，椎板增厚、密度增高，椎间孔前后径变小，或见椎体滑脱、腰骶角增大等改变。

　　脊髓造影检查，碘柱可显示出典型的"蜂腰状"缺损、根袖受压及节段性狭窄等影像，甚至部分或全部受阻。完全梗阻时，断面呈梳齿状。

　　CT、MRI 检查，有助于明确诊断及量化标准。可显示椎体后缘骨质增生呈骨唇或骨嵴，椎管矢径变小；关节突关节可增生肥大向椎管内突出；椎管呈三叶形，中央椎管、侧隐窝部狭窄及黄韧带肥厚等。

　　本病应与血栓闭塞性脉管炎、腰椎间盘突出症相鉴别。血栓闭塞性脉管炎属于缓慢性进行性动脉、静脉同时受累的全身性疾病，表现为下肢麻木、酸胀、疼痛和间歇性跛行，足背动脉和胫后动脉搏动减弱或消失，后期可产生肢体远端溃疡或坏死；腰椎椎管狭窄症患者，其足背、胫后动脉搏动是良好的，不会发生坏死。腰椎间盘突出症多见于青壮年，起病较急，有反复发作病史，腰痛和放射性腿痛，体征上多有脊柱侧弯、平腰畸形，下腰部棘突旁压痛，并向一侧下肢放射，直腿抬高试验和加强试验（+）；腰椎椎管狭窄症多见于 40 岁以上中年人，起病缓慢，与中央型椎间盘突出症的常为突然发病不同，主要症状是腰腿痛和间歇性跛行，腰部后伸受限，并引起小腿疼痛，其症状和体征往往不相一致。

二 吴云定对腰腿痛的认识

椎间盘随着人的年龄增长，出现不同程度的变性，在外力损伤或诱因下，引起椎间盘纤维环破裂，髓核突出压迫脊髓神经根，产生腰部疼痛和神经根的刺激症状，不仅严重影响生产劳动，还使患者无法正常生活，造成很大的痛苦，是目前伤骨科领域中的一种常见病。

1. 明辨病因　《诸病源候论·腰脚疼痛候》云："肾气不足，受风邪之所为也。劳伤则肾虚，虚则受于风冷，风冷与真气交争，故腰脚痛。"施氏伤科认为，本病的发生起因于劳伤，导致肾气虚损，外邪乘虚袭入，有风、寒、湿、瘀、痰之邪，然风寒之邪首当其冲，积于肾经与真气相争，正不胜邪，阻塞经络，气血闭阻，不能畅行，卫气不固，腠理空疏，发为风寒痹证。本病近似于现代医学的关节炎，由于炎性改变，刺激腰背部感觉神经末梢，也可压迫神经，引起疼痛，这和中医学"不通则痛"的理论是相一致的。因此，施氏伤科吴云定认为风寒是不可忽略的因素，风寒为标属实，肾虚为本属虚，是为正虚邪实证，因而对本病的治疗，辨明虚实，"急者治其标，缓者治其本"是极其重要的。

2. 重在诊断　施氏伤科吴云定认为，腰腿痛患者多数有外伤史，或慢性腰痛史，腰部疼痛伴下肢酸肿、麻木，或仅为臀腿部酸胀、麻木、疼痛，劳累后加重，天气变化时加剧，晨间起床时尤甚，稍稍活动后缓解，劳累则重，如伴下肢放射痛，弯腰活动受限，应考虑腰椎间盘突出症；反之，腰部背伸受限，伴间歇性跛行，主观症状多于客观征象应考虑腰椎椎管狭窄症。大多数患者腰椎部有压痛、叩击痛，直腿抬高试验（+），腰椎侧弯后突改变。必要时行 CT、MRI 检查，以明确诊断，有利于治疗。

3. 分型、分期诊治　施氏伤科此前将本病分为急性期和缓解期，而吴云定认为由实到虚有一个过程，因此，吴云定将本病分为急性期、缓解期和康复期，继承了施氏伤科的理伤经验，认为急性期应区别是风胜，还是寒胜；缓解期应舒风活血，和营通络；康复期应辨明肾阳虚，还是肾阴虚，按虚实而施补泻，主要以内服汤剂治疗。

三 吴云定治疗腰腿痛的方法

吴云定治疗本病以手法结合中药为主，配合热敷牵引、膏药敷贴、卧床及练功等治疗，必要时行手术治疗。

1. 整骨推拿手法 对腰椎间盘突出症的治疗，国内流传着许多独特的方法，有应用轻手法，以解除肌肉痉挛与刺激神经为主的；有应用腰部旋转复位的；有在麻醉下大推拿的；有应用超体重牵引复位的等。吴云定自1958年以来，多次应用整复推拿手法，治疗腰椎间盘突出症、腰椎椎管狭窄症，在临床上获得较好的效果。手法操作如下。

（1）坐位手法

1）术者低坐于患者背后，用拇指推揉、指拨反复推揉病变压痛点的周围软组织，指按华佗夹脊、肾俞、腰眼、大肠俞、关元俞、气海俞、十七椎、八髎等穴位约5分钟。

2）嘱患者后仰，肩胛间区仰靠在术者头顶部，使紧张的腰肌放松（腰背的肌肉是伸肌，因此后仰可使伸肌放松）。术者用拇指推揉法和拇指弹拨法由轻到重反复推揉刺激压痛点约2分钟。然后对压痛点做指顶法。再用拇指推揉法推揉压痛点1分钟。

3）绞腰法（具体操作见施氏伤科治伤手法）。

4）仰扳过伸法（具体操作见施氏伤科治伤手法）。

5）重复1）法。

（2）俯卧位手法

1）患者俯卧于硬板床上，术者用掌根推揉法，自上而下推揉腰部两侧骶棘肌约1分钟，然后两手掌自棘突中线向两侧软腰部做抹法。

2）一助手立于患者头端，用双手拉住患者两腋下，另一助手立于硬板床另一端，双手握住患者两踝关节，同第一助手做对抗牵引。术者立于患者一侧，用拇指按压法，由轻到重按压痛点（患侧椎间隙），这样按压可使原有的下肢痛在大脑反应受到相对抑制而缓解。

3）术者站立在患者脊柱侧突的一侧（以向左为例），用左手掌按压在患者腰棘突左侧，右手指抓握住患者右髂前上棘，当右手向左上方扳拉骨盆时，左手掌同时向右下方推压棘突，并逐个棘突向下滑移直至腰椎关节，以纠正脊柱侧突。

4）踩踏法：患者取卧位，胸腹下各垫一软枕。第一助手立于患者的头端，用双手拉住患者两腋下，另一助手立于手术床的另一端，双手握住患者两踝部，与第一助手做对抗牵引。术者面向患者头侧，双手扶住木棒，将一足立于患者骶骨部作为立足点，用另一足的跟部置于侧突中心的棘突或椎旁压痛点，在两助手牵引和第二助手稍向上提起大腿的情况下，术者置于腰部的一足用力向正中与前下方踩踏。

踩踏法力量较大，应由轻到重，力点应在棘突上，不能用暴力，以免造成椎弓根骨折或其他合并症，故应慎重使用。体质差或骨质疏松者禁用。

5）重复坐位1）法。

6）在患侧臀部压痛点处（相当于秩边、环跳穴），用拇指按压、弹拨。若患者肌肉结实也可改用肘压法，进行刺激，并且沿着大腿、小腿后侧承扶、殷门、承山、飞扬、悬钟等穴依次进行按压法2～3次，在每次指压后，臀部可用拇指推揉法、掌根推揉法，腿部应用虎口推揉法、提捏法，以达到按肌顺筋的目的。

7）弹拨臀肌：术者左手压在右手背上，用右手四指指尖弹拨臀上肌、臀中肌，以松解臀肌粘连，减轻疼痛。

8）拿委中：术者右手握住患者患肢小腿下端，使其微屈。用左手指轻轻地提捏委中（相当于腘后血管神经束），患者感到有向足背触电样的感觉，有舒筋活血、止痛作用。

（3）侧卧位手法：患者取侧卧位（患侧肢体在上），术者用右手掌掌根，沿着臀肌、阔筋膜张肌、腓肠肌，自上而下做抹法3～4次，达到疏风散寒、通络止痛的目的。

（4）仰卧位手法

1）患者仰卧于硬板床上，术者一足踏在床上，将患侧小腿下端搁在术者的膝上，在大腿的前外侧自上而下用拇指推揉法、虎口推揉法，约交叉推揉三遍之后，在髀关、风市、膝眼、足三里、阳陵泉、丰隆、解溪、太溪、昆仑、涌泉等穴位上用指按压法，以放松肌肉，逐渐消除由坐骨神经刺激所引起的肌肉痉挛与知觉异常。

2）嘱患者屈曲患侧下肢髋、膝关节。以左侧为例，术者用左腋下推患者膝关节向胸部靠拢，先用拇指指压法按压承扶穴，然后术者右手握拳，叩击患者臀后部。

3）术者一手握住患者患肢的跟骨部，另一手按压在膝关节上，然后连续做屈膝伸膝动作。在做这个手法的同时，要强行使下肢离开床面的角度逐渐增大，当增大到最高限度患者不能再忍受时，再做抬腿法。

4）足背屈法。

5）重复1）法后，在患者患肢大腿和小腿内外侧做搓法。

6）术者双手分别按住膝部与小腿下端，向患者的胸部做下压动作，再迅速用力将患肢拉直，反复数次。此手法有牵拉坐骨神经根的作用，并有活动与拉松髋、膝关节的作用。

以上手法，隔日进行一次，10次为1个疗程，一般需3个疗程左右。

2. 中药治疗 寒痹型：腰部剧痛，不能转侧，行走困难，遇寒则剧，得热则缓，苔白，脉沉。拟散寒止痛，活血通络，方用地龙舒腰汤为主。处方：麻黄 3g，当归 9g，赤芍 4.5g，制川乌 4.5g，制乳香 4.5g，制没药 4.5g，广地龙 6g，防己 12g，威灵仙 4.5g，川牛膝 4.5g，木瓜 4.5g，三七粉 4g（吞）。

瘀血型：腰痛或腿痛，下肢麻木，痛有定处，弯腰受限明显，行走不利，舌质暗或有瘀斑，苔薄白，脉弦或滑。拟活血化瘀，通络止痛，方以化瘀通络汤为主。处方：当归 9g，赤芍 4.5g，川芎 4.5g，三七末 2g，红花 4.5g，川地龙 6g，川牛膝 9g，乳香 4.5g，没药 4.5g，防风 4.5g，防己 12g，枳壳 4.5g。

风痹型：腰腿酸痛等好而未尽，痛麻仍旧影响生活，此型辨为营卫不和型，治拟疏风活血，和营通络，方用舒风活血汤。处方：青防风 4.5g，川独活 4.5g，左秦艽 4.5g，全当归 9g，京赤芍 4.5g，大川芎 4.5g，威灵仙 9g，五加皮 9g，川牛膝 9g，汉防己 9g，桑寄生 9g，川续断 9g，炒杜仲 9g，广陈皮 4.5g。

肾阳虚型：腰腿酸软无力，隐隐作痛，劳累后尤甚，神疲气短，面色无华，小便清利，苔白质淡，脉微无力。此乃劳伤肾，肾气不足，气营两亏，筋脉失养。拟益火之源，方用补肾健腰汤为主。处方：党参 9g，黄芪 9g，当归 9g，白芍 9g，川芎 4.5g，杜仲 9g，甜苁蓉 9g，怀牛膝 9g，川续断 9g，狗脊 9g，秦艽 4.5g，千年健 4.5g，独活 4.5g。

肾阴虚型：腰腿酸软，神疲乏力，疲劳尤甚，面色潮红，眼圈微暗，小便黄赤，舌尖红，脉洪而数。此乃虚火上炎，拟育阴壮水，方用育阴健腰汤为主。处方：党参 9g，黄芪 9g，生地黄 9g，当归 9g，白芍 9g，川芎 4.5g，枸杞子 9g，川续断 9g，狗脊 9g，怀牛膝 9g，杜仲 9g，威灵仙 4.5g，鸡血藤 9g，秦艽 4.5g。

随症加味：下肢麻木，加老鹳草 9g，威灵仙 4.5g，秦艽 4.5g；腰痛胀满，连及胸肋，加香附 4.5g，佛手 9g，郁金 9g，茴香 2.4g；痛有定处，兼有痰饮，加半夏 4.5g，白芥子 4.5g；脾胃困乏，加陈皮 4.5g，谷芽 9g，麦芽 9g，藿香 9g，佩兰 9g；肾阳虚衰，加鹿角胶 9g，淫羊藿 9g，补骨脂 9g，仙茅 9g，肉苁蓉 9g，锁阳 9g；肾阴亏损，加何首乌 9g，鳖甲 9g，龟板 9g；顽痹，痛如针刺，舌质暗红，脉涩，加穿山甲片 9g，刘寄奴 9g，全蝎 4.5g，蜈蚣 1 条；湿困痹阻，加薏苡仁 9g，宣木瓜 6g，苍术 9g，白术 9g。

外治法：外敷万应膏加宿伤散。用法：将万应膏烘热，加宿伤散 2g 于膏药中心贴于痛处。3～4 日更换一次。同时在治疗期间应卧硬板床休息。

3. 热敷牵引治疗 主要采用骨盆牵引法，适用于初次发作或反复发作的急性期患者，患者仰卧床上，在腰胯部缚好骨盆牵引带后，每侧各用 10～15kg 重量作牵引，并抬高床尾增加对抗牵引的力量，每日牵引一次，每次约 30 分钟，10 次为 1 个疗程。目前已有各种机械牵引床、电脑控制牵引床替代传统的牵引方式。

4. 练功活动 腰腿痛症状减轻后，应积极进行腰背肌的功能锻炼，可采用飞燕点水、五点支撑练功，经常做后伸、旋转腰部，直腿抬高或压腿等动作，以增强腰腿部肌力，有利于腰椎的平衡稳定。

5. 其他　经上述治疗，绝大多数患者症状可缓解或完全消失，但可能会复发，复发症状可能加重，并持续较久，发作的间隔期可逐渐缩短。病程时间长、反复发作、症状严重者及中央型突出压迫马尾神经者，为手术指征，可行椎板切除及髓核摘除术、经皮穿刺髓核抽吸术及激光汽化术等。手术方式的选择，根据患者的病情、术者的经验及设备而定。行手术治疗者，术后卧床休息1～2个月。行植骨融合术者，应待植骨愈合，然后进行腰部功能锻炼，以巩固疗效。

急性期患者应严格卧硬板床3周，手法治疗后亦应卧床休息，使损伤组织修复。疼痛减轻后，应注意加强腰背肌锻炼，以巩固疗效。久坐、久站时可佩戴腰围保护腰部，避免腰部过度屈曲或劳累或受风寒。弯腰搬物姿势要正确，避免腰部扭伤。

四 案例举隅

病例一：蔡某，女，48岁，2006年2月17日就诊。

主诉：右侧腰腿疼痛，活动欠利4日。

现病史：5年前有类似发作，经休息好转。2005年6月再次发作，断续治疗未愈，4日前加重，右侧腰腿疼痛伴右下肢放射痛、跛行，足不能着地。X线片示腰椎向右侧突，L_1～L_5椎体前缘略有增生，L_5～S_1椎间隙变狭。MRI示L_5～S_1椎间盘信号减低，椎间盘向右后方突出，压迫硬膜囊，L_4～L_5椎间盘膨出（图2-13）。

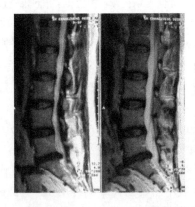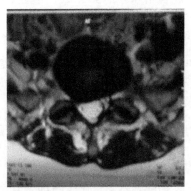

图2-13　腰椎 MRI

体格检查：腰脊柱略向右侧弯，L_4～L_5、L_5～S_1右椎旁压痛伴反射痛，右臀上皮神经处压痛（＋），右直腿抬高 30°，加强试验（＋），右小腿及足背感觉下降，腰功能前屈 30°，后伸、左右侧弯、旋转均 20°。舌淡，苔薄白腻，脉细。

中医诊断：腰腿痛（寒湿型）。辨为劳损筋伤，加之风寒湿外邪侵袭，痹阻腰腿，致疼痛不舒，气血运行不畅，不通则痛。

西医诊断：腰椎间盘突出症。

首诊治疗：

（1）中药：治拟祛风散寒，活血通络，方用地龙舒腰汤加减。处方：净麻黄 3g，防风 12g，防己 12g，威灵仙 12g，川地龙 9g，制川乌 5g，制草乌 5g，三七末 4g（吞），蕲蛇 5g，川木瓜 9g，独活 5g，桑寄生 9g，秦艽 5g，全当归 9g，京赤芍 9g，大川芎 5g，陈皮 5g，7 剂。

（2）常规手法加足背屈法。

（3）热敷牵引。

二诊：2006 年 2 月 24 日。患者腰腿痛略有减轻，行走时痛减轻。查体：L_4～L_5、L_5～S_1 右椎旁压痛（＋），右臀上皮神经处压痛（＋），右直腿抬高 45°，加强试验（＋），右小腿及足背感觉下降，腰功能前屈 45°，后伸、左右侧弯、旋转均 20°，口不干，舌质淡红，苔薄腻，脉细。乃寒湿、瘀血内阻未清之症，仍予原法，原方加鸡血藤 9g，伸筋草 9g，老鹳草 9g，7 剂。

三诊：2006 年 3 月 3 日。患者腰腿痛明显缓解，可以行走，坐约 30 分钟，右下肢仍有酸胀麻感。查体：腰臀部压痛明显减轻，右直腿抬高 60°，加强试验（±），腰功能前屈 60°，后伸、左右侧弯、旋转均 20°，舌质淡红，苔薄，脉平。乃寒湿、瘀血得除，气血略亏，筋骨失养。拟祛风活血，益气通络，仍予原法，原方去制川乌、制草乌、蕲蛇、秦艽，加生黄芪 20g，党参 20g，云茯苓 12g，白术 9g，白芍 9g，7 剂。

四诊：2006 年 3 月 10 日。患者腰腿痛已明显好转，抬腿正常，舌质淡，苔薄，脉平。原法续用。

五诊：2006 年 3 月 17 日。患者腰腿痛已明显好转，快走时有不适感，久坐后酸胀，舌淡，苔薄，脉细。乃肝肾亏虚之证，原方去净麻黄、川地龙、川木瓜，加炒杜仲 9g，川续断 9g，补骨脂 9g，7 剂。巩固疗效。

随访：患者此后偶来治疗，期间腰痛发作 1 次，予热敷牵引及手法治疗 2 次后改善，随访 21 个月未发，工作生活正常。

按语：患者腰腿痛证属寒湿型，采用施维智先生经验方地龙舒腰汤加减。本病发生多因于劳损，导致肾气亏虚，风寒湿邪易乘隙袭入，所谓"肾气不足，受风邪之所为也。劳伤则肾虚，虚则受于风冷，风冷与真气交争，故腰脚痛"（《诸病源候论·腰脚疼痛候》）。配合手法以增舒筋通络、活血止痛之力，效如桴鼓。

病例二：毛某，女，76 岁，2007 年 11 月 9 日就诊。

主诉：腰腿部隐痛伴双下肢麻木 2 年，加重 1 周。

现病史：患者 2 年前有腰部隐痛及双下肢麻木病史，不能长时间行走。1 周前因外出感受寒湿，回家后腰部疼痛发作，行走不足 15 分钟下肢酸胀难忍，出现间歇性跛行，同时伴有双下肢麻木，大小便正常。腰椎 CT 示 $L_4 \sim S_1$ 椎管狭窄伴 L_4 滑脱。

体格检查：腰椎居中，无明显侧弯，L_4 棘突处略有下陷，$L_4 \sim S_1$ 棘突、棘旁压痛明显，叩击痛阴性，双下肢肌力对等正常，双侧外踝处皮肤感觉减退，双侧直腿抬高试验 60°，足背屈加强征（−），屈颈试验（−），双侧膝、踝反射对称引出，病理反射征（−）。舌红，苔白腻，脉沉细。

中医诊断：痹证（寒湿型）。证系风寒湿阻痹经络，气血失和。

西医诊断：腰椎椎管狭窄症。

首诊治疗：治拟散寒祛湿，通络止痛，方用地龙舒腰汤加减。处方：净麻黄 3g，防风 12g，防己 12g，威灵仙 12g，川牛膝 9g，地龙 9g，白芍 20g，三七末 4g（吞），川木瓜 9g，当归 9g，陈皮 5g，桂枝 5g，7 剂。

二诊：2007 年 11 月 16 日。腰部疼痛有减轻，但是翻身起床及活动后腰部疼痛加重，间歇性跛行依旧，仍有双下肢麻木感，得温诸症得减，遇寒诸症加重，舌红，苔白腻，脉沉细，吴云定认为仍以寒湿为主，上方加蕲蛇 5g，制川乌 5g，制草乌 5g。

三诊：2007 年 11 月 23 日。腰腿部疼痛基本缓解，间歇性跛行及双下肢麻木仍有，舌红，苔薄白，脉沉细，可见寒湿渐化，上方去制川乌、制草乌，加用老鹳草 9g，细辛 3g，乌梢蛇 5g。

四诊：2007 年 11 月 30 日。麻木略有缓解，行走时间略见延长，舌红，苔薄，脉弦细，遂在寒湿得去之后，重用破血逐瘀之品，上方加炮山甲 9g，刘寄奴 9g，地鳖虫 9g 活血破瘀。

五诊：2007 年 12 月 7 日。患者下肢麻木已基本缓解，腰部疼痛得去，行走时间可达 30 分钟，但时常腰部酸软，有心烦失眠，查见舌红，苔薄，脉细数，吴云定认为此证以阴虚为本，治拟滋阴降火，益肾补骨方用育阴健腰汤。处方：生地黄 9g，龟板 12g，枸杞子 9g，怀山药 9g，当归 9g，川芎 5g，鸡血藤 9g，怀牛膝 9g，川续断 9g，黄芪 9g，炮山甲 9g，威灵仙 9g，秦艽 5g，白芍 9g，刘寄奴 9g，地鳖虫 9g。

随访：2 个月后回访患者，诸症得减，劳累后原症状偶有反复，休息后可自愈，嘱患者注意休息，忌寒湿，定期随访。

按语：本病的发生起因于劳伤，导致肾气虚损，外邪乘虚袭入，有风、寒、湿、痰、瘀之邪，然风寒之邪首当其冲，积于肾经与真气相争，正不胜邪，阻塞经络，气血闭阻，不能畅行，卫气不固，腠理空疏，发为风寒痹证。风寒为标属实，肾虚为本属虚，是为正虚邪实证，因而对本病的治疗，辨明虚实，"急则治其标，缓则治其本"是极其重要的。

　　腰腿痛的中医分型，施氏伤科传统上分为急性期和缓解期，而吴云定认为由实到虚有一个过程，因此，吴云定将本病分为急性期、缓解期和康复期，继承了施氏伤科的理伤经验，认为急性期应区别是风胜，还是寒胜；缓解期应和营通络；康复期应辨明是肾阳虚，还是肾阴虚，按虚实而施补泻，主要以内服汤剂治疗。

　　中药治疗腰椎椎管狭窄症的机制：中医药可以促进硬脊膜外椎管内病变组织的血管增生，改善局部血液循环和使静脉瘀血反流通畅，增进组织营养，促进增厚的纤维组织变薄而柔；同时，由于中药改善了血液循环，也似乎可以将椎管内纤性粘连吸收，因而能达到相对性的减压作用。

（孙　波　陈建华）

第五节　颈　椎　病

　　颈椎病是指颈椎骨质增生、颈项韧带钙化、颈椎间盘萎缩退化等改变刺激或压迫颈部神经、脊髓、血管而产生一系列症状和体征的综合征。颈椎病是一种常见病，中医学中虽然没有颈椎病的提法，但其相关症状散见于痹证、痿证、项强、眩晕等。

　　本病多见于40岁以上中老年患者，多因慢性劳损或急性外伤引起。由于颈项部日常活动频繁，活动度较大，易受外伤，因而中年以后颈部常易发生劳损。如从事长期低头伏案工作的会计、誊写、缝纫、刺绣等职业者或长期使用电脑者；或颈部受过外伤者；或由于年高肝肾不足，筋骨懈惰者，均可引起椎间盘萎缩变性，弹力减小，向四周膨出，椎间隙变窄，继而出现椎体前后缘与钩椎关节增生，小关节关系改变，椎体半脱位，椎间孔变窄，黄韧带肥厚、变性及项韧带钙化等一系列改变。当此类劳损性改变影响到颈部神经根、颈部脊髓或颈部主要血管时，即可产生一系列相关的症状和体征。颈椎病常见的基本类型有神经根型、脊髓型、椎动脉型和交感神经型，同时合并两种或两种以上类型者为混合型。

　　①神经根型颈椎病：亦称痹痛型颈椎病，是各型中发病率最高、临床最为多见的一种，其主要表现为与脊神经根分布区相一致的感觉、运动障碍及反射变化。神经根症状的产生是由于颈部韧带肥厚钙化、颈椎间盘退化、骨质增生等病变，使椎间孔变窄、脊神经根受到压迫或刺激，逐渐出现各种症状。C_5~C_6 及 C_6~C_7 关节活动度较大，因而发病率较其余颈椎节段为高。②脊髓型颈椎病：亦称瘫痪型颈椎病，此型比较多见，且症状严重，以慢性进行性四肢瘫痪为特征。一旦延误诊治，常发展成为不可逆性神经损。由于主要是脊髓损害，且病程多呈慢性进展，遇诱

因后加重，临床上出现上运动神经元损害，损害平面以下多表现为麻木、肌力下降、肌张力增高等症状。脊髓型颈椎病患者多有椎管狭窄，加之前后方的压迫因素而发病。突出的椎间盘、骨赘、后纵韧带钙化及黄韧带肥厚可造成椎管的继发性狭窄，若合并椎体不稳，更增加了对脊髓的刺激或压迫。③椎动脉型颈椎病：亦称眩晕型颈椎病。椎动脉第 2 段通过颈椎横突孔在椎体旁走行。当颈椎增生时，可对椎动脉造成挤压和刺激，引起脑供血不足，产生头晕、头痛等症状。当颈椎退变、椎体不稳时，横突孔之间的相对位移加大，穿行其间的椎动脉受刺激机会较多，椎动脉本身可以发生扭曲，引起脑的不同程度供血障碍。④交感神经型颈椎病：颈椎间盘退变本身及其继发性改变刺激交感神经而引起相关症候群。

各型颈椎病的诊查要点有所不同。①神经根型颈椎病：多数无明显外伤史。大多数患者逐渐感到颈部单侧局限性痛，颈根部呈电击样向肩、上臂、前臂乃至手指放射，且有麻木感，或以疼痛为主，或以麻木为主。疼痛呈酸痛、灼痛或电击样痛，颈部后伸、咳嗽，甚至增加腹压时疼痛可加重。上肢沉重，酸软无力，持物易坠落。部分患者可有头晕、耳鸣、耳痛、握力减弱及肌肉萎缩，此类患者的颈部常无疼痛感觉。临床检查：颈部活动受限、僵硬，颈椎横突尖前侧有放射性压痛，患侧肩胛骨内上部也常有压痛点，部分患者可摸到条索状硬结，受压神经根皮肤节段分布区感觉减退，腱反射异常，肌力减弱。$C_5 \sim C_6$ 椎间病变时，刺激 C_6 神经根引起患侧拇指或拇、食指感觉减退；$C_6 \sim C_7$ 椎间病变时，刺激 C_7 神经根引起食、中指感觉减退。臂丛神经牵拉试验（+），颈椎间孔挤压试验（+）。X 线片示颈椎正侧位、斜位，或侧位过伸、过屈位可显示椎体增生，钩椎关节增生，椎间隙变窄，颈椎生理曲度减小、消失或反角，轻度滑脱，项韧带钙化和椎间孔变小等改变。②脊髓型颈椎病：缓慢进行性双下肢麻木、发冷、疼痛，走路欠灵、无力，打软腿、易绊倒，不能跨越障碍物。休息时症状缓解，紧张、劳累时加重，时缓时剧，逐步加重。晚期下肢或四肢瘫痪，二便失禁或尿潴留。临床检查：颈部活动受限不明显，上肢活动欠灵活，双侧脊髓传导束感觉与运动障碍，即受压脊髓节段以下感觉障碍，肌张力增高，反射亢进，锥体束征（+）。影像学检查：X 线片示颈椎生理曲度改变，病变椎间隙狭窄，椎体后缘唇样骨赘，椎间孔变小。CT 检查可见颈椎间盘变性，颈椎增生，椎管前后径缩小，脊髓受压等改变。MRI 检查可显示受压节段脊髓有信号改变，脊髓受压呈波浪样压迹。③椎动脉型颈椎病：症见单侧颈枕部或枕顶部发作性头痛、视力减弱、耳鸣、听力下降、眩晕，可见猝倒发作。常因头部活动到某一位置时诱发或加重，头颈旋转时引起眩晕发作是本病的最大特点。椎动脉血流检测及椎动脉造影可协助诊断，辨别椎动脉是否正常，有无压迫、迂曲、变细或阻滞。X 线片可显示椎节不稳及钩椎关节侧方增生。④交感神经型颈椎病：症见头痛或偏头痛，有时伴有恶心、呕吐，颈肩部酸困疼痛，上肢发凉发绀，眼部视物模糊，眼窝胀痛，眼睑无力，瞳孔扩大或缩小，常有耳鸣、听力减退或消失。心前区持续性压迫痛或钻痛，心律不齐，心跳过速。头颈部转动时症状可明显加重，压迫不稳定椎体的棘突可诱发或加重交感神经症状。

一　吴云定对颈椎病的认识

（一）脊髓型颈椎病

在脊髓型颈椎病的发病机制方面，现代医学认为脊髓型颈椎病是颈椎退行性疾病的一种，是以椎间盘退行性变为基本病理基础，相邻椎体节段的椎体后缘骨赘形成，以此构成对脊髓和（或）支配脊髓血管的压迫因素，导致不同程度的脊髓功能障碍的疾病。脊髓型颈椎病的病理特征主要是脊髓机械性压迫和脊髓缺血学说，与临床实际情况较为一致，由于脊髓受压或脊髓缺血，可使脊髓神经细胞受到损害，导致神经纤维上行或下行传导中断，久则形成不可逆性功能障碍。

中医学认为，患此病者，大多已步入中老年，此时气血已亏，肝肾精气不足，筋骨失于濡养，萎弱无力，属本虚，虚则易感受风寒而发病，《灵枢·百病始生》曰："风雨寒热不得虚，邪不能独伤人，卒然逢疾风暴雨不病者，盖无虚，故邪不能独伤人，此必虚邪之风与其身形。两虚相得，乃客其形。"因此，本虚邪实是本病的辨证特点。

吴云定认为本病好发于 40～50 岁以上的中老年人。这种随年龄增长而发生于人体骨骼等部的退行性变化，与《素问·阴阳应象大论》所述"年四十而阴气自半"的认识颇相一致，也即中年以后肝肾之气亏损不足，因肝主筋而肾主骨，肝肾不足则筋骨失养，故容易遭致风湿外邪侵袭阻络，以致束骨无力，步履蹒跚，甚至瘫痪等症状，当属中医学"痿证"范畴。因肝肾亏损，精气不足，逐渐导致下肢痿弱不用，正是脊髓型颈椎病所表现的痿证的病机特点。又因督脉循行于脊里，与脊髓关系密切，督脉属脑络肾，为阳脉之海，督脉空虚，则脊髓失养而为病。故总赅其病机，当为"肝肾不足，督脉空虚"。

（二）神经根型颈椎病

神经根型颈椎病患者临床上常出现颈项、肩背疼痛或隐痛，伴有单侧或双侧上肢的放射性掣痛，指端麻木等，重症者可出现阵发性剧痛和颈部活动受阻，属中医学"痹证"范畴。吴云定认为本病虽由风寒湿之气杂至而成，但风邪为百病之长。因此，在治疗原则上，突出以疏风化湿为主，活血通络止痛为佐，正所谓"治风先治血，血行风自灭"。

（三）椎动脉型、交感型颈椎病

椎动脉型颈椎病常表现为头晕头痛、恶心呕吐，甚至卒然昏倒，但旋即清醒如常，这种表现常与头部体位变化有关，有些患者还可出现吞咽困难等少见证候。交感神经型颈椎病，往往与神经根型颈椎病混合存在，也可见头痛头晕，但这种症状出现与头部体位改变无关。另外，本病还可见到心动过速或过缓，心前区疼痛，流泪，视力模糊，体温下降，头面部皮肤麻木等症状，在中医学属于"眩晕""头痛"范畴。《黄帝内经》曰："诸风掉眩，皆属于肝。"本病所表现的眩晕及头痛，吴云定认为与肝风和痰湿有关。肝风上扰，气机逆乱，因而见头痛眩晕。若风中挟痰，可出现胸膈痞塞、烦闷、项急拘挛。若痰湿内蕴，督脉遂络阻滞，可出现头眩呕吐，头重不举，甚至卒然昏倒等症状。

二 吴云定治疗颈椎病的方法

吴云定对颈椎病的治疗，根据病情，分型诊治，以手法治疗为主，配合药物、牵引、练功等治疗。

（一）整骨推拿手法

颈椎病手法治疗，可以起到放松颈背部肌肉痉挛，消除水肿，解除小关节紊乱，纠正椎体滑脱，增宽椎间孔，改变神经根、椎动脉与受压物的关系等作用，达到消除疼痛的目的。手法必须轻而柔和，切忌粗暴，特别是做摇转等手法时，因为颈椎的解剖结构不同于胸椎、腰椎。颈椎上下关节面接近水平，容易引起脱位而压迫神经，严重者可以危及生命，所以，在做推拿时要特别注意。

具体操作手法：患者取坐位，术者站于患者后侧，①用拇指推揉法在颈部压痛点周围由轻到重反复推揉。②用拇指推揉法、提捏法、拇食指推揉法、拇食指提捏法反复交替施于两侧颈项肌（斜方肌、提肩胛肌、颈后肌等）。③做颈椎摇转法和颈椎侧屈法。④重复①的操作方法。⑤引颈拔伸旋转法：以左侧为例，患者取低坐位，术者站于患者左后侧，用左手肘窝托住患者下颌，右手掌按于对侧头顶部，利用患者躯体重量，向上方引颈拔伸（嘱患者不要立起）的同时，用右手拇指按压 C_6～C_7 颈椎棘突左侧，稍微使颈椎过伸，加深拇指按压力，重复同样手法三遍。⑥重复①的操作方法。

神经根型颈椎病加用如下手法：①用拇指推揉法、掌根推揉法放松患者肩背部肌肉（斜方肌、菱形肌、大小圆肌），指压天宗穴、肩井穴，提捏斜方肌下部（俗称横背筋）、胸大肌。②术者站于患者一侧，一侧下肢屈膝踏在凳上，将患侧上肢放在术者的大腿上，用虎口推揉法、拇食指推揉法、拇指推揉法在患肢的三角肌、肱二头肌、肱三头肌、前臂腕伸屈肌腱和神经走向的部位交替反复推揉。同时，提捏腋下血管神经束和指拨尺神经。③指压法刺激肩髃、肩贞、曲池、手三里、内关、合谷等穴位。④做肩关节上举、内收、伸屈、回旋等手法后，术者一手按住肩部，另一手握住患手，屈伸牵拉 3 次，然后，做波浪形的抖法。

椎动脉型颈椎病加用下述手法：①术者站于患者后侧，指压风府、风池、百会穴。②印堂穴用指揉法，然后自印堂穴用指抹法分别向两侧分推至太阳穴，反复 10 遍。③指压睛明穴，用指抹法向两侧抹鱼腰穴 10 遍，再自内向外抹眼眶 10 遍，指压头维穴。④头顶部自额前两侧至枕后发际做连续的十指叩击法。⑤指压合谷穴。

吴云定在此基础上，又加入了按摩理筋手法治疗脊髓型颈椎病，手法上以理筋、按摩法作用于颈部和四肢，使项部和四肢筋脉通畅，气血流通，一般不做扳动手法，以减少突出物等对脊髓的刺激。

（二）中药治疗

1. 脊髓型颈椎病　本病证因肝肾不足，督脉空虚，风湿阻滞，气血失畅所致，病本属虚或虚而偏寒，故其论治大法当为补益肝肾，温通督脉，兼益气活血，祛风通络。遵循了扶正培本为主，祛邪为辅的治疗总则。在组方用药上，遵循施氏伤科"温经养荣汤"意，方用施维智先生创设的"三炒方"，处方用药：桂枝炒白芍、红花炒生地黄、砂仁拌熟地黄、真鹿筋、全当归、川芎、肉苁蓉、枸杞子、川断肉、党参、黄芪、怀牛膝、鸡血藤、三七末、陈皮。同时服用疏风活血，舒筋通络之大活络丹，临床上往往有标本兼治之效。

施氏伤科认为，费伯雄治痹温经养荣汤以温通调营见长，鹿筋之用以筋治筋；另有红花炒生地黄、砂仁拌熟地黄及枸杞子、川断肉、桂枝、当归之用，均和缓、醇正，颇合慢性痿证之机宜。真鹿筋、肉苁蓉乃温肾壮阳通督脉之要药，又具柔润之性；川断肉、枸杞子温养肝肾，强壮筋骨；桂枝炒白芍，桂枝温通疏风，白芍养肝血，相炒意使疏风直接作用于肝经；红花炒生地黄，红花活血，生地黄养阴，相炒后意在去生地黄之滋腻；砂仁拌熟地黄，以砂仁理气和胃，熟地黄养血补肝肾，相炒意在使熟地黄补肝肾而不呆胃；党参、黄芪补气扶正；当归、川芎活血消肿；鸡血藤补血行血，舒筋活络；三七活血祛瘀止痛；怀牛膝引补肾药下行；陈皮理气和中。

此外，需根据患者病情辨证加减，如有腰部束带感，腹部胀满者，加川楝子、小茴香、香附以通厥阴之气；抽搐痉挛者，加止痉散、木瓜、白芍；肢体麻木不仁者，加炮山甲、老鹳草、刘寄奴、地鳖虫、防风、红花、僵蚕；颈项酸痛者，加羌活、威灵仙；疼痛者，加独活、秦艽、三七粉；胃纳呆滞者，加木香。

2. 神经根型颈椎病 吴云定认为本病虽由风寒湿之气杂至而成，但风邪为百病之长。因此，在治疗原则上，突出以疏风化湿为主，活血通络止痛为佐，正所谓"治风先治血，血行风自灭"。在药物运用上，桂枝、防风、羌活、秦艽疏风化湿；当归、赤芍、川芎、三七活血止痛；威灵仙、伸筋草、鸡血藤活血通络；陈皮、半夏化痰理气；桑枝为上肢引经药。麻木不仁者，加老鹳草、炮山甲、红花、僵蚕；疼痛剧烈者，加制川乌、制草乌、麻黄等。

3. 椎动脉型颈椎病 其治疗宜平肝息风，重镇潜阳，活血化瘀，苦辛降逆。羚羊角粉、天麻、双钩藤、白菊花平肝息风；石决明、珍珠母镇肝潜阳；半夏、陈皮化痰止咳；藿香芳香开窍；当归、川芎活血通络。在此基础上，见呕吐加吴茱萸炒川黄连；若服后呕吐不止，可加代赭石、旋覆花；口干，舌质红，用温胆汤加姜竹茹；头痛加蔓荆子、细辛；急性发作时可稍加薄荷；卒然昏倒者加宣窍导痰药，如石菖蒲、胆南星、远志、酸枣仁、天竹黄等。

（三）牵引治疗

本病牵引治疗通常用枕颌带牵引法。患者可取坐位或仰卧位，牵引姿势以头部略向前倾为宜，牵引重量可逐渐增大到 6～8kg，隔日或每日 1 次，每次 30 分钟。枕颌牵引可以缓解肌肉痉挛，扩大椎间隙，流畅气血，减轻压迫刺激症状。

（四）练功活动

做颈项前屈后伸、左右侧屈、左右旋转及前伸后缩等活动锻炼。此外，还可以做体操、太极拳、健美操等运动锻炼。

合理用枕，选择合适的高度与硬度，保持良好的睡眠体位。长期伏案工作者，应注意经常做颈项部的功能活动，以避免颈项部长时间处于某一低头姿势而发生慢性劳损。急性发作期应注意休息，以静为主，以动为辅，也可用颈围或颈托固定 1～2 周。慢性期以活动锻炼为主。颈椎病病程较长，非手术治疗症状易反复，患者往往有悲观心理和急躁情绪。因此要注意心理调护，以科学的态度向患者作宣传和解释，帮助患者树立信心，配合治疗，早日康复。

三 案例举隅

病例一：潘某，女，73 岁，2009 年 8 月 7 日就诊。

主诉：双下肢麻木，行走不稳 2 年余。

现病史：患者 2 年前无明显诱因出现颈项板滞，双下肢麻木，行走不稳，如履棉地，胸部自觉绑紧感明显，平卧、端坐较正常，行走时步履较前明显缓慢。曾于华山医院就诊，诊断为脊髓型颈椎病，建议手术治疗。颈椎 MRI 示 $C_4 \sim C_5$ 椎间盘突出，$C_5 \sim C_6$、$C_6 \sim C_7$ 椎间盘膨隆，$C_5 \sim C_6$、$C_6 \sim C_7$ 水平黄韧带肥厚，椎管狭窄，相应节段脊髓变性（图 2-14）。

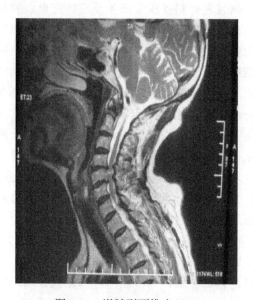

图 2-14　脊髓型颈椎病 MRI

体格检查：颈椎屈伸轻度受限，$C_4 \sim C_5$ 棘突压痛（±），双下肢肌张力增高，双侧股四头肌、胫前肌肌力均为 V 级，双下肢皮肤针刺感觉减弱，霍夫曼征（+）。舌淡红，苔薄，脉沉细。

中医诊断：项痹（肝肾亏虚型）。证属肝肾亏虚，筋脉失养。

西医诊断：颈椎病（脊髓型）。

首诊治疗：补益肝肾，益气养血。处方：桂枝 5g 炒白芍 9g，红花 5g 炒生地黄 9g，砂仁 3g 拌熟地黄 12g，当归 9g，川芎 9g，真鹿筋 9g，肉苁蓉 9g，黄芪 12g，党参 15g，补骨脂 5g，巴戟天 9g，香附 6g，陈皮 6g，怀牛膝 9g，枸杞子 9g，鸡血藤 9g，7 剂。

二诊：2009 年 8 月 14 日。患者颈项板滞较前有改善，自觉精神气色较前有改观，行走活动仍然不稳，双下肢麻木无明显改善，服药后大便干燥，舌红，苔薄白，脉沉细，上方加老鹳草 9g，柏子仁 6g，7 剂。

三诊：2009 年 8 月 21 日。患者颈项板滞基本改善，行走步速较前略有增加，但是仍然脚踩棉花感明显，大便干燥消失，双下肢仍然麻木，舌红，苔薄白，脉沉细，上方加地枫皮 9g，肉苁蓉、巴戟天均改剂量为 15g，14 剂。

四诊：2009 年 9 月 5 日。患者双下肢麻木感明显改善，麻木时间减少，行走不稳感减轻，行走步速由原来每分钟 28 步增加为每分钟 35 步，胃部略有不适，舌红，苔薄白，脉沉细，上方加甘松 9g，小茴香 9g，14 剂。

随访：2 个月后患者再次来复诊时行走活动达每分钟 40 步，不稳感明显减少。

按语：吴云定根据患者脊髓受压后产生反应性充血水肿的病理特征和退行性病变的特点，将本病机制辨为肝肾不足，督脉空虚，并提倡用补益肝肾，温通督脉为主的治法谴方用药，收效颇佳。其偏于温通补益的治法用药较之传统以虎潜丸等滋阴清热，补益肝肾之法又另辟新径，为脊髓型颈椎病的中医治疗提供了新的思路。吴云定用药，一般单味药量均不超过 9g，皆旨在顾护胃气。

本病好发于 40～50 岁以上的中老年人。这种随年龄增长而发生于人体骨骼等部的退行性变化，与《素问·阴阳应象大论》所述"年四十而阴气自半"的认识颇相一致，也即中年以后肝肾之气亏损不足，因肝主筋而肾主骨，肝肾不足则筋骨失养，故容易遭致风湿外邪侵袭阻络，以致束骨无力，步履蹒跚，甚至瘫痪等，当属中医学"痿证"范畴。因肝肾亏损，精气不足，逐渐导致下肢痿弱不用，正是脊髓型颈椎病所表现的痿证的病机特点。又因督脉循行于脊里，与脊髓关系密切，督脉属脑络肾，为阳脉之海，督脉空虚，则脊髓失养而为病。故总赅其病机，当为"肝肾不足，督脉空虚"。

本病因肝肾不足，督脉空虚，风湿阻滞，气血失畅所致，病本属虚或虚而偏寒，故其论治大法当为补益肝肾，温通督脉，兼益气活血，祛风通络，遵循了扶正培本为主，祛邪为辅的治疗总则。在组方用药上，遵费伯雄的"温经养荣汤"意，创设了新方，名为"三炒方"，处方药：桂枝炒白芍、红花炒生地黄、砂仁拌熟地黄、真鹿筋、全当归、川芎、肉苁蓉、枸杞子、川断肉、党参、黄芪、怀牛膝、鸡血藤、三七末、陈皮。同时服用疏风活血，舒筋通络之大活络丹，临床上往往有标本兼治之效。

病例二：韩某，男，57 岁，2011 年 7 月 18 日就诊。

主诉：颈项不适及头晕 3 个月余。

现病史：患者 3 个月前无明显诱因出现颈项不适，头晕振作，视物旋转，时有头痛，偶见呕吐，经外院活血化瘀、改善血供等治疗，头晕无明显缓解。外院颈椎 MRI 及 X 线片示 C_4～C_5、C_5～C_6 椎间盘突出，颈椎退行性改变（图 2-15）。

体格检查：颈椎屈伸受限，屈曲 30°，后伸 15°，左旋 30°，右旋 60°，旋颈试验（+）。C_4～C_5 棘突压痛（+），霍夫曼征（−）。舌红，苔薄腻，脉细。

中医诊断：项痹（痰湿阻络型）。

西医诊断：椎动脉型颈椎病。

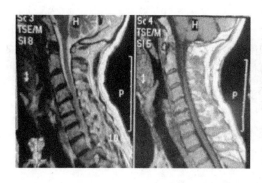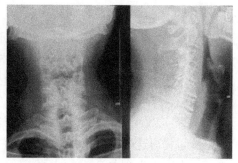

图 2-15　椎动脉型颈椎病 MRI 及 X 线片

首诊治疗：治拟化痰通络，平肝息风。处方：水牛角粉 15g，天麻 15g，双钩藤 12g，白菊花 15g，石决明 30g，珍珠母 30g，半夏 15g，陈皮 6g，当归 12g，藿香 15g，蔓荆子 12g，细辛 6g，7 剂。

二诊：2011 年 7 月 25 日。患者颈部不适明显改善，头晕发作程度减轻，由原来每小时发作一次减少到每 4 小时发作一次，头晕持续时间亦由半小时减少为 20 分钟，头痛减轻，略有呕吐，上方加炒川黄连 6g，代赭石 15g，旋覆花 15g。

三诊：2011 年 7 月 31 日。患者颈部不适症状基本消失，头晕偶发，头痛、呕吐症状基本消失，上方加远志 9g，继用 7 剂。

随访：1 个月后电话随访，患者通过 3 周用药后头晕无发作，正常工作。

病例三：顾某，男，79 岁，2009 年 7 月 17 日就诊。

主诉：颈项不适伴右上肢放射痛 1 年余，加重 1 周。

现病史：患者 1 年前无明显诱因出现颈项不适及右上肢放射痛，伴右侧手指麻木，拎重物或活动后右上肢放射痛加重，颈部自觉板硬，行走活动正常。1 周前因黄梅季节感受寒湿后，颈部不适及右上肢放射痛进一步加重，经口服消炎药症状无改善。外院颈椎正侧双斜位 X 线片示颈椎退行性改变。

体格检查：颈椎屈伸活动轻度受限，屈曲 30°，后伸 15°，右侧弯 15°，左侧弯 30°，C_5～C_6 棘突压痛（+），右侧棘旁压痛（+），右侧斜方肌压痛（+）。舌淡红，苔薄，脉浮紧。

中医诊断：项痹（风寒型）。

西医诊断：神经根型颈椎病。

首诊治疗：

（1）中药：治拟祛风散寒，通络止痛。处方：桂枝 5g，防风 12g，羌活 9g，威灵仙 12g，当归 9g，赤芍 6g，川芎 9g，三七粉 4g（吞），秦艽 15g，陈皮 6g，伸筋草 15g，鸡血藤 15g，7 剂。

（2）宿伤膏 3 帖。

二诊：2009 年 7 月 31 日。患者颈部不适明显改善，但是右上肢放射痛仍然明显，活动后疼痛加重，右手桡侧三指仍麻木，舌淡红，苔薄，脉浮紧，为风寒在表，表邪未得散尽，予原方加桑枝 15g，油松节 9g，络石藤 9g，嘱继续应用宿伤膏 3 帖。

三诊：2009 年 8 月 7 日。患者颈部不适症状基本消失，右侧上肢放射痛有缓解，拎重物时无明显疼痛加重，但是右手桡侧三指依然麻木，舌淡红，苔薄，脉浮，予上方加老鹳草 9g，穿山甲 6g。

四诊：2009 年 8 月 15 日。患者颈部活动正常，无明显疼痛，右上肢放射痛较前进一步减轻，右手桡侧三指麻木持续时间明显减少，但是每日仍有 2 小时左右麻木较甚，患者胃部略有不适，舌红，苔薄，脉细，予上方去桂枝、防风、当归，加补骨脂 5g，续断 9g，杜仲 9g，砂仁 3g。

随访：1 个月后随访，患者颈部疼痛及右上肢放射痛基本缓解，右侧手指麻木略有，每日麻木持续时间较前明显减少，约 1 小时。

按语：风寒之证在伤科临证中较为多见，如《仙授理伤续断秘方》所说"伤痛久不愈者，风盛也"，都属此类。本证多由宿伤劳损，肝肾不足，经络空虚，风寒湿气乘隙侵袭而得，常见于颈项、四肢酸痛麻木，得热则缓，遇寒则增，经久不愈，甚至痿痹，功能丧失。

（孙　波　陈建华）

第六节　肩关节周围炎

肩关节周围炎，又称"漏肩风""五十肩""肩凝症""冻结肩""肩关节粘连"等，是一种常见病、多发病，由各种原因引起，是肩关节囊与关节周围软组织的损伤、变性，软组织及关节囊无菌性炎症，导致肩关节周围软组织、滑液囊壁与囊壁之间粘连的一种病症。本病好发于 50 岁左右的中老年人，女性多于男性（3∶1），左肩（占 70%）多于右肩，其特征是肩部疼痛和肩关节活动障碍逐渐加剧，经数月甚至更长时间疼痛逐渐消退，功能慢慢恢复，最后自愈。

许多学者对肩关节周围炎的自然病程进行了研究，所得出的结论对我们临床有一定的参考作用。Grey 通过对 25 例患者的观察指出，肩关节周围炎的自然病程为 2 年。而 Reeves 研究发现，从发作到完全缓解需要 1～4 年，且半数以上的患者遗留永久性肩关节活动障碍。一般认为肩关节周围炎自然病程在 1 年以内，较长者可达 2 年以上，虽然部分肩关节周围炎患者可自行痊愈，但时间长、痛苦大，功能恢复不全。

现代医学对肩关节周围炎的病因尚无明确肯定的结论。1872 年，Duplay 首先提出"肩关节周围炎"这一病名，认为肩峰下滑囊炎是引起本病的原因。1945 年，Neviaser 通过 10 例手术探查所见，认为真正的病因是粘连性关节囊炎。1990 年，王惠生等通过新鲜尸体标本解剖研究，并在临床关节造影、关节镜检查及手术探查的基础上，提出喙肱冲击症是导致原发性肩关节周围炎的主要原因。

肩关节的解剖特点是活动度大而滑液囊亦较多，其中对肩关节的发病影响最大的是肩峰下滑液囊、喙突下滑液囊、三角肌下滑液囊。此三个滑液囊中，任何一个发生炎症或变性，都会引起滑液囊粘连，出现肩关节周围炎的症状，其中肩峰下滑液囊对肩关节周围炎的影响尤为突出。肩部喙肱间隙内的肩关节囊在肩部活动时，由于受到长时间的挤压，造成局部组织不同程度的缺血、组织坏死及相邻的组织炎性反应，从而出现肩部活动障碍、疼痛症状。

肩关节周围炎的病理基础早期是随着年龄增长和慢性劳损，导致肩关节囊结缔组织退化变性，表现为充血、水肿或痉挛及炎性反应致纤维变性、瘢痕形成，属炎症瘀滞期，以疼痛为主（凝结）；至后期出现关节滑膜及邻近组织缺血、坏死、炎性粘连和进行性肌萎缩、肌挛缩、关节滑膜囊变性，或局部组织机化和瘢痕化，属冻结僵硬期，以肩活动受限为主（冻结）。肩关节周围炎的病程规律可以概括为凝结（freezing）-冻结（frozen）-缓解（thaw），这实际上是一个连续发展的病程。

无论何种原因，造成肩部软组织非特异性炎症，最终均使关节囊及韧带失去弹性，关节囊增厚而收缩，关节腔容积可由正常时的 20～35ml 明显缩小，甚至减少至 3～5ml，限制肩关节活动。

肩部疼痛、压痛、活动不便，睡觉时不能压迫肩部，甚至夜间痛醒，肩关节在被动外展时出现耸肩。后期表现为肩部粘连，活动功能障碍，不能背手、梳头、穿衣、洗脸等，局部肌肉僵硬紧张或肌肉萎缩。

肩关节周围炎发病病程长而痛苦大，严重影响患者的生活质量，故应及早治疗。目前临床对肩关节周围炎的治疗方法有很多种，对于疼痛严重者，可服用镇痛剂，局部采用热敷疗法、超声波治疗、微波治疗、激光治疗仪、封闭治疗、肩关节液压扩张术等。中医采用针灸、小针刀、按摩、穴位注射、内服中药等，以疏筋活血、通络止痛，改善局部血液循环，促进肩关节周围劳损的修复，是很好的治疗方法。

一 吴云定对肩关节周围炎的认识

吴云定认为,肩关节周围炎主要的发病原因是肩关节周围软组织退行性改变,受风寒湿邪侵袭，肩关节周围韧带、肌腱等长期劳损，肩部外伤和肩部活动减少等。以上原因均可引起肩关节周围软组织急慢性、无菌性炎症反应，渗出、水肿，日久导致肌腱、关节囊粘连，影响关节的功能活动。

（1）外来暴力：主要是由于受到突然而来的外力，造成肩关节周围软组织包括肩关节滑囊损伤，使软组织充血水肿，当血肿及水肿消退后，肩关节周围软组织及关节囊亦随之开始粘连。

（2）外感风寒：常见于中老年人与体质虚弱的人，此类人抗病能力差，易受风寒，寒客经脉，气血凝滞，脉络瘀塞导致筋脉拘挛，肢体屈伸不利。

（3）慢性老损：多见于肩部超负荷劳动或肩部活动减少的人，由于长期肩部负荷过重或肩部长期处在一种姿势状态下工作，导致肩关节周围软组织过度疲劳，引起软组织慢性炎性反应，日久造成关节囊变性粘连。

（4）内分泌功能紊乱：常见于50岁左右的人，此年龄的人，身体各方面功能开始逐渐减退，内分泌功能亦开始紊乱与减退，肩关节滑液囊内分泌的滑液减少，肩关节的润滑度随之下降，导致肩关节囊壁与囊壁产生粘连。近年来，也有研究认为，糖尿病或高血糖状态也与肩关节周围炎的发病息息相关。

二 吴云定对肩关节周围炎的治疗

吴云定认为，基于以上病因病理，消除肩关节周围炎症、扩张粘连的关节滑液囊和关节腔是解决患者痛苦的主要治疗原则。对于疼痛不甚者，通常采用局部热敷、按摩、外敷膏药的方法，也可适当采用中西药配合治疗。对于疼痛较剧烈，影响睡眠的患者，推荐采用穴位注射的方法治疗。对于粘连较重的患者，推荐采用手法治疗，并且要加强练功，恢复关节的活动度。

（一）中药治疗

（1）风寒湿证：祛风散寒，温通经络，以羌活胜湿汤等祛风散寒化湿类中药加减。

（2）瘀滞证：活血祛瘀，舒筋通络，以舒筋活血汤等活血化瘀类中药加减。

（3）气血虚证：补益气血，以八珍汤等补益气血类中药加减。

中药外敷可选用祛风温经通络的风湿膏或宿伤膏。

（二）手法治疗

手法治疗肩关节周围炎，从目前临床治疗方法上看，是一种较有效的措施。

通过运用手法后，使挛缩关节囊松弛，炎症水肿吸收，帮助松解组织粘连，但手法力度必须由轻到重，在操作中必须柔和，切忌粗暴，以免引起局部组织再次损伤、出血，否则关节也必然随之而进一步粘连。手法操作如下。

（1）令患者取坐位，术者站其患侧，一足踏在凳子上，嘱患者将患肢搁在术者膝部，使患肢处于放松状态，先用虎口推揉法，在肩前、外、后侧来回推揉，再用拇食指推揉法，推揉并按压肱二头肌、冈上肌、冈下肌、三角肌及大小圆肌5～10分钟，同时点按肩髃、肩井、曲池、合谷等穴。

（2）术者一手压住患侧肩峰，不使肩部耸起，并将患肢搁在术者上臂，徐徐将患臂外展抬高，当抬到一定高度时用拇指推揉法推揉并弹拨肱二头肌、大小圆肌5～10分神。

（3）术者站立患者外侧，一手握住患肢前臂，将其旋向身后，肘部屈曲并逐渐使患臂从身后向上抬高，而后用拇指推揉法，点揉肩前部位各个疼痛点，再用虎口推揉法，推揉肩外侧肌群。

（4）将患侧手部放到对侧肩部，术者一手托住患者肘部，缓缓用力向健侧方向牵拉，并用拇指推揉、点按患肢肩后侧、肩外侧疼痛点。

（5）术者站立患者后侧，一手固定肩关节，一手握住患肢肘部，将患肩做前后环转活动，向前、向后各环转5～7次。

（6）术者站立患者前侧，患者手臂伸直外展，术者一手固定患者肩部，一手握住其腕部，慢慢向下做拔伸，并同时向前、向后两个方向旋转各5～10次，再用两掌根在肩前后侧推揉，术者然后用双手握住患肢腕部，用提抖法抖动肩关节。以此作为手法操作的结束动作。

（三）关节腔注射疗法

关节腔或滑囊内注射药物仍是目前疗效最好、最简便、痛苦最小、价格最低廉的治疗手段。吴云定认为，穴位注射疗法即是此种方法之一，取中医经络腧穴中的肩前、肩髃、臑俞三穴，采用注射针直刺分别到达三角肌下滑液囊、肩峰下滑液囊、喙突下滑液囊，从而能够使药物直达病所，并且能够扩张粘连、缩小关节腔。

（四）练功疗法

吴云定认为，积极的功能训练和细致的日常养护对肩关节周围炎的防治尤为关键。初期病痛较剧烈时，适当运动，不强调过度功能锻炼；中后期以改善肩关节功能为主，应强调运动和功能锻炼。加强患肢功能锻炼，可以根据病情的轻重程度，安排活动的方法。可以做双手爬墙、背后拉手等上肢运动，扩胸运动，肢体环形运动，也可以做用力抓门框等动作。患者要逐渐从小到大地加强肩关节运动量，进行循序渐进、持之以恒、由慢到快的锻炼，目的是松解粘连，促使关节恢复功能。大部分患者经上述治疗和锻炼都能获得满意效果。

利用运动方法治疗肩关节周围炎经济简便、安全有效，颇受患者欢迎。通过自行运动锻炼，自我按摩，伸缩肌肉，活动关节，消除局部肌肉紧张和痉挛，促进血液循环，增强肩周围肌肉、韧带的弹性，防止粘连，达到止痛和保持一定功能的目的。

（1）滑轮运动法：患者立于滑车下，以绳穿过滑轮，两手伸直握绳，做上、下运动（前拉）；两臂伸直测平举，做上下拉绳运动（侧拉）；健肢前平举握绳，患肢后伸握绳，做前后上下拉绳运动（后拉）。注意用健侧提拉患侧，防止用力过大。

（2）持棒运动法：两足分立与肩同宽，两手持一根木棒分别做上举、侧举、后伸、颈后屈臂左右环转运动。

（3）爬（摸）墙运动法：正面或侧面对墙，距离一臂远，伸直患臂以指尖触墙，沿墙缝慢慢上移，以达最高限度，再沿墙缝归回原处。

（4）徒手运动法：较以上运动方法更为简便，随时可以进行锻炼，其疗效也比较可靠。吴云定推荐以下方法供患者使用。

1）患肩上肢前伸高举，继而向对侧肩关节高举，并由上向下垂直对侧肩头。

2）患侧肘关节屈曲，先摸同侧头顶，再摸对侧头顶。

3）患侧手臂放于后伸位，练习后伸摸背，尽量触到对侧肩胛骨，以加大肩关节后伸、内旋活动。

4）坐、立位均可，肘关节屈曲成90°，两肩上耸（耸肩），由弱到强。

5）弓箭步，做两臂前后交替摆动（前后甩手），或两脚分开站立，上体前屈，两臂下垂，同时向左右外展（左右甩手），幅度尽量大。

6）两足分开站立，患侧臂伸直由前向后、由后向前按顺时针、逆时针方向做画圆圈运动（肩环转）。

7）双手相互握拳，放在头部上方，逐渐向头顶方向伸展到最大范围，使肘关节伸直（冲天炮）。

8）两足分开站立，向前弯腰90°，患臂自然下垂，由外向后，由后向前，由小到大进行画圈活动，至最大限度。

9）取半蹲位，双手握拳，肘关节屈曲，前臂旋后，由腋下向前伸出，而后做外展外旋，又将前臂置于旋后位，从背后收回到腋下，再反复数次。即前臂做画圈活动的同时，使肱骨和肩关节做内旋和外旋活动。两臂交替以上动作。

运动功能锻炼，应注意以下事项：①必须持之以恒、循序渐进才能收效。

②因人制宜，根据个人体质强弱、年龄差异、病情轻重等不同情况，选用不同运动方式。③时间、次数及运动量应因人而异。运动量由小到大，逐步增加，不能操之过急。④锻炼时间应根据个人情况，以晨起和睡前为好。⑤用力要柔软缓和，切忌用力过猛。即动静适度，要尽量使全身肌肉、关节都得到锻炼。

对于肩关节周围炎的防护：①夏季避免肩部久吹风扇，有空调房间应远离风口，以防风寒湿邪侵入，冬季睡觉时防止肩露被外受凉。②肩关节周围炎患者在各期均可以进行锻炼，在早期可以预防粘连，在中期可以阻止粘连进一步发展，改善关节活动并预防冻结肩，在后期又可以解除冻结，有利于关节功能恢复，活动锻炼应适量防止过猛、过快、过量，避免新的损伤。可做柔软体操、太极拳、练功十八法等，不仅使局部血液循环畅通，还可以加强肩部关节囊及关节周围软组织的功能，从而预防肩关节周围炎加重。肩关节周围炎发生后，最重要的是及早进行患侧肩关节主动的和被动的功能锻炼，如弯腰垂臂摆动、旋转、双手爬墙、侧身爬墙、拉滑车等。要忍痛坚持锻炼。无论是主动的或被动的活动，患者都会感到疼痛，而且肩部功能的恢复不会很快，但只要坚持下去，是可以痊愈的。若因怕痛，肩关节长期不动，肩部的肌肉，特别是三角肌就会发生萎缩，对肩关节正常功能的恢复是不利的。③由于骨折引起的肩关节周围炎患者，应待骨折完全愈合后，方能进行适量的手法治疗。④有高血压、心脏病患者用力不可过猛，需谨慎从事。

三 案例举隅

病例：林某，男，66岁，2006年4月10日就诊。

主诉：右肩肘痛数月，伴右肩活动受限。

现病史：数月前起右肩疼痛、活动受限，夜间疼痛明显，无外伤，曾经推拿及药物治疗，右肩痛无好转。原有颈椎病史及网球肘史。

体格检查：右肩前压痛，右肩后伸限制，上举120°，拇指摸脊 T_{10}，左肩拇指摸脊 T_4。舌偏红，脉偏细。

中医诊断：漏肩风（风寒型）。证属风寒湿邪外感，邪入经络，壅阻气血不和，血瘀凝滞，筋缩不伸，拘挛疼痛。

西医诊断：右肩关节周围炎。

首诊治疗：

（1）中药：治拟舒筋活血，祛风通络止痛。自拟方：桂枝9g，威灵仙9g，桑枝9g，白芍9g，丹参9g，川芎6g，延胡索9g，伸筋草9g，秦艽9g，千年健12g，羌活9g，葛根9g，防风9g，防己9g，14剂。

（2）功能训练：双手爬墙，前后旋转，背后交替拉手。

（3）宿伤膏外敷。

（4）热敷、自我按摩肩前部。

二诊：2006 年 4 月 25 日。肩痛好转，检查：右拇指摸脊 T_9，舌偏暗，脉偏细。继前法治疗，原方加胆南星 9g，14 剂。

三诊：2006 年 5 月 9 日。疼痛好转，检查：右拇指摸脊 T_6，舌偏暗，苔润。继前法出入，原方加三七粉 4g，地鳖虫 9g，茯苓 9g，14 剂。

四诊：2006 年 5 月 23 日。症状明显好转，右拇指摸脊 T_5～T_6，肱二头肌仍有压痛，脉缓，苔薄腻。继舒筋通络，佐以健脾理气，原方加川木瓜 9g，陈皮 6g，14 剂。

五诊：2006 年 6 月 6 日。右肩疼痛明显减轻，夜寐差，舌偏暗，苔薄，仍原法进退，拟舒筋活血，通络安神，原方加珠灯心 4 扎，夜交藤 9g，合欢皮 9g，14 剂。

六诊：2006 年 6 月 20 日。右肩痛已基本消失，检查：右肩外展、上举均无限制，后伸可，拇指摸脊 T_4。前法出入巩固疗效。原方去三七粉、地鳖虫，加红枣 5 枚，竹茹 9g，甘草 9g，14 剂。

随访：2006 年 6 月底，偶有右肩痛，活动基本正常，劳累后有不适感。

（孙　波　王志泉）

第七节　骨质疏松症

骨质疏松症是一种与增龄相关的骨骼疾病，以低骨量和骨组织细微结构改变为特征并导致骨脆性增加、骨强度降低，易于骨折，是全身性代谢性疾病，是中老年人尤其是绝经后妇女的一种常见病。

骨质疏松症的发生与激素调控、营养状态、物理因素、免疫功能、遗传基因等均有关联，在老龄化社会中发病率高、危害大，严重影响着老年人的生活质量，其发病机制为骨代谢平衡紊乱，骨形成减少，骨吸收增加，骨吸收大于骨形成。由于发病原因不同，可将骨质疏松症分为原发性骨质疏松和继发性骨质疏松两类。原发性骨质疏松在临床上比较多见，主要表现为 3 种：妇女绝经后由于激素缺乏引起骨质疏松、老年人由于多种因素引起骨质疏松和特发性骨质疏松。其特点为低转换型骨代谢，女性一般在 65 岁以上，男性一般在 70 岁以上。

骨质疏松症初期通常没有明显的临床表现，因而被称为"寂静的疾病"或"静悄悄的流行病"。但随着病情进展，骨量不断丢失，骨微结构破坏，患者会出现骨痛，脊柱变形，而骨质疏松性骨折则是老年性骨质疏松症最严重的后果。

中医药治疗骨质疏松有其优势，施氏伤科结合现代医学研究成果，在中医理论指导下，经过多年临床实践，对于骨质疏松的治疗形成了一套行之有效的方法。吴云定从事骨伤临床、教学及科研工作40年余，全面继承了施氏伤科对骨伤科疾病诊疗的学术思想，对骨质疏松症的诊治，有着长期深入临床实践经验，擅长中医药防治骨质疏松症，并具有独到的见解。

骨质疏松症属中医学"骨痹""骨痿"范畴，因此，补肾就成为中医治疗骨质疏松症的关键所在。吴云定根据多年来治疗本病的临床经验认为，骨质疏松症是老年人的常见病、多发病，因衰老所造成，多与肾虚、脾虚、血瘀三个因素有关。

《素问·六节藏象论》中说："肾者，封藏之本，精之处也，其华在发，其充在骨。"绝经后骨质疏松症的发病与肾之精气亏虚有着十分密切的关系，肾虚是绝经后骨质疏松症的主要病机。

吴云定认为，中医证型是治疗的关键，但目前没有统一的辨证分型标准。从中医的整体观、平衡观、辨证观出发，他认为治疗上重在补益先后天，多以补肾健脾为法。其中，补益肝肾中药能促进骨矿物质的沉积，增强成骨细胞活性，减少破骨细胞生成和抑制破骨细胞活性，使骨形成明显提高，骨吸收显著下降。

一 基本处方

吴云定治疗骨质疏松症的方药如下。

（一）温补肾阳

功效主治：温补肾阳，和营通络。治肾阳虚弱。
组成：熟地黄、山药、山茱萸、茯苓、补骨脂、枸杞子、杜仲、陈皮、桂枝、附片、当归、川芎。

（二）壮水育阴

功效主治：壮水育阴，和营通络。治肾阴不足。
组成：生地黄、山药、山茱萸、茯苓、牡丹皮、泽泻、续断、杜仲、牛膝、陈皮、当归、白芍。

　　临床上根据患者的不同症状，在基础方上灵活加减应用，酌情随症加减：肾阴不足者，可酌加生地黄、枸杞子、女贞子等。肾阳衰微者，可酌加巴戟天、肉苁蓉、淫羊藿等。阴阳两虚者，可酌加黄精、山药、制附子等。肝郁气滞者，可酌加柴胡、郁金、乳香、没药等。肝肾阴虚者，可酌加山茱萸、川续断等。脾胃虚弱者，可酌加白术、薏苡仁、山药等。

　　根据多年临经验总结，施氏伤科遴选出十多味具有强筋骨、温肾滋阴、活血通络作用的中药，创立了用于治疗原发性骨质疏松症的自制制剂归龟壮骨片。该方以狗脊平补肾气，强健筋骨；补骨脂固本利骨；巴戟天、淫羊藿壮阳固肾；紫河车、龟甲胶精血之品大补元阴，填补精血，配伍知母泻肺滋肾，丹参、当归等活血通经止痛。我们以补肾益气为原则，以上述这些药物为基础，加上每日 1g 活性钙（即元素钙 66.6mg），从而使肝肾得以滋养，后天得以补给。吴云定将施氏伤科自制制剂归龟壮骨片作为治疗骨质疏松症的主要药物，建议患者长期服用，服药后全身或腰脊疼痛等临床症状改善尤为明显，减少了骨折发生，具有良好的治疗效果。

　　在治疗本病时，吴云定还主张中西医结合，除运用中医中药进行辨证论治外，还需结合西药对症治疗。首先对于一些剧烈疼痛的患者必须尽快缓解疼痛，有利于患者坚持治疗，可予以短期服用消炎止痛药或注射降钙素。

二 案例举隅

　　病例：范某，女，62 岁，2016 年 10 月 22 日就诊。

　　主诉：腰背酸痛多年，加重 3 个月。

　　现病史：腰背酸痛多年，身高减低，轻度驼背，有肋骨骨裂史，曾诊断为"骨质疏松症"，多次在我院伤科门诊就诊。3 个月前，自觉腰背酸痛加重，畏寒怕冷，二便未见异常。2016 年 9 月外院骨密度示 L_2～L_4 椎体-2.5SD。

　　体格检查：腰部活动屈曲 90°，后伸 20°，左右侧伸 30°，下胸段、上腰段后突，棘旁压痛（+），直腿抬高试验 75°。舌淡红，苔白腻，脉沉细。

　　中医诊断：腰痛（肾阳虚证）。证属肝肾不足，经络痹阻。

　　西医诊断：骨质疏松症。

　　首诊治疗：

　　（1）中药：治拟温补肾阳。自拟方：熟地黄 9g，怀山药 9g，山茱萸 9g，当归 9g，川芎 9g，枸杞子 15g，续断 12g，狗脊 9g，怀牛膝 20g，杜仲 9g，陈皮 5g，鸡血藤 9g，7 剂。

　　（2）依降钙素（1ml）2 支，每周肌内注射 2 支。

　　二诊：2016 年 10 月 29 日。患者腰背部酸痛症状稍减，舌偏红，苔微黄腻，脉沉细。上方加黄芩 12g，龙胆草 15g，方用 14 剂。予依降钙素（1ml）4 支，每周肌内注射 2 支；宿伤膏 6 帖局部外敷。

三诊：2016 年 11 月 12 日。患者腰背部酸痛明显缓解，舌偏红，苔微黄腻，脉沉细，原方继用 14 剂。予依降钙素（1ml）4 支，每周肌内注射 2 支；宿伤膏 6 帖局部外敷。

随访：2 个月后电话随访，患者腰背部疼痛基本缓解，嘱其腰背部功能锻炼，劳逸结合。

（季　伟　詹炜祎）

第八节　膝关节骨关节病

膝关节骨关节病是指由于膝关节软骨变性、骨质增生而引起的一种慢性骨关节疾患。在临床上主要表现为膝关节疼痛和不同程度的功能障碍，部分有关节肿胀、积液，严重影响患者的生活质量；X 线片表现为关节间隙变窄，关节边缘骨赘形成，软骨下骨硬化和囊性变。本病又称为膝关节增生性关节炎、退行性关节炎及骨性关节炎等。本病是影响中老年人活动的最常见原因，致残率高达 53%。本病多发生于中老年人，也可发生于青年人，可单侧发病，也可双侧发病，女性多于男性。55 岁以上人群中 X 线片有膝关节骨关节病表现者约 60%，其中 35%～50% 有临床表现。

原发性膝关节骨关节病的病因目前尚未完全明了，一般认为与以下因素有关。①年龄：从中年到老年，随年龄增长，由于关节多年积累性劳损，常发生关节软骨退行性变。②性别：男女均可受累，但以女性多见，尤其是闭经前后的妇女，说明本病可能与体内激素变化有关。③体重因素：肥胖和粗壮体型的人发病率较高。体重超重势必增加关节负重，促成本病发生。④关节损伤和过度使用：任何原因引起关节形状异常都可改变关节负荷的传送，对关节软骨面局部的负荷和磨损增加而造成骨性关节炎。⑤骨密度：当软骨下骨小梁变薄、变硬时，其承受压力的能力下降。因此骨质疏松者膝关节骨性关节炎发病率较高。

一 吴云定对膝关节骨关节病的诊治经验

膝关节骨关节病在古代文献并无相应名称，但从其症状表现，当属于中医学"骨痹"范畴。吴云定对膝关节骨关节病的认识可概括为本虚标实之证。本虚为肝肾不足，标实为瘀阻脉络，或感风、寒、湿、热等外邪。在治疗上，多以"补虚祛邪，活血通络"为治疗大法。

吴云定认为,膝关节骨关节病为临床常见疾病,诊断并不困难,大多数患者经过治疗或休息后会较快恢复,但容易复发,中医药疗法在治疗膝关节骨关节病及控制症状中有其独特的疗效及特色。在治疗之时,除要解决患者突出表现的症状外,还要减少复发的机会。故吴云定在治疗时采用内与外结合,扶正与祛邪相结合的方法,外用宿伤膏外敷,活血消肿,舒筋通络;内服活血通络,补益肝肾药物。

1. 中药内治法

(1)风寒湿痹证:治以祛风散寒,化湿止痛。处方:桂枝 5g,荆芥 12g,防风 12g,防己 20g,威灵仙 12g,川牛膝 9g,鸡血藤 12g,黄芪 20g,生薏苡仁 9g,伸筋草 15g,制南星 9g,制川乌 5g,制草乌 5g,三七末 4g(吞),蕲蛇 5g,当归 9g,赤芍 9g,川芎 5g,陈皮 5g。

方中蕲蛇性寒味咸,入肝、脾、肺三经,舒筋通络,祛风化湿,属灵动之品,走经络,通血脉;川乌、草乌性温味辛,温通辛散,性猛祛风,能逐风寒湿邪,温经止痛。诸药配伍,风寒湿邪得去,筋脉气血得通,共为主药。荆芥、防风、防己祛风化湿,有助散寒化结,通利腰脚,共为臣药。当归、赤芍、川芎、三七末活血化瘀,通络止痛,使血行气活,经脉通畅;桂枝温阳化气,威灵仙、伸筋草、鸡血藤、制南星祛风湿,通经络,生黄芪益气,生薏苡仁健脾,陈皮理气,共为佐药。川牛膝通络引经,为使药。诸药合用,共奏疏风化湿,散寒通络,活血止痛之功。

(2)风湿热痹证:治以疏风清热,祛湿止痛。处方:桂枝 6g,防风 12g,防己 12g,威灵仙 9g,川牛膝 10g,猪苓 15g,赤苓 15g,牡丹皮 9g,泽泻 9g,炒苍术 9g,黄柏 9g,知母 9g,茯苓皮 9g,白芍 20g,蕲蛇 6g,制川乌 5g,制草乌 5g,三七末 4g(吞),当归 9g,赤芍 9g,川芎 5g,陈皮 6g。

(3)肝肾亏虚证:治以补益肝肾,通络止痛。处方:当归 9g,赤芍 9g,川芎 5g,党参 15g,黄芪 20g,生地黄 10g,熟地黄 10g,枸杞子 9g,杜仲 10g,桑寄生 9g,怀牛膝 10g,补骨脂 10g,鸡血藤 9g,秦艽 9g,独活 9g,川续断 10g,广木香 6g,佛手 6g,陈皮 6g。

2. 外治法　根据病情采用施氏宿伤膏、吊伤膏等外敷,亦可选用壮筋通络洗方或舒筋活血散熏洗患处。

3. 手法治疗　膝关节骨关节病采用手法推拿,疗效显著。通过手法可缓解肌肉紧张和痉挛,改善局部循环,松解粘连,防止关节囊、韧带挛缩,滑利关节,恢复关节活动,在进行手法治疗的同时,应鼓励患者积极配合,进行有利于恢复关节功能的自身锻炼。具体操作分述如下。

(1)拇指推揉法:患者取坐位,术者坐在一小凳上,将患肢小腿下端置于自己大腿前侧,用拇指在膝关节周围做由轻到重的推揉,沿膝关节周围反复推揉数遍。

（2）虎口推揉法：虎口推揉髌骨四周，内、外侧副韧带，股四头肌肌腱处，力量可逐渐加重，直至所推部位的皮肤产生一定的热度，并用拇指深压刺激阴陵泉、阳陵泉穴。

（3）掌根搓揉法：术者用双手掌根部紧贴在患者膝关节内、外侧，利用大、小鱼际为力点，做一定力量的快速旋转手法，逐渐移至膝关节前后侧，反复数遍。

（4）推动髌骨：用双手拇、食二指做髌骨上、下、左、右推动手法，松解髌骨，改善髌股关节粘连。

（5）弹拨法：术者用四指依次在股四头肌肌腱、髌韧带、腘窝、腓肠肌处弹拨3～4次，并在腘窝部相当于委中穴处刺激该部血管神经束。

（6）刺激膝眼：术者用双手拇指强力刺激两侧膝眼部，直至患者感到极度酸胀为止。

（7）环膝转动法：患者取坐位，仰靠在椅背上，双手撑在凳面上，以防身体滑移，术者站于患者前侧，用自己两膝内侧紧紧夹住患侧小腿的下1/3，然后再用双手环抱在患肢膝关节内外侧，做由内向外或由外向内的环摇转动膝关节的手法。

（8）膝关节被动伸展：患者仰卧于床上，术者用双手压在髌骨上、下缘，逐渐加力向床面做按压、放松、再按压的手法。

（9）膝关节扳法：患者坐于床边，膝后腘窝部置于床沿边缘，以患肢大腿与床面为杠杆，术者一手用力压住患者膝上部，另一手紧握住小腿远侧端，逐渐下压做被动屈膝关节活动。

以上（8）、（9）两种手法用力的大小应控制在患者对疼痛能够忍耐的范围内，另外还应顾及患者体质的强弱、年龄的差异，切忌猛用暴力，以免加重膝关节损伤。

（10）最后重复（1）法。

二　案例举隅

病例：龚某，女，68岁，2016年12月5日就诊。

主诉：左膝疼痛，活动受限1个月。

现病史：患者1个月前受冷后出现左膝疼痛，跛行，下楼梯时疼痛加重。

体格检查：膝关节屈伸活动受限，无红肿，膝关节内侧缘压痛（+）。舌淡红，苔薄白，脉沉紧。

中医诊断：膝痹（风寒湿型）。

西医诊断：膝关节骨关节病。

首诊治疗：

（1）中药：治以祛风散寒，化湿止痛。处方：桂枝 6g，防风 9g，防己 9g，威灵仙 12g，炒白芍 20g，怀牛膝 10g，净麻黄 3g，伸筋草 15g，广独活 6g，细辛 3g，全蝎 3g，蜈蚣 3g，当归 10g，制香附 10g，赤芍 9g，川芎 6g，陈皮 6g，三七末 4g（吞），14 剂。

（2）施氏宿伤膏 10 帖外用，活血通络止痛。

二诊：2016 年 12 月 9 日。患者左膝疼痛较前好转，苔脉同前，上方加油松节 9g，甘草 9g，14 剂。

三诊：2017 年 1 月 9 日。患者左膝疼痛仍有，活动受限，查舌淡红，苔薄白，脉紧，原方加寻骨风 9g，透骨草 9g，14 剂，配合手法治疗。

四诊：2017 年 1 月 23 日。患者诉既往十二指肠溃疡病史，服用中药汤剂后泛酸，胃脘部不适，予上方去全蝎、蜈蚣、三七末、油松节，加炒谷芽 9g，炒麦芽 9g，六神曲 9g。继予膝关节手法治疗。

随访：2017 年 6 月 11 日。患者自诉效果颇著，膝关节疼痛明显缓解，活动较前改善。

（邵　铮）

第九节　类风湿关节炎、强直性脊柱炎

一　类风湿关节炎

类风湿关节炎（RA）是一种抗原驱动、T 淋巴细胞介导的全身性自身免疫性疾病。感染和自身免疫反应是类风湿关节炎发病的中心环节，而遗传、内分泌和环境因素则增加了患者的易感性。其发病具有一定的种族差异，印第安人高于白种人，白种人高于亚洲黄种人。类风湿关节炎在各个年龄中皆可发病，发病高峰在 30～50 岁。一般女性发病高于男性，男女之比为 1∶3。

类风湿关节炎病理表现为关节滑膜的慢性炎症、血管翳形成，并出现关节软骨和骨破坏，最终导致关节畸形和功能丧失。类风湿关节炎的主要临床表现为慢性、对称性、持续性关节肿胀和疼痛，常伴有晨僵。受累关节以近端指间关节，掌指关节，腕、肘和足趾关节最为多见；同时，颈椎关节、颞颌关节、胸锁关节和肩锁关节也可受累。中、晚期患者可出现手指"天鹅颈"及"钮扣花"样畸形，关节强直和掌指关节半脱位，表现为掌指关节向尺侧偏斜。除关节症状外，还可出现皮下结节，称为类风湿结节；心、肺和神经系统等受累。

类风湿关节炎的一般治疗有休息、急性期关节制动、恢复期关节功能锻炼、心理康复治疗。西医药物治疗有非甾体抗炎药，达到抗炎、止痛、退热及减轻关节肿胀的作用；抗风湿药，可延缓或控制病情进展；糖皮质激素能迅速改善关节肿痛和全身症状；生物制剂、植物药等，对缓解关节肿痛、晨僵均有一定作用。类风湿关节炎如果不经过正规治疗，病情会逐渐发展，甚至导致关节残毁畸形，功能丧失，具有很高的致残率。但治疗也基于对症处理，缓解临床症状，无特效药。

本病和中医学"痹证"相似，属于"鹤膝风""历节"等范畴。西医对类风湿关节炎治疗有局限性，药物的不良反应往往难以避免，而中医辨证论治对于类风湿关节炎的治疗具有优越性，并且对于其病因病机有着独特的认识。其病因繁多，病机复杂，历代医家归纳总结，虽侧重不一，但都认为其发生是内因和外因互相作用的结果。正虚是痹证发生发展的根本因素，发病之时，正虚又有肝肾不足、气血虚弱、营卫不固三种表现形式；发展过程中，既病之后，风、寒、湿、热、痰、瘀痹阻经络是本病病机的关键，并且与正虚同时存在，所谓至虚之处，必是容邪之所，正气旺盛，感邪后未必致痹，正气不足，气血两虚，复感风寒湿之邪，留着于经络关节，气血不通，则痰瘀形成，交结缠绵，关节变形、肿大。若病久入深，气血亏耗，肝肾虚损，筋骨失养，则重伤正气，本虚渐显。正虚贯穿着本病的整个发生发展过程，正虚为本，或因邪致虚，因虚致瘀。因此治疗上应注重扶正为先，才能做到邪去而不伤正，表固则邪难犯。吴云定继承古人论述，参考近代文献，结合多年的临床体会，对本病的病因、证候、脉诊、治法及方药加减变化进行了归纳整理。

首先，吴云定明确指出类风湿关节炎属于中医学"尪痹"的范畴，其病因是肝肾亏虚、气血不足，导致筋骨失养，风、寒、湿、热等外邪乘虚入侵机体而痹阻经脉；风、寒、湿、痰、瘀是病之标，肝肾亏虚、气血虚弱是病之本，寒热错杂、阴阳失衡，虚实相兼是本病的主要病理特点，而各种原因最终导致的"筋伤骨损"是本病的基本病机。吴云定认为本病早期患者关节肿胀、疼痛多为"筋伤"，而后期患者病情进展至关节畸形，则属于"骨损"，临床上"筋伤"与"骨损"不可截然分开，因此吴云定常以"筋伤骨损"并称概述本病的基本病理特征。

吴云定在临证治疗上推崇从本论治、调和阴阳、平补平泻，治疗目的主要是通过补益肝肾气血，祛除风、寒、湿、痰、瘀诸邪，预防和纠正"筋伤骨损"的形成及发展，从而减轻患者症状、控制病情，防止发展至骨关节畸形。此外，吴云定在辨证上主张注重整体观念：在本病早期多见湿热蕴结，中期则多为寒热错杂，晚期多以肝肾不足及气血两虚为主。吴云定强调本病治疗始终需注意"顾护脾胃"，还根据不同时期病理特点提出了不同的治疗原则和方法：在疾病早期和中期，患者关节肿胀明显，未见明显畸形，此时治疗上当以疏风清热、祛湿活血等驱邪为主，减轻"筋伤"并预防"骨损"；晚期患者肝肾气血亏虚，关节畸形，

"筋伤骨损"病理特征明显，当补益肝肾，调和营卫，制止"骨损"的进一步发展。吴云定还强调"肝主筋、肾主骨"，预防患者"筋伤骨损"的发生发展，必须补益肝肾，使"正气存内，邪不可干"，同时祛除风、寒、痰、湿、瘀等诸邪，外邪得解，则正气留存，此即"邪去正安"之意。

1. 辨证加减治疗

（1）湿热蕴结型：临床表现主要以湿热之邪著于关节引起的肢体关节酸痛、重着，肌肉麻木，局部关节肿胀灼热，活动受限等"湿邪重浊"和湿热之邪痹阻经络引起肌肉、关节失于濡润为特征。患者常伴有口渴，小便黄，大便硬或秘结，舌红或暗红，苔黄厚或白厚，脉弦数或滑数等湿热的特征性表现。吴云定指出治疗当以疏风清热、祛湿化浊为主法，可佐以活血止痛，使风湿热痹之气外疏，邪有出路，以达到舒筋活络之目的。吴云定临床擅用四妙散，方中以黄柏清热燥湿为君；生薏苡仁健脾利湿，苍术健脾燥湿为臣；佐以牛膝强腰膝并兼活血通络。吴云定指出，若患者湿邪痹阻引起关节肿胀甚者可酌加川草薢、绵茵陈、泽泻、威灵仙、木瓜之属以除湿柔筋；风气盛引起的疼痛明显者可加用防风、羌活、川芎、鸡血藤以活血祛风，取"血行风自灭"之意；热邪重而关节灼热、红肿明显者可配伍忍冬藤、白花蛇舌草等以清热；疼痛较剧烈者可配伍三七、姜黄以活血止痛，使"血行气行"，气血流通则疼痛可止，乃"通则不痛"之意。此方多用于类风湿关节炎初期或活动期，对于减轻"筋伤"——消除关节肿痛，防止"骨损"——预防骨关节畸形，改善关节的功能方面疗效颇佳。

（2）寒热夹杂型：临床主要表现为全身关节疼痛明显，关节屈伸活动不利，局部肿胀、发热，临床可伴见汗出恶风，口渴喜饮，头晕目弦，短气，温温欲吐，舌淡苔白，脉沉细，既有"寒邪"引起的拘挛疼痛，也有"热邪"引起的发热、口干等津伤之症。因此，吴云定结合众多医家的论著和多年治疗类风湿关节炎的临床经验，认为《金匮要略》所记载治疗历节病的"桂枝芍药知母汤"用药较为详尽，全方兼顾了风、寒、湿、热、虚、实，临证多用此方加减，该方中以桂枝、麻黄、防风行气温阳、散寒祛湿，芍药配知母和阴，白术伍附子助阳除湿止痛，生姜协甘草调胃和中，全方共奏通阳行痹，祛风除湿，和营止痛之功效。临证此方对于虚实夹杂和寒热不甚者用之尤良。因为此证型多见于中期患者，该期患者关节肿胀疼痛等"筋伤"症状明显，如不及时控制病情进展，多继续发展可出现以骨关节畸形为特征的"骨损"，因此治疗时控制"筋伤骨损"显得更为重要。

吴云定对于以桂枝芍药知母汤治疗类风湿关节炎，有诸多体会：①痹证之为病，乃外邪入内，气血痹阻不通，筋脉关节失于濡养而致，且易化火伤阴，一般病程较长，寒热互见，虚实夹杂。②头眩短气上焦痹，温温欲吐中焦痹，脚肿如脱下焦痹，又湿多则肿，寒多则痛，风多则动，热多则红，因此，风、寒、湿、热、痰、瘀俱有，上中下焦皆病，经络脏腑均涉及。③治疗痹证单用寒药恐湿凝不去，单用热药则热邪愈盛，伤阴更剧，而致气阴俱伤。阴液受损不能滋，因滋阴补虚恐恋邪不去。风、寒、湿、热四邪俱有，却不能过用逐邪药物，恐伤正气。应用平补平泻又恐逐邪不动。④桂枝芍药知母汤以桂枝为主药，善于温经通脉，调合营卫。巧妙之处在于知母一味，性苦寒而质不燥，既能清气分实热，又可清肾经虚火。清热不伤正，滋阴不恋邪。附子行药势，为开痹之大剂，防风祛风除湿，白术健脾补虚，燥湿除痹。桂枝、芍药、知母、甘草合用，养阴清热，调和营卫，充益五脏之气，和血脉，利湿消肿。麻黄、附子、桂枝合用，温阳散寒、祛风止痛。生姜、甘草和胃调中。全方寒热并用，各有所宜，清热散寒，祛风除湿，活血通络。但仍以温阳祛湿为主，并发散风寒，行痹止痛。临床应根据病情，适当加减。⑤患病时间长，病情重的顽固性痹证，仅用植物类药物恐嫌药力不够，需加全蝎、蜈蚣、乌梢蛇、白花蛇、蜂房、僵蚕等通络力佳之品。还可加活血药，以求血行风自灭。⑥本方在《金匮要略》中用作汤剂，临床可以汤散并用。急则汤剂，缓则散剂。因麻黄、桂枝、附子烈性之品颇多，服之过多过急，可引起不良反应。又本病多是慢性疾患，散剂较汤剂服用方便，尤适于煎药不便或长期服药者。

（3）肝肾亏虚型：类风湿关节炎属于顽痹，迁延日久，缠绵难愈，无论起病时体质如何，日久大多气血亏耗，肝肾亏虚，痹证治疗后期疼痛基本缓解，肿胀大多消退时，更要注意补肝肾、强筋骨、益气血，以巩固疗效。"五脏之真，惟肾为根"。肝主筋，肾主骨，尤以肾主骨生髓，寓命门真火，藏元阴元阳，为人体一切生命活动的动力源泉，肾阳助胃腐熟水谷，助脾化气行水，助膀胱蒸腾化气，"胃为鼎釜，肾为薪火"，临床大量实践证明，类风湿关节炎治疗在用虫蚁搜剔祛邪除风时必须配合补肝肾、益气养血药，方能取效。该型多为患者久病不愈，耗伤肝肾精血，肝肾正气不足，驱邪无力，致使外邪久羁不去，外邪又继续耗损肝肾气血，肝肾亏虚和气血虚弱与风、寒、湿、痰、瘀诸邪相互影响，使病情反复难愈，病势缠绵。疾病早期风、寒、湿、热之邪外合肌肉血脉，久之"内舍于其所合之脏腑"肝肾，而导致筋骨同病，筋伤骨损出现关节畸形。后期肝肾精血进一步耗伤而更加亏虚，精血不能濡养肌肉、筋骨，正气无力驱邪外出，风寒、湿、热之邪胶着难去而正气更虚又加重邪气的滋生，如此反复恶性循环，病情不愈终至关节畸形，甚至废用。临床多见患者面色无华，疲乏无力，腰膝酸软，肢体关节畸形、肿胀疼痛，肢体屈伸活动不利，可伴有双下肢或颜面浮肿，夜尿清长频数，妇女月经量少色淡，舌淡胖，苔白滑或白腻，边有齿印，脉细弱或沉迟。吴云定指出，该期治疗应当补益肝肾为主，兼以调和营卫，尽可能控制"骨损"的不断进展是治疗后期尪痹的关键，临证多用独活寄生汤加减。乏力、气短等气血亏虚明显者可加用黄芪、党参、鸡血藤、何首乌之类益气生血；潮热盗汗等阴虚明显者可配伍女贞子、旱莲草、玉竹等养阴生津以退虚热；纳差、腹胀明显者，考虑脾健运失职，胃纳化失常，可加用四君子汤及助消化之鸡内金、砂仁、谷芽以健脾益胃，巩固后天之本，促进气血的生化，此举常可改善患者体质，减轻病痛，取得"脾健湿邪可去，气旺顽麻自除"的作用。

2. 用药特色

（1）善用搜风通络，走窜力甚的虫蛇类药物：重证类风湿关节炎仅用一般草木祛风除湿之品，均难奏效，必须用搜风通络，走窜力甚的虫蛇类药物，方有效验，其功专而力捷，远非一般草木之品可比。对于久病入络、痰瘀互结，深入骨骱必以虫蚁药搜剔络中之邪。临床证明虫类药多偏咸辛，辛能通络，咸能软坚，因而有攻坚破积、活血祛瘀、息风定惊、通阳散结之功能。此外，虫蛇类药物擅长搜剔风寒湿邪，驱寒蠲痹，对于痹阻凝滞不除，迁延日久，深入骨骱之重证类风湿关节炎，坚持长期治疗，可获良效。其中，全蝎走窜之力迅速，搜风开痹通络，为顽痹要药，地龙性味偏寒，有通经活络、清热利水之功，对于风湿热痹或下肢痹痛者最宜；乌梢蛇善行而祛风，为治疗诸风顽痹之要药；蜈蚣用于风湿痹痛，有良好的通络止痛效果；地鳖虫破血逐瘀，接骨续筋，疗伤止痛，用于类风湿关节炎之痹痛屡获良效。对于关节疼痛，畏寒怕冷再配以川乌祛风湿，除沉寒痼冷，对于关节僵肿、屈伸不利之类风湿关节炎尤为适合。然而上药皆属除邪之品，只顾祛邪不知扶正则邪亦不能除，故配合当归、白芍、生地黄等养血和血、滋阴扶正才能相得益彰。

（2）辨病位用药：中医的灵活绝妙之处在于加减。由于类风湿关节炎是多关节疼痛的疾病，而中药都有各自的性味归经、功效偏向，吴云定常两者相合，使药物直达病所，取得事半功倍的效果。如颞颌关节受累，张口受限者，可选白芷、细辛。白芷为阳明经引经药，而足阳明胃经"循颊车，上耳前"，其循行路线经过颞颌关节处。细辛可开窍，《神农本草经》言其可"主……百节拘挛，风湿痹痛……利九窍"，故细辛用以开骨窍，止疼痛。项背拘挛不舒者，可加葛根。葛根长于升津舒筋，可缓解项背强痛。而且葛根为阳明经引经药，手阳明大肠经"出髃骨之前廉，上出于柱骨之会上"，循行部位经过项背。病及两肩关节，症见关节疼痛，上抬受限者，可加川芎、桂枝、麻黄以祛风除湿，温经止痛。上肢疼痛为主，可加姜黄、羌活。姜黄长于行肢痹而除痹痛，羌活善治上半身之风寒湿痹，肩背肢节疼痛。下肢疼痛为主者，可加独活、川牛膝。《本草正义》言独活"专理下焦风湿，两足痛痹，湿痒拘挛"。川牛膝性专下行，《医学衷中参西录》云："原为补益之品，而善引气血下注，是以用药欲其下行者，恒以之为引经。"两踝关节受累，症见肿胀疼痛，行走困难者，可选地龙、钻地风。《本草纲目》言地龙"性寒而下行……治足疾而通经络也"。钻地风可舒筋活络，祛风活血，《植物名实图考》云钻地风可"治筋骨，行脚气"，《药材资料汇编》云钻地风可"祛风湿，止痛"。关节肿胀以小关节为主者可选土贝母、猫眼草、蜂房、漏芦、细辛以解毒散结，消肿止痛；大关节为主者，可选土茯、薏苡仁、猫爪草、肿节风以清热利湿，消肿止痛。肺纤维化者，可加蜂房、川芎。蜂房可通肺络，以形补形。

（3）长期治疗，顾护胃气：吴云定临证十分强调顾护脾胃之重要性，指出无论患者正气亏虚是否明显，顾护脾胃的治疗思想需贯穿治疗始终，因脾胃乃"生化之源""后天之本"。"脾胃若败，药石妄投"，若患者邪气壅盛，或病程迁延，已出现脾气亏虚明显，吴云定主张先健运脾胃，以利药食吸收，临床中常先运用四君子汤加用乌贼骨、砂仁、法半夏、谷芽、麦芽、陈皮等药物健脾行气和胃，使"土强可以胜湿"，同时可少佐散风除湿之药物，如桂枝、防风等驱散风湿外邪。吴云定指出脾为后天之本，喜燥恶湿，风、寒、湿、热、痰、瘀之邪除痹阻经络和筋骨血脉之外，还可以内蕴脾胃，影响脾胃正常运化功能；或由于久病不愈耗损脾气，或治疗中过用苦寒攻伐之品，或久服、过服西药均可损伤脾胃，导致患者胃脘部满闷不适、纳差或纳呆、恶心呕吐、时有反酸等症；且吴云定认为类风湿关节炎无论寒热虚实，皆与湿邪有关，"湿为阴邪，其性黏滞"的病理特点使病情缠绵，难以治愈，且湿邪久留不去，更加损伤脾胃或阻滞气机。又因"脾主四肢"，湿阻气滞痹阻于肢节，"不通则痛"，出现湿邪阻络的各种痹证及精气血津液不足所产生的一系列症状。用药时重在升降相宜，润燥相间；升脾阳，降胃气；温补脾胃，勿劫胃阴；滋养胃阴，不伤脾阳。用药时常在祛风除湿的基础上，以升麻、柴胡、葛根、荷叶、荷梗等合健脾益气之品以升脾阳；而用杏仁、枇杷叶、竹茹、紫苏子、紫苏梗合清养胃阴之品以降胃气，从而达到培土胜湿，益胃生津，治病求本之目的。同时注重季节变化对脾胃的影响，按时令用药。如在湿气当令的 7～8 月常加藿香、佩兰、苍术以芳香化湿，醒脾和胃，升清降浊；在秋冬季节常加枇杷叶、玉竹、石斛以养胃阴。吴云定临证除用药时注意顾护脾胃外，还非常强调患者饮食调摄之重要性，以利于病情的恢复，指导患者忌食辛辣、油腻、生冷、煎炸之品，以免助湿生热，湿邪久羁不去则病情难愈。

吴云定临证还指出，若患者脾胃虚弱，健运失常，痰湿之邪久痹关节致使"久病入络"，痰湿与瘀相互搏结，则非健脾胃而湿邪不除，非行血化瘀而痰邪不能消。

（4）强调锻炼，利于康复：吴云定认为类风湿关节炎属于难治性痹证，尤其是类风湿关节炎患者"筋伤骨损"不能有效控制而逐渐进展至晚期出现关节畸形，除了致病邪气损伤和患者自身肝肾气血亏虚的作用外，还因该病慢性迁延，治疗周期长，在疾病初期常表现为明显的关节肿胀、疼痛等"筋伤"表现，患者往往因为惧怕疼痛而放弃患病肢体的活动和锻炼，致使局部肌肉废用萎缩，肌肉萎缩反过来导致或加重了患病关节的粘连而出现关节畸形，最终致不可逆的"骨损"。对此，吴云定认为在药物治疗扶正祛邪的同时，帮助患者树立战胜疾病的信心，鼓励其进行受累关节的功能锻炼尤其重要，有助于减轻和预防关节粘连及肌肉萎缩的发生，从而减少"筋伤骨损"病理机制的发生和进展。

二 强直性脊柱炎

强直性脊柱炎（AS）是一种慢性的自身炎症性疾病，主要累及脊柱、中轴骨和四肢大关节，以椎间盘纤维环及其附近结缔组织纤维化和骨化及关节强直为病变特点。其特征是病变从骶髂关节开始，逐步上行蔓延至脊柱关节，造成骨性强直。病损以躯干关节为主，也可波及近躯干的髋关节，但很少波及四肢小关节。但国内文献报道 38%～66%的强直性脊柱炎患者出现髋关节受累，表现为局部疼痛、活动受限、屈曲挛缩及关节强直，其中大多数为双侧起病，而且 94%的髋部症状起于发病后前 5 年内，髋关节病变是强直性脊柱炎致残疾的原因之一。强直性脊柱炎患者脊柱活动受限及关节功能均较正常人降低，轻者关节活动受限，对工作和生活造成不同程度影响，重者行动困难，甚至丧失工作、生活能力，给家庭和社会造成沉重的负担。但除心、肺合并症以外，本病对患者的寿命无明显影响。

强直性脊柱炎的病因未明。从流行病学调查发现，遗传和环境因素在本病的发病中发挥作用。已证实，强直性脊柱炎的发病和人类白细胞抗原（HLA-B27）密切相关，且有明显家族聚集倾向。强直性脊柱炎患者 HLA-B27 阳性率约为 90%，在患者一级亲属中高达 11%～25%，而正常人为 4%左右，但其遗传方式仍未完全清楚。强直性脊柱炎存在明显的种族和地区差异。欧洲白种人的患病率约为 0.3%；在亚洲，中国的患病率与欧洲相仿，患病率初步调查为 0.3%左右，日本本土人为 0.05%～0.2%；在非洲黑种人中，强直性脊柱炎非常罕见，仅在中非和南非有过个别病例报道。本病男女患病率之比为 2～3∶1，女性发病较缓慢且病情较轻。发病年龄通常在 13～31 岁，高峰为 20～30 岁，40 岁以后及 8 岁以前发病者少见。

基因背景是强直性脊柱炎易感性的主要决定因素。环境因素中，肠道及泌尿系统的肺炎克雷伯菌、致病性肠道细菌和衣原体等造成的感染和强直性脊柱炎的发病关系最为密切，上述细菌的片段结构与 HLA-B27 有抗原交叉反应。分子模拟学说认为，HLA-B27 抗原与微生物表达的抗原相似，当与微生物相通后，宿主针对该微生物产生应答，由于两者的相似性导致自身免疫性疾病；或者这种相似性使机体对感染或入侵的微生物耐受，由于感染的持续存在，免疫反应延迟出现而导致疾病。致关节炎抗原学说认为，当外来的细菌侵入人体后，在关节等处产生一些抗原（可能是细菌的片段或代谢产物）。这些抗原与 HLA-B27 结合形成的复合物成为免疫细胞攻击的目标，因而引发一连串的免疫反应。其他因素，如年龄、体质、营养不良、气候、水土、潮湿和寒冷、外伤、甲状旁腺疾病、上呼吸道感染、局部化脓感染等，可能与本病有一定关系，但证据不足。

心肺功能病变、眼部受累、中轴受累及炎性腰背痛等是强直性脊柱炎的临床表现，这种自身免疫性疾病能让人体数个系统受到影响，具有复杂的临床表现，而且其发病原因通常比较隐蔽，从而导致临床发现时间滞后，给诊断及治疗增加了难度，患者通常也会因此而被延误治疗。

强直性脊柱炎的主要表现是中轴受累，中轴范围通常是指自骨盆起，直至颈椎，髋关节涵盖其中（这是广义范畴的定义）。临床上的中轴关节受累基本表现为炎性腰背痛、脊柱强直、骶髂关节炎、前胸壁炎症、晨僵、交替性臀部疼痛。其中，炎性腰背痛是强直性脊柱炎临床中最突出的症状。对于中轴受累脊柱关节病诊断而言，炎性腰背痛极具参考价值。炎性腰背痛常隐匿起病，患者疼痛部位位于腰部区域，伴随晨僵，活动后可改善，持续时间通常在 3 个月以上。骶髂关节炎是强直性脊柱炎的病理标志，也常是最早的病理表现之一。骶髂关节炎的早期病理变化包括软骨下肉芽组织形成，组织学上可见滑膜增生和淋巴样细胞及浆细胞聚集、淋巴样滤泡形成。骨骼的侵蚀性软骨的破坏随之发生，然后逐渐被退变的纤维软骨替代，最终发生骨性强直。脊柱的最初损害是椎间盘纤维环和椎骨边缘连接处的肉芽组织形成。纤维环外层可能最终被骨替代，形成韧带骨赘，发展成"竹节样"脊柱。脊柱的其他损伤包括弥漫性骨质疏松、邻近椎间盘边缘的椎体破坏、椎体方形变及椎间盘硬化。肌腱、韧带附着端炎是另一病理标志，是在肌腱或韧带附着于骨的部位发生的炎症。

关节外表现主要有眼部受累、心血管病变、肺部病变。有研究显示，心血管病变的特征是侵犯主动脉瓣，使主动脉瓣膜增厚，因纤维化而缩短，但不融合，主动脉环扩大，有时纤维化可达主动脉基底部下方。偶见心包和心肌纤维化，组织学可见心外膜血管有慢性炎性细胞浸润和动脉内膜炎；主动脉壁中层弹力组织破坏，代之纤维组织，纤维化组织如侵犯房室束，则引起房室传导阻滞。肺部病变的特征是肺组织斑片状炎症伴圆细胞和成纤维细胞浸润，进而发展至肺泡间纤维化伴玻璃样变。

现在治疗强直性脊柱炎的方法较多。一般来说，对大部分患者采取抗炎镇痛药控制病情，再加一些抗风湿药来治疗，病情就能得到好转。对于难治性的强直性脊柱炎患者来说，可以使用生物制剂，不过使用生物制剂的费用高，对很多人来说，难以承受。此外，使用生物制剂有一定的不良反应，如诱发结核、感染等。

强直性脊柱炎是现代医学的病名，由英语翻译而来，在古代医籍中无与此病相对应的病名，其腰部疼痛、活动不利、脊背疼痛僵直变形、髋关节疼痛、肌腱附着点炎症、缠绵难愈等临床表现，与古籍中的"腰痛""肾痹""骨痹""脊强""足跟痛""鹤膝风""龟背""竹节风""历节风"等疾病有共通之处。现在中医学把此病归属于"痹证"范畴，痹证的定义是风、寒、湿、热等邪气闭阻经络，影响气血运行，导致肢体筋骨、关节、肌肉等处发生疼痛、重着、酸楚、麻木，或关节屈伸不利、僵硬、肿大、变形等症状的一种疾病。而本病的病位多为四肢，少内舍于内脏。现代医家大多认为强直性脊柱炎以肾虚为本，以风、寒、湿、热、痰、瘀等邪气侵袭人体，痹阻经脉为标，证属本虚标实，虚实夹杂，还会波及肝、脾、肺、心、胃肠、膀胱等其他脏腑。督脉行于脊背，通于肾，总督人体诸阳，督脉受邪则阳气开阖不得，布化失司。肾藏精，主骨生髓，肾受邪则骨失淖泽，且不能养肝荣筋，血海不足，冲任失调，脊背腰胯之阳失布化，阴失营荣。加之寒凝脉涩，必致筋脉挛急，脊柱僵曲可生大偻之疾；或因久居湿地之域及素嗜辛辣伤脾蕴湿，化热交结，湿热之邪乘虚入侵，痹阻肾督，阳之布化失司，阴之营荣失职，湿热蕴结，伤骨则痹痛僵曲、强直而不遂，损筋则"软短""弛长"而不用，损肉则肉削倦怠，形体尪羸，亦可生大偻之疾；或因肾督虚，邪气实，寒邪久郁，或长期服温肾助阳药后阳气骤旺，邪气从阳化热，热盛阴伤，阳之布化受抑，阴之营荣乏源，筋脉挛废，骨痹痛僵，还可产生大偻之疾。若兼邪痹胸胁、四肢、关节、筋骨，则见胸胁痛而不展，肢体关节肿痛僵重，屈伸不利等。

《景岳全书》曰："人之疾病，无过表、里、寒、热、虚、实，只此六字，也已尽之。然六者中，又惟虚实二字为最要。盖凡以表证、里证、寒证、热证，无不皆有虚实，能知表里寒热，而复能以虚实二字决之，则千病万病，可以一贯矣。"在对强直性脊柱炎的认识方面，文献中多见寒湿、热毒、痰瘀及肾虚等因素。概述其基本的病因病理当为素体正气不足，外感风、寒、暑、湿、燥、火六淫之邪，或痹阻肌表，或入里化热伤津，津凝成痰浊与瘀血相合，致机体气血运行失常，阻滞经络，不通则痛。

吴云定认为，本病的发生是人体正气与外邪交争的结果。风、寒、暑、湿、燥、火六淫外侵，入里化热成毒，与西医的感染因素相对应；本病属本虚标实之证，以肾虚为本，先天禀赋不足，气血亏虚。其基本的病因病理当为素体正气不足，外感风、寒、暑、湿、燥、火六淫之邪，或痹阻肌表，或入里化热伤津，津凝成痰浊与瘀血相合，致机体气血运行失常，阻滞经络，不通则痛。其在不同的发病时期表现出不同的"兼邪"证候，根据外感邪气与人体正气交争的不同结果，通常在初期表现为热、毒的邪实证候；后期表现出虚、寒的机体表现。

1. 辨证加减治疗

（1）急性期：颈腰骶或臀疼痛剧烈，或关节红肿热痛，活动受限明显，可伴有口干、口苦、内热重、尿黄便干等热象，舌红或暗红，苔薄黄或黄腻，脉弦数或细数。红细胞沉降率（ESR）增快，或伴有 C 反应蛋白（CRP）增高。

（2）缓解期：颈腰骶僵硬不适，腰背、关节疼痛不著，酸重，可有活动轻度受限，或伴有乏力、面色苍白、畏寒怕风、喜温、口不干等表现，舌淡或淡暗，苔薄白或白腻，脉弦或沉细。ESR、CRP 正常或接近正常。

　　诊治关键是辨别发作期还是稳定期，发作期应清热解毒，活血通络，以尽快解除疼痛为目的；稳定期应补虚通络，养血活血，以培补正气，减少病情进展和发作机会。

　　采用《金匮要略》"桂枝芍药知母汤"为基本方加减进行治疗：桂枝四两、芍药三两、甘草二两、生姜五两、知母四两、白术五两、防风四两、麻黄二两、附子二两（以水七升，煮取二升，温服七合，日三服）。

　　急性发作期加用白花蛇舌草、半枝莲、土茯苓、土牛膝、连翘等清热解毒药，缓解疼痛症状；缓解期加入黄芪、熟地黄、山茱萸、肉苁蓉、鹿角等益气养血，补肾强筋之品，提高机体免疫功能。

　　《金匮要略》所述之历节病，以关节肿大变形、疼痛，难以屈伸为临床主要表现，其病因病机，《金匮要略》认为与五方面的因素有关：肝肾不足，寒湿内侵；阴血不足，风邪外侵；阳气虚弱，风湿相合；胃有蕴热，外感风湿；过食酸咸，内伤肝肾。治疗偏重于祛风除湿，散寒止痛，故有桂枝芍药知母汤和乌头汤二方。其所述病症与西医之风湿性关节炎、类风湿关节炎相似。

　　桂枝芍药知母汤主治风寒湿三气杂至，痹阻经络，气血不通而致的全身关节疼痛，久久难愈，而身体尪羸、脚肿如脱、头眩短气、温温欲吐等症。方中桂枝、麻黄、防风温散风寒；芍药、知母和阴防热燥；生姜、甘草调胃和中；白术配附子温经散寒，祛寒湿止痹痛。诸药共奏祛风寒湿、温经脉、止疼痛之效。吴云定认为，本方寒热并用，对风寒湿热痹均有疗效，临床上如热象明显者可加土茯苓、土牛膝，或白花蛇舌草、半枝莲、连翘等清热解毒中药，能够快速解除疼痛；对于临床有肾虚证者，加黄芪、熟地黄、山茱萸、肉苁蓉、补骨脂等益气，补肾强筋之品；有时亦加入祛风除湿之青风藤，以及三七、全蝎、蜈蚣、地鳖虫等活血搜剔经络之药，缓解痹痛。在急性期时，常常应用非甾体抗炎药类药物，吴云定认为，这类药物起效快，能够很快缓解疼痛，且服用量少，在脊柱关节病的诊断标准中也有一条是对非甾体抗炎药类药物的反应情况进行评价的，正确使用该药物能够与中药起协同作用。

　　2. 重视日常防护　从遗传学角度看，本病具有一定的遗传倾向，但具备*HLA-B27*基因阳性并不一定发病。在很多健康人或者未发病者中（其本人并不知道），*HLA-B27*基因也有5%以上的阳性率。因此，在疾病治疗的后期，吴云定常告诫患者，要注意预防本病复发，避免感冒、腹泻，作息有时，很多患者都能达到一种稳定的状态。在治疗和预防上，要抓住引起本病的诱发因素进行针对性的治疗和预防，如感冒、腹泻、眼炎、贪凉、生冷饮食等，就不会引起本病的发生或使患者能达到一种稳定的状态。

　　为减缓病情发展，降低后期脊柱畸形，确诊为本病后，应立即选用硬板床，多仰卧，使用薄扁平枕头。居室最好向南，阳光充足。被褥与衣服经常晾晒，冬季时应注意防寒保暖，保持环境干燥。患病期间要注意劳逸结合，不能过劳。

在治疗的同时，应坚持每日锻炼，锻炼内容应包括脊柱后伸、胸廓扩张及四肢关节活动等，这样有助于防止畸形强直和肌肉挛缩。对于脊柱严重后突畸形者可在病变静止后行截骨术，以达到改善外观，使患者直立为目的，并解除对脊髓、马尾神经根的压迫。

由于患病的严重程度和对治疗反应的差异，其预后也有很大差别。一般来说，本病预后较好，对于一些年轻发病，累及颈椎和髋关节的患者可能预后较差，功能障碍的程度稍明显，但大多数人能全日工作和生活。

三 案例举隅

病例一：严某，女，57 岁，2008 年 9 月 20 日就诊。

主诉：关节酸痛数年，加重 2 个月。

现病史：素有关节酸痛，以腕关节疼痛、僵滞为主。近来劳累后右膝关节肿痛多日，行走受限明显。

体格检查：右膝关节漫肿不红，关节浮髌明显。苔脉尚和。

中医诊断：痹证。证属中年后，气血渐亏，劳则筋骨受损，气血阻滞不通。

西医诊断：类风湿关节炎。

首诊治疗：

（1）中药：治拟益气养血，除痹消肿。自拟方：苍术 9g，薏苡仁 20g，焦黄柏 9g，怀牛膝 10g，半夏 9g，厚朴 9g，忍冬藤 15g，伸筋草 15g，透骨草 9g，当归 10g，熟地黄 10g，赤芍 9g，车前子 9g，猪苓 20g，7 剂。

（2）膝关节每日敷以施氏吊伤膏消肿止痛。

二诊：2008 年 9 月 27 日。患者关节肿大明显减退，现屈伸活动度有改善，但是负重活动时仍关节酸痛。处方：苍术 9g，薏苡仁 20g，焦黄柏 9g，怀牛膝 10g，半夏 9g，厚朴 9g，忍冬藤 15g，伸筋草 15g，透骨草 9g，当归 10g，熟地黄 10g，赤芍 9g，蜈蚣 3g，地鳖虫 5g，红花 5g，独活 9，14 剂。继续敷以施氏吊伤膏。

三诊：2008 年 10 月 15 日。患者关节肿痛明显减退，现以腕关节僵滞，膝关节稍有酸痛为主。舌淡，苔薄白，脉细。证属肝肾亏虚，脉络痹阻，治拟补肝肾，活血通络止痛。处方：独活 9g，桑寄生 9g，秦艽 9g，怀牛膝 10g，当归 10g，桃仁 6g，红花 5g，芍药 9g，桂枝 6g，细辛 3g，防风 9g，伸筋草 15g，透骨草 9g，老鹳草 9g，骨碎补 6g，仙茅 9g，淫羊藿 9g，14 剂。

随访：数月后门诊随访。患者疼痛感已明显缓解，关节僵滞感亦有改善。晨起腕关节活动度欠利，活动后改善。

病例二：张某，男，29 岁，2009 年 8 月 19 日就诊。

现病史：胸、背、腰骶疼痛、僵硬多时。自诉 2 年前起即不适，未明确诊断，今年开始加重。于外院拍摄 X 线片、CT 及化验诊断为强直性脊柱炎，未规律治疗，易汗。X 线片示腰椎及骶髂关节强直。CT 示骶髂关节炎 4 级。HLA-B27（+），ESR 53mm/h，CRP 20.9mg/L。

体格检查：颈胸腰髋关节活动度均受限。舌偏红，苔薄，脉细。

中医诊断：痹证（热毒内蕴型）。证属素体亏虚，外感邪气杂至，痹阻筋脉骨节，热毒壅滞，不通则痛。

西医诊断：强直性脊柱炎。

首诊治疗：治拟清热解毒除痹，方用桂枝芍药知母汤加减。处方：桂枝 10g，白芍 10g，知母 10g，黄芪 30g，生地黄 30g，附片 10g，苍术 10g，白术 10g，防风 10g，白花蛇舌草 30g，半枝莲 15g，土茯苓 30g，鸡血藤 15g，络石藤 15g，青风藤 15g，14 剂。

二诊：2009 年 9 月 3 日。症情稳定，舌略红，苔薄，脉稍细。原方加忍冬藤 30g，仙鹤草 15g，续服 14 剂。

三诊：2009 年 9 月 17 日。腰旁有"顶住"感，查 ESR、CRP，原方改桂枝 15g，白芍 15g，加郁金 10g，地鳖虫 10g，怀牛膝 20g，续服 14 剂。

四诊：2009 年 10 月 15 日。上症未已。处方：桂枝 15g，赤芍 10g，白芍 10g，知母 10g，黄芪 30g，生地黄 15g，熟地黄 15g，附片 10g，白术 10g，防风 6g，石斛 15g，怀牛膝 15g，玄参 10g，麦冬 10g，土茯苓 30g，鸡血藤 15g，青风藤 15g，忍冬藤 15g，鹿衔草 15g，14 剂。

五诊：2009 年 10 月 29 日。代诊，脊背有牵强感。原方加鹿角 9g，地鳖虫 6g，坎炁 1 条，续服 14 剂。

随访：2009 年 11 月 26 日。代诊，较忙碌，常出差。坐起较以前轻松，僵硬感改善。

按语：患者起病 2 年余，诊断明确，以强直为主，方以桂枝芍药知母汤为主，佐以益气养阴，活血清热通络之品，服用中药后患者整体情况稳定，僵的情况明显好转，症情明显缓解。

（杨佳裕　王　炜）

第十节　股骨头无菌性坏死

股骨头无菌性坏死（ONFH）是指多种原因导致股骨头血液循环障碍，而致骨细胞、骨髓造血细胞及脂肪细胞坏死的病理过程。流行病学研究显示，本病好发于 30～50 岁，约有半数累及双侧股骨头，男性多见。其诊断依据：早期有跛行，髋膝酸痛、僵硬感，活动时痛，休息后好转。髋部活动受限，最早为旋转受限，以后涉及屈曲、外展和内收，患肢肌肉萎缩。后期呈屈曲内收畸形。X 线片示骨坏死改变。由于本病早期症状轻微，X 线片变化也不明显，稍不注意，容易漏诊，以致失去早期治疗以保留关节功能的良机。

股骨头无菌性坏死是骨科常见疑难病症之一，是由多种病理机制引发，最终导致骨髓细胞缺血和骨细胞坏死的多因素疾病。成人股骨头的血液供应主要来自于三个系统，即股动脉或股深动脉分支——旋股内、外侧动脉，其中又以旋股内侧动脉最为重要，它发出沿股骨颈后侧从内向外行走的后柱动脉，与旋股外侧动脉连成关节外动脉网，由关节外动脉网发出分支滋养关节囊与大小转子。这些有关节外动脉网发出的分支在股骨头、颈交界处形成关节囊内滑膜下动脉网，并由该动脉网发出骺动脉穿透股骨颈的皮质滋养股骨头，骺动脉包括上骺动脉、下骺动脉和外骺动脉，外骺动脉供应整个股骨头血供的 2/3～4/5，这一部分主要是股骨头上外侧的大部分区域，包括了股骨头的主要负重区。其次重要的是股骨头圆韧带内的小凹动脉和内骺动脉，这两支动脉主要供应股骨头凹的周围和内侧；最后是来自股骨干的髓内滋养动脉的升支，仅提供股骨头整个血供的很小一部分。由于这些供应股骨头的动脉既具有各自相对独立的分布区域，而且多是分支几次后的细小动脉，尽管这些小血管之间有部分吻合，但仍使得股骨头的整体血供比较贫乏。正是由于股骨头特殊的解剖结构造成了它的血供比较贫乏，所以在多种机制下，股骨头都会因血供的减少而发生骨髓细胞的缺血和骨细胞的坏死，从而造成股骨头无菌性坏死。这些机制主要包括血液循环的机械损伤学说、血管内凝血学说、脂类代谢紊乱学说、骨内压增高学说、细胞毒性与细胞损伤学说、骨髓间充质干细胞成骨与成脂分化学说、应力机制学说、基因多态性致股骨头坏死的易感人群学说。目前已经证实了多种基因在股骨头无菌性坏死的发生发展中起着关键的作用，为股骨头无菌性坏死的早期诊断和治疗提供了部分理论依据。

不管何种机制起作用，最终都将影响到骨的微循环。骨骼作为人的组织和器官，必须得到充足的血液供应，才能维持其正常的新陈代谢等生命活动。一个正常人无论是从生成胚胎，还是之后的生长发育，骨的微循环都发挥着重要的作用。骨组织的血液循环，其内的压力平衡，营养物质的代谢交换都依赖于骨的微循环的畅通。这是保证骨组织生命活动能否正常进行的基本保障。由于骨的微循环的解剖特点是一个半闭合的、坚硬壳内的管道系统，不像其他组织的微循环有扩张的余地，另外，由于骨的微循环静脉数量是动脉的数倍，因此各种病理因素均易引起骨的微循环瘀滞，从而导致股骨头缺血，最终发生骨细胞坏死。

按照骨的微循环障碍理论，根据作用部位的不同，可分成血管因素、血管外因素和综合因素。血管因素又可进一步分为骨外血管因素和骨内血管因素。骨外血管因素包括诸如骨折、脱位等导致的血管损伤、血供中断，亦或动脉硬化、血管炎等血管因素直接导致骨细胞血供受损。当髋关节受到创伤后，血供出现障碍，如动脉供血减少或中断；静脉回流障碍而致渗出、水肿，从而导致股骨头坏死。股骨头缺血性坏死为渐进性疾病，不经过有效治疗，约80%会在发病后1～4年内出现股骨头塌陷。一旦股骨头塌陷，多数患者在数年内将进展至骨性关节炎阶段，只能接受人工关节置换。骨内血管因素如激素、乙醇等外界因素诱发的脂肪栓子造成动脉微栓塞，从而造成静脉回流受阻，导致骨细胞血供受损。血管外因素可以是骨内的，如各种原因引起的骨内压升高，微循环动脉灌注不足，导致骨细胞缺血坏死；也可以是骨外的，如骨折等导致关节内瘀血或积液，升高的关节内压最终导致股骨头血供中断，缺血坏死。综合因素则为以上多种因素的综合作用。多数情况下，一个致病原因可通过不同环节影响骨的微循环。由此可见，只有改善了骨的微循环，使其恢复病变前的状态，才能从根本上治疗股骨头无菌性坏死。

中医典籍中虽无股骨头无菌性坏死的病名记载，但就其发病部位、病因病机及证候方面而言，现阶段国内大多数学者认为属于中医学"骨蚀""骨痿""骨痹"等范畴。《灵枢·刺节真邪》中云："虚邪之入于身也深，寒与热相搏，久留而内著。寒胜其热，则骨疼肉枯。热胜其寒，则烂肉腐肌为脓，内伤骨为骨蚀。"此处"骨蚀"分为寒热，寒者与现代医学股骨头无菌性坏死比较相近。《素问·痿论》曰："肾气热则腰脊不举，骨枯而髓减，发为骨痿。"这里"骨痿"所表现的症状与股骨头无菌性坏死较为相似。《素问·长刺节论》云："病在骨，骨重不可举，骨髓酸痛，寒气至，名骨痹。"

中医学认为本病发病原因有内因、外因两方面。先天禀赋不足，肝肾亏虚，后天失养是本病的根本。肝肾不足，髓海空虚，感受六淫邪毒侵袭，不能滋养骨或劳伤过度，暴力打击，或七情失调、饮食失节等致使瘀血凝滞，经脉受阻，气血不通，不通则痛，从而产生骨痛、跛行、肌肉萎缩，最终患肢功能障碍。肝主筋、肾主骨，肾水能充髓益精，滋养筋骨，使筋骨劲强，筋脉和顺。若肾水不足，骨髓失充，则筋骨衰弱，生长无力。气至煦之，血至濡之。《灵枢》曰："血和则筋脉流行，营复阴阳，筋骨劲强，关节清利矣。"气血有滋养和运行敷布精微之功能，气血充盈则运行有力，气血不足则运行无力，敷布失司。股骨头部位属髀枢，为气血罕到之处，一旦损伤，调治尤为困难。缺血是导致股骨头坏死的直接因素，并存在于股骨头坏死各阶段，各种原因导致的股骨头坏死的病理特点都是因为气血不通，瘀滞而产生瘀血，一旦瘀血阻滞，脉络不通，气血失去滋养，骨必然会枯朽、塌陷、坏死。肝肾亏损，气血不足，损伤的骨端失去滋养，是造成本病的主要原因。

其疼痛仅出现在站立、行走负重时，如患者卧床或坐下休息，疼痛即可消失或缓解。这种现象，称为功能性疼痛，乃由筋骨痿弱，支撑无力使然，是肝肾亏损、气血不足之故。本病的形成，有着一个较长的迁延演变过程，喻嘉言曰："新伤邪实，久病正虚"，本病为虚损之症，风邪乘虚而客，故出现疼痛。《仙授理伤续断秘方》云："伤痛久而不愈，风损也。"但这种疼痛并不因休息或不负重而减轻，临床表现为持续性疼痛，故此时的疼痛乃是精气亏损兼感风邪而成。

多数医家同意将其辨证分型如下。①精气亏损兼感风邪型：疼痛不因休息或不负重而减轻，临床表现为持续性疼痛。②气滞血瘀型：多因外伤所致，见于股骨颈骨折、髋关节脱位等，表现为负重疼痛，劳累后加重，舌质紫暗或有瘀斑，苔薄微黄，脉涩或弦紧；多因跌仆伤及气血，脉断经离，血溢脉外，不通则痛，久则骨失气血之濡养，发为"骨蚀"。③肝肾亏损，气血不足型：疼痛仅出现在站立、行走负重时，重者可有僵直拘挛，行走困难。如患者卧床或坐下休息，疼痛即可消失或缓解。又因有酗酒史或服激素史等，多双髋同时或相继发病，表现为乏力，髋部沉重酸困，负重疼痛，阴雨天及劳累后加重，舌质淡紫胖大，或瘦小色淡，舌苔薄白，脉沉细。又或老年人，腰酸，髋关节活动初时僵痛，片刻后缓解，劳累后加重，重者可有僵直拘挛，行走困难，舌质淡，苔薄白，舌体胖大，脉沉细。

临床就诊患者一般出现髋关节疼痛、僵硬感，活动时痛，休息后好转，跛行等不适症状，查体可见髋部活动受限，最早为旋转受限，以后涉及屈曲、外展和内收，患肢肌肉萎缩。吴云定根据 X 线片上的表现结合患者临床表现，将股骨头坏死分为三型：血瘀痰阻型、血瘀肾虚型和阴阳两虚型。①血瘀痰阻型：X 线片可见股骨头负重区弧形透明带（新月征）。②血瘀肾虚型：X 线片可见股骨头外形尚完整，关节间隙正常，但负重区内骨密度增高，其周围可见点片状低密度影，严重者可见囊性变。③阴阳两虚型：X 线片可见股骨头扁平塌陷，严重者可出现半脱位。病变初期，股骨头坏死 I 期者，股骨头外形完整，持重区有新月征，此期表现以疼痛为主，属实证，吴云定认为乃气血不通，瘀滞而产生瘀血。故治疗以活血化瘀通络为主，有饮酒过度，痰湿体质者兼以祛痰。病变发展，股骨头坏死 II 期，持重区骨密度增高，其周围有点片状密度减低区或囊性改变而外形尚完整，关节间隙正常，证属虚实夹杂，而以实证为主，症见髋关节疼痛感受风寒后易作，得热稍舒，不能久行久立，跛行明显，平卧位休息疼痛减轻等，治疗在祛邪的同时补益肾精。病情缠绵，股骨头坏死至III、IV期，股骨头变形、密度增高，甚或上移或半脱位，症见不能负重久行，甚或改变体位则诱发髋关节疼痛，屈伸时或可及弹响声。此期以肾虚为主，治以补肾填髓，辅以祛邪。

在股骨头坏死病变中，瘀血贯穿始终。对于病变初期患者，吴云定常用丹参、红花、当归、鸡血藤、赤芍、续断、骨碎补、牡蛎、牛膝等。丹参具有活血化瘀而养血生新的功效，为君药，用量可至一二两，伍以红花、当归、鸡血藤、穿山甲、赤芍，共奏活血养血、通络止痛之效；配以续断、骨碎补、牡蛎强骨续筋，共奏活血化瘀、通络健骨之效。病变中期，有着一个较长的迁延演变过程，喻嘉言曰："新伤邪实，久病正虚"，本病为虚损之症，临床证见虚实夹杂，风寒湿邪乘虚而客，而以实证为主，临床症见疼痛为主。吴云定常以补气活血类药物佐以桂枝、防风、独活、秦艽、威灵仙等疏风通络药物，使疼痛缓解。病变后期，真元不足，支撑无力，此时宜补养为主，吴云定常用的基本方是党参、黄芪补中益气；熟地黄、当归、白芍滋阴养血，填精生髓；川续断、杜仲、枸杞子益肝肾，壮筋骨；鹿角片、肉苁蓉、补骨脂温肾阳，益精血；千年健祛风湿强筋骨；鸡血藤补血行血，通经活络；怀牛膝引药下行；川芎辛香走散，旁达四肢，使诸药补而能通，不致有呆滞之弊；陈皮、木香健脾和胃行中。

1. 顾护脾胃，攻补兼施　股骨头坏死治疗当"缓图以治"，活血药多有碍胃之弊，由于"胃为肾之关"，且脾胃为气血生化之源，因此，在治疗过程中顾护脾胃既有防变之意，又有治疗之效。吴云定多在辨舌的基础上选用薏苡仁、茯苓、半夏、石菖蒲等健脾益胃、理气化痰之品。吴云定根据患者体质特点及不同证型，依据"急则治其标，缓则治其本"的原则，早期活血化瘀止痛为主，少佐扶正之品；中期以扶正祛邪并重；后期以扶正为主，辅以通络之虫蚁搜剔之品。

2. 内服外用，剂型多变　初起症状之时，患者疼痛较重，吴云定喜用汤剂治疗3～6个月，其因有二：一者，"汤者，荡也"，是以攻邪逐瘀，其效也速；二者，汤剂用药调整最合辨证施治之旨，利于应对初起变化较快之病势。3～6个月后，症状稳定，少有疼痛，X线片可见囊性变中央有骨化形成，新生骨小梁初步形成，吴云定喜用散剂，因"散者散也"，取其渐消渐散络脉之瘀血而不伤正，辅以健脾温肾、强筋壮骨的健骨膏方缓调体质。急性疼痛时应用壮筋通络洗方外用以活血化瘀镇痛，慢性期配合外用施氏宿伤膏以舒筋通络解痉。

3. 动静结合，以知为度　对股骨头无菌性坏死，骨科认为只有切除坏死的股骨头，做人工股骨头置换术或做全髋人工关节置换术，除此之外，目前尚无其他有效疗法。吴云定首先对是否必须摘除坏死的股骨头，有自己的见解，他认为，虽然部分坏死的股骨头是死骨，但是手术摘除后，置换的人工股骨头却是金属或陶瓷材料，实际上也是全然无生命的死骨，它对人体来说，无疑是一种异物，况且人工关节一般使用寿命仅10年左右，对60岁以下的患者来说，还需再手术更换。由此可见，首先考虑的应该是怎样充分利用原来部分坏死的股骨头继续作支架，这样，既可避免异物反应，又可免受手术之苦。因此如何延迟股骨头的坏死进度，甚至不使其进一步恶化，是治疗本病的关键。

要延长或不使股骨头继续坏死恶化，除辨证用药外，还要注意治疗期间尽量减少股骨头的负重。股骨头支撑着上半身的重量，坏死后的股骨头已经失去了肝肾精气血的滋养，处于"入不敷出"的状态，如此时再继续负重，加剧残留精气耗散，股骨头就会变形，加速坏死进程，所以，重视患肢的功能锻炼，多建议患者早期制动，或卧位下肢外展中立位牵引2周，继而卧床锻炼2个月余，有髋部屈伸法、内外展法、内外旋法、股四头肌锻炼等，锻炼次数循序渐进，由少到多，逐步增加，锻炼时以髋部肌肉酸困而不产生疼痛为度，然后挂拐免患肢负重至少半年。对老年患者，如疼痛症状较重，伴有畸形挛缩，X线片显示无保守治疗意义者（Ficat分期Ⅳ期），建议手术治疗，术后中医药调治以加强疗效。患者必须卧床休息并扶拐杖行走，以尽量减少股骨头负重，是治疗本病的原则之一。

4. 案例举隅

病例：史某，男，56岁，2015年9月18日就诊。

主诉：双髋关节反复疼痛5年余，加重1个月。

现病史：5年前因劳累后感双髋关节酸痛，休息后缓解，未予重视，后症状反复，故去当地医院诊治，X线片示右髋关节轻Ⅱ°股骨头坏死，左髋关节Ⅰ°股骨头坏死。在当地医院保守治疗1个月余好转出院，至今症状反复发作多次，1个月前劳累后症状加重，伴头晕，耳鸣，视物模糊，神疲乏力，口干潮热，纳呆，二便尚可，夜寐欠安。

体格检查：面色少华，精神不振，双髋关节主被动活动疼痛，双腹股沟压痛（+++）。舌红，苔薄，脉沉细。

中医诊断：骨蚀（肝肾亏虚型）。

西医诊断：双侧股骨头坏死。

首诊治疗：

（1）中药：治拟温阳益气，养血填精。处方：炙黄芪30g，党参18g，当归12g，炒升麻9g，柴胡9g，炒白术12g，陈皮6g，川芎12g，生地黄9g，熟地黄9g，赤芍12g，白芍12g，炙龟板30g，鹿角片12g，补骨脂12g，炙甘草6g，鸡血藤15g，制香附6g，14剂，水煎服，每日1剂，分2次服。

（2）外敷施氏宿伤膏于双侧股骨头投影区。

二诊：诸症已缓，但仍夜寐欠安，苔薄，脉细。双髋关节主被动活动疼痛较前减轻，双腹股沟压痛（+），治法同前，原方加入阿胶12g，酸枣仁12g，14剂，煎服及外用法如前。2周后复诊，诸症已解。

按语：此病例为吴云定内外结合治疗双髋关节股沟头坏死，该病中医辨证为血虚精亏，阳气匮乏，因实成虚，由标伤本，故以补中益气汤为基础，固本培元、扶持脾土。方中重用黄芪为君，补脾肺之气，并升阳固表；人参、炙甘草为臣，助黄芪补中益气；白术健脾，当归补血，陈皮理气，为佐药；升麻、柴胡升举清阳，助君药升提下陷之元气，为使药，共奏补中益气之效。二诊时患者诉夜卧不安，辨其证为气血虚损，血不养神，故予阿胶、酸枣仁养心安神，滋阴补血。

　　患者 X 线片可见明显的股骨头无菌性坏死，诊断明确，但对于早期股骨头无菌性坏死需与髋关节骨性关节炎相鉴别。髋关节骨性关节炎是一种慢性关节疾病，是关节软骨发生退行性变，并在关节边缘退变增生形成骨赘，可分为原发性和继发性两种。原发性无明显局部致病原因，是生理性的退行性变，多见于老年人；继发性是在局部原有病变基础上发生，常见于先天性的髋关节脱位、髋臼发育不良、骨折、脱位及股骨头缺血性坏死等。中晚期骨性关节炎的 X 线片表现为股骨头变扁、肥大，横径加宽，边缘有骨赘形成，关节面不光滑，关节间隙狭窄，股骨头软骨下有小囊样区，周围有硬化带等改变。由于 X 线片的观察角度有限，而且是重叠影像，当髋关节出现股骨头轻微形态改变（关节间隙轻度变窄，出现软骨下囊性变）时无法判断是否有骨质坏死改变，容易与早期股骨头坏死相混淆。而骨性关节炎的 CT 表现为硬化并有囊性变，MRI 显示 T1WI 低信号，T2WI 高信号改变，但其囊性变呈点状改变，且界限清晰，无硬化带。早期鉴别诊断对于临床对症治疗具有重大意义。

（杨佳裕　季　伟）

第十一节　颅脑损伤后遗症

一　证候学特征

　　吴云定根据施氏伤科的基本理论和多年的临床经验，认为颅脑损伤后遗症属中医学"头部内伤"范畴，乃败血所致，当从肝而论，治以疏肝柔肝为本。头部内伤，经脉受损，气血离经，离经之血即为败血。依李东垣先生所言，败血必归于肝。足厥阴之脉，挟胃属肝络胆，败血归肝，由肝入胃，表现为肝阳上扰，胃失和降，而见头晕目眩、呕吐恶心等症。故尤在泾曰："大抵眩晕多从肝出。"足少阴之脉，从肾上贯肝膈。肝藏血，肾主精，精血同源，"情同母子"。因此，败血归肝，既可木贼侮土，也可子病及母。肝火亢盛，消灼肾水，水不涵木，风阳上煽。所以无论是肝气犯胃，还是肝肾同病，其源仍在于木失条达，气机不畅。

　　从病因病机分析，颅脑损伤后遗症的辨证重点可归纳为血、瘀、风、痰四字。人有气血而生，病有气滞血瘀，瘀血乃病理之产物，但其作为病邪又可继续损害机体的健康，瘀血流注则为肿为痛，脉络闭阻则气血凝滞，脑失所养。败血归肝则阴血不足，风阳妄动。木气横逆则中土不健，痰湿内生。风痰相搏则扰乱神明，清空失宁。脑为元神之府、清净之地，岂可任血瘀风痰作祟。故《黄帝内经》提出："人有所堕，恶血留内，当先饮利药。"《普济方》更明确指出："从高堕下，当导瘀血……若损伤恶血不散，宜除去恶瘀，使所血流通。"

二 治则治法

治疗颅脑损伤后遗症当首拟行气活血，祛瘀生新，然后平肝潜阳，豁痰开窍治之。诚如古人所说：治风先治血，血行风自灭；治痰先调气，气顺痰自化。根据这一思想，在临诊中以清浊为界，升降为枢，辛开苦降，寒热并用，补虚泻实。如黄连配吴茱萸辛开苦降，疏肝和胃；藿香配胆南星寒热并用，豁痰开窍；陈皮配熟地黄补虚泻实，健脾益肾。辛以散阳，苦以坚阴，清阳宜升，浊阴当降，阴阳调和，脑有所养，神明可安。

三 诊治特点

古人曰：头为诸阳之会，巅顶之疾，唯风可到。对此吴云定认为，颅脑损伤后遗症无论是肝强脾弱，胃气上逆，还是肝阳上亢，肾阴虚亏，皆属病邪上犯巅顶，上盛下虚之证。当以辛散之，以苦降之，分别清浊，调节升降。血瘀风痰为浊，气血津液为清。通过分别清浊，调节升将，将瘀血风痰等病理产物清泄于外，气血津液人身之精微留存于内，上逆之肝阳胃气归摄还原，潜伏之肾精脾气上输于脑。所谓阴平阳秘，升降有常，即是人体生命活动之最佳状态。吴云定认为，脑虽为诸阳之会，但赖阴血所养，调阴阳、和气血才是选方用药取胜之道。切不可偏盛偏衰，影响阴阳、气血、脏腑的平衡和协调。

外在的皮肉筋骨与内在的脏腑气血互为表里，彼此影响。在伤损之证中，肢体损于外，气血伤于内；营卫有所不贯，脏腑由之不和。在外瘀血流注停滞于肌肤腠理之间，为肿为痛。在内瘀血不除，气血难以上达，神明失于安宁，五脏六腑皆受其累。吴云定强调治伤需内外兼顾，不仅要善于治内，而且要重视治外。《黄帝内经》曰："通则不痛，不通则痛。"吴云定遵循施氏伤科应用膏药外敷治疗颅脑损伤后遗症的经验。颅脑损伤不论是新伤宿疾，凡损伤局部有压痛点者，皆以活血化瘀、消肿止痛的吊伤膏外敷，运药于患处，除瘀为尽。清代吴师机指出："外治之理即内治之理，外治之药即内治之药。"然外治之药能直接作用于皮肤黏膜，疗效更为速捷有效。经外敷膏药后头部压痛减轻或消失时，患者病症多趋于缓解或痊愈。内外治法各有千秋，理应取长补短，内外同治可谓相得益彰。

吴云定运用施氏伤科传统处方，多以柴胡为引药之君，佐以当归、川芎诸药调和气血而各有所归。以通窍活血汤、天麻钩藤饮、温胆汤加减随症应用，屡收奇效。

四　案例举隅

病例：周某，女，48 岁。

主诉：头晕头痛近半年。

现病史：患者 6 个月前被人砍伤头部（20 余刀），当即昏迷 4 日，醒后留有头晕头痛、心悸失眠、纳食呆滞、恶心呕吐等症，经治不愈。

体格检查：头部偏右处有明显压痛，脉弦滑，苔白腻。

中医诊断：头部内伤（肝阳上亢，痰瘀内阻型）。证属败血归肝，肝风上扰，木贼侮土，胃失和降，痰湿内生，扰乱神明。

西医诊断：脑外伤后遗症。

首诊治疗：治宜活血化瘀，平肝潜阳，息风化痰。处方：北柴胡 4.5g，北细辛 3g，全当归 9g，大川芎 9g，香白芷 4.5g，嫩钩藤 9g，白菊花 9g，明天麻 1.5g（研吞），法半夏 4.5g，广藿香 9g，蔓荆子 9g，远志肉 4.5g，白蒺藜 4.5g，紫贝齿 12g，石决明 15g，7 剂。

二诊：前方加减连服月余，头晕头痛减轻，局部压痛有减。但心悸不宁，夜寝欠安，嗳气频繁。瘀血渐化，肝阳未平，木乘土位。再拟平肝息风，活血安神，佐以降逆。原方去石决明、香白芷、广藿香、明天麻，加佛手片 9g，灵磁石 30g，柏子仁 4.5g，朱茯神 9g，代赭石 9g，旋覆花 9g（包），7 剂。

三诊：服上方加减 20 余剂后，头痛泛恶已平，心悸夜寝亦安，头部压痛消失。余有体倦健忘之症。证属瘀血已化，心营不足，肾水虚亏，木失涵养。再拟滋水涵木，养血安神，佐拟息风。处方：大生地 9g，枸杞子 9g，白菊花 9g，明天麻 1.5g（研吞），全当归 9g，大川芎 4.5g，朱茯神 9g，夜交藤 9g，远志 4.5g，法半夏 4.5g，佛手片 9g，桑椹 9g，广陈皮 4.5g，7 剂。

随访：患者经诊治 4 个月后，恢复半日工作，唯有气候变化时常感头晕，续拟前方加减调理 2 年恢复工作，痊愈停药。

按语：患者被砍伤头部后昏迷，出血较多，头部有明显压痛，从病史和主症当辨为败血归肝，由肝入胃，肝阳上扰，胃失和降，而见头晕目眩、呕吐恶心等症。头部压痛当为瘀血流注，脉络闭阻则气血凝滞，脑失所养。头为诸阳之会，巅顶之疾，唯风可到。颅脑损伤后遗症无论是肝强脾弱，胃气上逆，还是肝阳上亢，肾阴虚亏，皆属病邪上犯巅顶，上盛下虚之证。当以辛散之，以苦降之，分别清浊，调节升降。血瘀风痰为浊，气血津液为清。通过分别清浊，调节升将，将瘀血、风痰等病理产物清泄于外，气血津液人身之精微留存于内，上逆之肝阳胃气归摄还原，潜伏之肾精脾气上输于脑。所谓阴平阳秘，升降有常，即是人体生命活动之最佳状态。脑虽为诸阳之会，但赖阴血所养，调阴阳、和气血才是选方用药取胜之道。切不可偏盛偏衰，影响阴阳、气血、脏腑的平衡和协调。在临诊中以清浊为界，升降为枢，辛开苦降，寒热并用，补虚泻实。

颅脑损伤不论是新伤宿疾，凡损伤局部有压痛点者，皆以活血化瘀、消肿止痛的吊伤膏外敷，运药于患处，除瘀为尽。"外治之理即内治之理，外治之药即内治之药。"然外治之药能直接作用于皮肤黏膜，疗效更为速捷有效。经外敷膏药后头部压痛减轻或消失时，患者病症多趋于缓解或痊愈。内外治法各有千秋，理应取长补短，内外同治可谓相得益彰。

此外，吴云定认为，此类患者还可嘱其用薄荷 3g 煎汤代茶，送服十宝丹 3g 或者黎峒丸，也有类似作用。

（王志泉　王　炜）

第三章　施氏伤科治伤文选精粹

第一节　吴云定运用中医药治疗腰椎间盘突出症的经验

腰椎间盘突出症是骨伤科临床常见病、多发病，人群中的发病率，男性为5.1%，女性为3.7%[1]。腰椎间盘突出症是中医治疗的特色病种之一，具有显著的临床疗效，患者易于接受，且无明显的副作用和不良反应。本人有幸跟随沪上中医治疗腰椎间盘突出症著名专家——吴云定拜师学艺，深深敬佩吴云定高尚的医德、高超的技艺，深感祖国中医药宝库的博大精深。本人将近年来跟随吴云定耳濡目染学艺得到的皮毛，与同仁们切磋交流，以期抛砖引玉，使更多的同道了解我们这一流派运用中医药治疗腰椎间盘突出症的特色，相互学习与促进，不断提高诊治水平，造福于广大患者。

一　吴云定对腰椎间盘突出症的认识

吴云定是第二批全国老中医药专家学术经验继承班学员，继承了已故全国名老中医、著名伤科大家——施维智先生的学术思想，并得到著名骨科专家、"断肢再植之父"——陈中伟院士的指导，从传统中医学和现代医学结合的角度对腰椎间盘突出症有了进一步的认识。吴云定认为，腰腿痛与风寒、瘀血、肝肾等内外因素有关。正如《诸病源候论·卒腰痛候》曰："夫伤之人，肾气虚损，而肾主腰脚，其经贯肾络脊，风邪乘虚，卒入肾经，故卒然而腰痛。"又《诸病源候论·腰脚疼痛候》曰："肾气不足，受风邪之所为也，劳伤则肾虚，虚则受于风冷，风冷与真气交争故腰脚痛。"此是外邪为标，肾虚为本，依据"急则治其标，缓则治其本"的原则，吴云定认为腰椎间盘突出症的"疼痛"为标，治疗关键是疏风散寒，活血止痛，以缓解和消除疼痛。

吴云定通过长期的临床实践认为，大部分腰椎间盘突出症患者的发病，其辨证特点有以下几点：一是感受风寒，寒邪留恋经络，以致气血失和，出现腰腿痛、麻木等症状；二是因长期积累性劳损，如久立、久坐、搬提重物等劳作，日久而导致肝肾亏损，在外伤或受寒的诱因下发病；三是临床上有明显的扭伤史，因卒然扭伤，瘀血阻滞经络，不通则痛。

二 吴云定辨证用药特色

吴云定临证之时，善于运用中药辨证内服、外敷治疗腰腿痛，其根据患者的临床表现、体质差异及缓急的发病特点，提出三期分治、辨证分型的学术思想[2]。根据临床表现和病程分为急性发作期、缓解期和康复期。

1. 急性发作期 根据病因的不同，辨证分为风寒型和血瘀型。

（1）风寒型：因宿伤或劳损兼受风寒，诱发腰腿痛。治宜舒风散寒，活血止痛，方用地龙舒腰汤。药用麻黄、防风、防己、威灵仙、地龙、川乌、草乌、木瓜、牛膝、蕲蛇、独活、秦艽、赤芍、川芎、当归、三七、陈皮等加减。可外用施氏宿伤膏或舒筋活血散热敷。

（2）血瘀型：因急性扭伤，筋脉受损，气滞瘀结，不通则痛。治宜化瘀通结，方用活血止痛汤。药用当归、赤芍、川芎、红花、桃仁、地鳖虫、刘寄奴、落得打、乳香、没药、三七、牛膝、延胡索、白芍、地龙、伸筋草、枳壳、陈皮等加减。外用施氏新伤膏或舒筋活血散热敷。

2. 缓解期 腰腿部疼痛已较急性期缓解，但隐隐作痛尚存，此时气血未和，风寒虽去而未尽。治宜舒风活血，和营通络，方用舒风活血汤。药用防风、独活、秦艽、当归、赤芍、川芎、威灵仙、五加皮、牛膝、防己、桑寄生、续断、杜仲、陈皮等加减。可外用施氏宿伤膏或舒筋活血散热敷。

3. 康复期 疼痛症状基本消失，唯感腰腿酸软无力，不耐久坐久立，多因肝肾亏虚，气血不足所致，临床上可分为阳虚和阴虚两型。

（1）阳虚型：治宜温补肾阳，养血健腰，方用补肾健腰汤。

（2）阴虚型：治宜滋阴养血固腰，方用育阴健腰汤。药用熟地黄、山药、山茱萸、枸杞子、当归、川芎、白芍、巴戟天、肉苁蓉、秦艽、千年健、狗脊、牛膝、杜仲等方药或舒筋活血散热敷。

吴云定在以上辨证论治的基础上，认为"寒湿挟瘀，气血阻遏，不通则痛"是本病发生的重要原因。根据这一理论研制出的中药制剂疏风舒腰颗粒具有疏风散寒，活血止痛的临床作用，通过动物试验证明，疏风舒腰颗粒具有明显的抗炎作用，并有一定的止痛、降低毛细血管通透性及改善血液流变学的作用[3]。在临床上疏风舒腰颗粒可减轻软组织肿胀、炎症、神经根水肿，缓解神经根压迫、减轻疼痛、促进软组织病变的修复，而对腰椎间盘突出症有一定的疗效。临床疗效研究表明，疏风舒腰颗粒的优良率达到 88.2%，与对照组差异显著[3]。

三 吴云定运用手法特色

运用手法治疗腰椎间盘突出症是吴云定的特色治疗手段之一。此手法吴云定师从已故推拿名家——陆文老先生。作为沪上的推拿流派之一，陆氏手法在整骨推拿方面独树一帜，其方法独特，疗效显著，因此在民间广为流传。吴云定与陈中伟院士一道，运用现代科学技术和手段对其进行了深入研究，揭示了部分机制，认为手法可以改善和调整突出物与椎管及神经根管各内容物的关系，使神经根得到牵拉，从而改善腰椎间盘突出症的症情，为临床应用提供了科学的理论依据。其具体操作方法是采用三种体位的多种治疗方法[4]。

（1）坐位：①拇指推揉法，患者取坐位，术者低坐于患者背后，用拇指推揉法在压痛点周围推揉约 2 分钟，待疼痛稍缓解后，患者后仰背部靠在术者头顶上，用拇指推揉法由轻到重推揉刺激压痛点约 3 分钟，然后自棘突起向两侧腰肋部，用拇指做抹法 10 遍，以解除肌肉痉挛，减轻疼痛。②绞腰法，患者取坐位，两手交叉抱住自己的肩关节，助手以两腿内侧用力夹住患者两腿外侧，双手掌分别紧压患者两侧的髂嵴前部，以固定骨盆，勿使转动。术者站于患者的右后侧，左手拉住患者的右腕，右手推住患者的右肩后部，使患者后仰 40°～50°，腰部尽量放松，一般躯干上部可转体 70°～80°，使躯干肌肉处于相当紧张状态，然后，术者突然用力加大扭转角度 10°～20°，这时腰部的小关节可产生清脆的"咯咯"声，再用同样的方法向反方向进行一次。

（2）俯卧位：①提腿压腰法，患者俯卧于硬板床上，术者站于患者的患侧，用一手掌压住髓核突出间隙压痛点，或侧突中心外侧，另一手向上提扳患侧大腿下端，或双侧大腿下端，使腰部过伸，直至腹部与髋部前方肌肉十分紧张，患者感觉腰部发胀。此时，术者还需稍稍突然加重向上提扳的手法。②踩踏法，患者取俯卧位，胸腹部各垫以软垫，两助手各握住腋下和踝部做对抗牵引。术者的一足置于患者的骶骨部，另一足的跟部置于侧突中心的棘突或椎旁压痛点，在两助手牵引和第二助手稍向上提起大腿的情况下向正中与前下方踩踏。力量由轻到重，力点应在棘突上。体质差或骨质疏松者禁用。

（3）仰卧位：①足背屈法，术者用和患者患肢同侧的手掌托起患者足跟后方，前臂掌侧抵住足底前部，另一手按住患肢膝部使其伸直，将患足强行背屈，在背屈下行直腿抬高至患者能忍受的最大限度，再突然略加重背屈手法。②屈髋屈膝牵拉法，术者双手分别按住患者的膝部与小腿下端，向其胸部做下压动作，再迅速用力将患肢拉直，反复数次。此手法有牵拉坐骨神经的作用，并有活动与拉松髋膝关节的作用。

以上代表性方法可在临证之时，根据患者病情和体质情况选择性应用，或结合弹拨法、虎口推揉法、穴位按压法、提捏法、仰扳过伸法等。

此外，吴云定认为，运用中医药治疗腰椎间盘突出症的关键是正确的辨证，只有在辨证准确无误的基础上才能有的放矢地运用所掌握的中医药治疗手段。

四 案例举隅

病例： 宋某，男，65 岁，2006 年 9 月 8 日就诊。

主诉： 右侧腰腿疼痛、麻木 1 个月余。

现病史： 无外伤史，不能多立，行走约 30m 即感右侧腰腿牵吊麻木，腰部后伸时痛麻甚，不能完全平卧，日常工作、生活障碍明显。CT 示 $L_5 \sim S_1$ 椎间盘右后突出，明显压迫右侧神经根及硬膜囊。

体格检查： 腰部生理弧度平直，腰脊柱左侧弯，$L_4 \sim L_5$、$L_5 \sim S_1$ 右侧椎旁压痛明显，伴放射痛至腘窝处，右臀部压痛明显，直腿抬高试验左侧 45°，右侧 30°，加强试验均（+），左小腿外侧感觉下降，左屈伸大趾肌力下降，腰椎活动度前屈 30°，后伸 5°，左侧弯 10°，右侧弯 30°。舌淡，苔薄白腻，脉细。

中医诊断： 腰腿痛（偏寒湿夹瘀型）。辨为风寒湿痹阻腰腿，挟瘀阻滞经络，气血运行不畅，不通则痛。

西医诊断： 腰椎间盘突出症，$L_5 \sim S_1$ 右后突出。

首诊治疗：

（1）中药：治拟疏风散寒，化瘀通络。方用地龙舒腰汤加减：净麻黄 3g，防风 12g，防己 12g，威灵仙 12g，川地龙 9g，制川乌 5g，制草乌 5g，三七末 4g（吞），蕲蛇 5g，川牛膝 9g，川木瓜 9g，炙僵蚕 9g，白芍 20g，制南星 9g，牛蒡子 9g，当归 9g，赤芍 9g，川芎 5g，陈皮 5g，共 7 剂。

（2）施以中药舒筋活血散热敷牵引，每周 2 次，每次 30 分钟；配合陆文流派整骨推拿三步五法，每周 2 次，每次 20 分钟。

二诊： 2006 年 9 月 15 日。患者诉腰腿部较前轻松，痛麻感仍旧明显，行走及腰后伸活动仍受限明显。舌淡，苔薄白腻，脉细。仍拟原方去炙僵蚕、制南星、牛蒡子，加穿山甲 9g，地鳖虫 9g，老鹳草 9g，续服 7 剂，外用施氏宿伤膏循坐骨神经敷贴，手法仍旧每周 2 次，以及手法前做热敷牵引。

三诊、四诊 患者症情逐步改善，疼痛麻木减轻，脊柱侧弯及抬腿受限均有所改善，治疗方药未变，外治方法亦同前。

五诊： 2006 年 10 月 6 日。患者腰腿疼痛及麻木已不明显，脊柱侧弯基本恢复，椎旁压痛不明显，左右抬腿均 >60°，腰后伸亦明显改善，小腿麻木感轻微，肌力仍略差，诉久行后腰腿有酸胀感，休息后可缓解。舌淡，苔薄，脉细。原法出入，酌加补肾健腰之品。原方去制川乌、制草乌、穿山甲、地鳖虫，加熟地黄

9g，千年健 9g，炒杜仲 9g，川续断 9g，补骨脂 9g，制狗脊 9g，砂仁 3g（后下），焦山楂 9g，焦神曲 9g，续服 2 周，停止手法及热敷牵引治疗，继续膏药外敷腰部。

随访：半年后复查，腰腿痛麻不显，已恢复原工作，劳累后偶有腰痛。建议定期随访。

参 考 文 献：

[1]　Schwetlick G. Microsurgery in lumbar disk operations. Possibilities，methods and results. Orthopade，1998，27（7）：457-465.

[2]　吴云定，施维智. 腰椎间盘髓核突出症的中医辨证施治. 中国骨伤，1993（4）：11.

[3]　吴云定，李麟平，张伯禹，等. 舒腰灵冲剂的药理作用和临床疗效. 中国骨伤，1998，11（6）：13.

[4]　吴云定，陈建华，罗文忠. 实用整骨推拿手册（第二版）. 上海：上海科技教育出版社，1995.

（孙波. 吴云定主任运用中医药治疗腰椎间盘突出症经验.

中医文献杂志，2007，增刊）

第二节　吴云定治疗脊髓型颈椎病的经验

吴云定，男，上海市名中医，上海市非物质文化遗产保护名录——施氏伤科疗法代表性传承人，上海市黄浦区香山中医医院主任医师，从事中医骨伤科临床工作 50 多年。

脊髓型颈椎病（cervical spondylotic myelopathy，CSM）是一种由颈椎小关节及椎间盘退变引起的脊髓和（或）脊髓神经根功能障碍的一种疾病[1]。临床症状表现为颈项部疼痛，上肢酸胀、疼痛、麻木、无力感，严重者可出现上肢肌力下降，握拳困难，手指精细动作减弱，行走不稳，脚踩棉花感等。体征表现为肢体的触痛觉减退或过敏，胸腹部、大腿根部束带感等。临床观察本病好发于中老年人，男性患者居多。

通常认为本病预后较差，需要进行手术干预。但吴云定诊治脊髓型颈椎病患者，多运用中药辨证，症状能够得到一定缓解，因脊髓受压致瘫痪患者较少出现，多数患者能够通过中医药治疗维持和稳定症状。少数较严重患者建议手术治疗。笔者有幸跟诊学习，兹将吴云定治疗脊髓型颈椎病的经验略作梳理，以兹同道。

一 病因病机

西医学认为本病是多种因素共同作用的结果，主要有颈椎畸形、机械压迫、不稳定、血运障碍、免疫因子、易感因子等学说[2]。中医学多将脊髓型颈椎病归属于"痹证""痿证"范畴，认为其病位在脊髓，系积劳伤颈，外感风寒湿邪，内损肝肾致督脉空虚，髓海枯竭，颈部气血不和所致。

施维智先生[3]认为由于督脉循行于脊里，与脊髓相合，同时督脉又属脑络肾，为阳脉之海，故督脉空虚，则脊髓失养，从而导致下肢痿软无力，甚至瘫痪。吴云定师承施维智先生，传承以上观点。《素问·骨空论》曰："督脉为病，脊强反折。"《难经·二十九难》曰："督之为病，脊强而厥。"脊髓型颈椎病表现为筋骨痿软，内因由于肝肾失养所致。肝主筋，肾主骨，肝肾精气旺盛，则气血充盈，运行敷布正常，筋骨受精微滋养则强劲有力；反之，肝肾亏虚，筋骨得不到肝肾精气滋养，出现筋骨痿软。同时吴云定也注重气血的给养。肢体的运动，虽赖于筋骨，但筋骨离不开气血的温煦。气血化生，濡养充足，筋骨功能才可健运。而且筋骨又是肝肾的外合，肝血充盈则筋得所养，肾髓充则骨骼劲强。肝肾精气的盛衰关系到筋骨的成长与衰退。筋骨损伤和疾病可累及气血。因此吴云定提出脊髓型颈椎病本虚为肝肾亏虚，气血不足。在脊髓型颈椎病发病过程中，患者往往兼证不尽相同，或有麻木不仁，或有颈项疼痛剧烈，或有头晕头重，或有脘腹胀满。吴云定总结临床经验，进一步提出标实为夹瘀、夹寒，或夹痰、夹气滞。

二 辨证论治

吴云定在多年的临床诊疗中，反复探索，对施氏伤科温经养荣汤酌加增减，临床用药在原有16味药[4]基础上，增加了黄芪、怀牛膝2味，黄芪重在补气升阳，怀牛膝重在引血下行。温经养荣汤以补益肝肾，温通督脉，益气活血为主，兼祛风通络，全方18味药，处方：桂枝6g 炒白芍9g，红花6g 炒生地黄9g，砂仁3g拌熟地黄12g，真鹿筋9g，全当归10g，川芎9g，肉苁蓉12g，枸杞子12g，川断肉12g，党参10g，黄芪30g，怀牛膝9g，三七末2g，陈皮6g，鸡血藤12g。

方中真鹿筋配以肉苁蓉可共奏益肾壮阳，温通督脉之功，为本方要药；川断肉、枸杞子温养肝肾，强壮筋骨；桂枝温通疏风，白芍养肝血，两药相炒可使疏风直接作用于肝经；红花活血，生地黄养血补肝，两药相炒后可去生地黄之滋腻；砂仁理气和胃，熟地黄补血益肝肾，相拌则使熟地黄补肝肾而不呆胃；黄芪、党参补气扶正；当归、川芎活血消肿；鸡血藤补血行血，疏筋活络；怀牛膝引血下行；三七活血化瘀止痛；陈皮理气和中。

同时吴云定临证观察患者症状、体征与舌苔、脉象的关系，依据兼证、苔脉不同，辨证加减用药。夹瘀者，可见脉络瘀阻，肢体麻木不仁，加穿山甲9g，地鳖虫9g，老鹳草12g；夹寒者，寒性凝滞，寒主收引，可见颈项疼痛，舌红，苔薄，脉紧，加羌活9g，威灵仙12g，制川乌6g，制草乌6g；夹痰者，见头目眩晕，头重如裹，加僵蚕 9g，白术 9g；兼见气滞者，腹部胀满，气机不畅，可见纳呆，苦满，加香附 9g，小茴香 9g，香谷芽 12g。

吴云定临床还提醒我们，脊髓型颈椎病的特点是"萎"，少见阴虚。即使有也是患者阴虚火旺体质，用药中要注意透表，辛燥药要少用。

三 案例举隅

病例：米某，女，68 岁，2015 年 9 月 7 日就诊。

现病史：患者颈项板滞疼痛，双下肢沉重、麻木，脚踩棉花感明显，胸腹部时有束带感。

体格检查：颈椎屈伸受限，屈曲 20°，后伸 35°，双下肢肌张力略高，肌力正常，双足背皮肤针刺感觉减弱，双侧霍夫曼征（＋）。舌红，苔薄白腻，脉沉略紧。

中医诊断：痿证。证属肝肾亏虚，气血不足，兼寒邪凝滞。

西医诊断：脊髓型颈椎病。

首诊治疗：补肝益肾，荣筋续骨，兼以散寒止痛，方以温经养荣汤加减。处方：桂枝 5g 炒白芍 30g，红花 9g 炒生地黄 12g，砂仁 3g 拌熟地黄 12g，党参 15g，黄芪 20g，补骨脂 5g，肉苁蓉 5g，巴戟天 9g，鹿筋 9g，当归 9g，赤芍 9g，川芎 5g，陈皮 5g，怀牛膝 9g，制川乌 6g，制草乌 6g，7 剂。

二诊：2015 年 9 月 14 日。患者颈项不适有减轻，行走活动仍有不稳，行走距离较前延长，胸部束带感仍有，舌红，苔薄，脉沉。予 2015 年 9 月 7 日方加柴胡 9g，小茴香 9g，方用 7 剂。

三诊：2015 年 9 月 21 日。患者胸腹部束带感较前减轻，行走距离逐渐延长，双足背皮肤针刺感略有减弱，脚踩棉花感仍有，但程度减轻，舌红，苔薄，脉沉细。予 9 月 14 日方加淫羊藿 9g，千年健 12g，方用 14 剂。

随访：此后患者 2 周就诊一次，予上方加减服用半年余。患者症状保持稳定，双下肢麻木感明显改善，麻木时间减少，行走不稳感减轻，行走步速由原来每分钟 28 步增加为每分钟 35 步。

按语：此例患者为脊髓型颈椎病患者，概因年事已高，肝肾亏虚，肾主骨，藏精生髓以充骨，肝主筋，藏血以濡筋。筋骨失去肝肾精气充养滋润，则筋骨痿弱，束骨无力，发为此证。施氏伤科验方温经养荣汤采用"三炒方"，桂枝炒白芍，以桂枝疏风，白芍养肝血，两药相炒，意在直接疏肝经之风，此方中白芍用量加大到 30g，去白芍柔肝解痉之功，对于拘挛、疼痛明显的患者，有一定疗效；红花炒生地黄，以红花活血，生地黄养阴，相炒后意在去生地黄滋腻；砂仁拌熟地黄，以砂仁理气和胃，熟地黄补血，两药相炒，意在使熟地黄补而不呆胃；当归、川芎活血消肿；真鹿筋、肉苁蓉补肾壮阳；党参、黄芪补气；怀牛膝引补肾药下行；枸杞子补肝肾；鸡血藤养血通络；陈皮理气行中。患者首诊颈项疼痛剧烈，舌苔白腻，兼有寒邪症状，故酌加制川乌、制草乌以散寒止痛，经过首诊用药后患者仅颈项板滞感好转，行走仍然不稳，双下肢仍然麻木，见胸部束带感，加用柴胡、小茴香通厥阴之气，加强理气之功。三诊时针对步态不稳增加了淫羊藿和千年健，加重温补肾阳和强筋健骨之力，通过半年温经养荣汤的温补，患者的麻木和肢体痿软均得到了改观。需要指出的是，该方中真鹿筋需要用黄酒浸泡，炖服疗效更佳。

参 考 文 献

[1] 潘之清. 实用脊柱病学. 济南：山东科学技术出版社，1996：508.

[2] 王远征. 脊髓型颈椎病病因学研究概况. 中国医药前沿，2013，8（1）：9-10.

[3] 熊铠. 施氏补益温通方对脊髓型颈椎病的疗效观察. 中医文献杂志，2006，2：41-42.

[4] 茅晓. 施维智治疗脊髓型颈椎病经验. 中国骨伤，1995，8（1）：12.

第三节　吴云定治疗腰椎椎管狭窄症的经验

吴云定为上海市伤科八大家之一"施氏伤科"第五代传人，为原上海市中医药学会骨伤科分会副主任委员，上海市著名专家，在运用中医药辨证施治颈、腰腿痛方面经验丰富，疗效显著。本人有幸跟师学习，获益颇丰，但仍仅窥其冰山一角，乃将其治疗腰椎椎管狭窄症经验略作总结。

腰椎椎管狭窄症为中医骨伤科临床常见疾病，是因骨性或纤维性增生、移位，导致一个或多个平面椎管管腔狭窄，压迫马尾神经或神经根而产生临床症状的一种综合征[1]。本病除少数先天性狭窄而发生于青年以外，多见于50岁以上的中老年患者，其起病缓慢，表现为下肢乏力，行走缓慢，甚至出现下肢麻木、间歇性跛行、坐骨神经放射痛等[2]。其发病率仅次于腰椎间盘突出症，占椎管疾病的第二位[3]。

吴云定师承于全国著名中医伤科大家施维智先生，结合自身多年临床经验，认为腰椎椎管狭窄症的发生，虽然起因于劳损而源于肾虚，其急性发作又与受风寒湿邪侵袭及闪挫损伤等有关。《诸病源候论·腰背痛诸候》有"肾气不足，受风邪之所为也，劳伤则肾虚，虚则受于风冷，风冷与真气相交争，故腰脚痛"和"既腰者，谓卒然伤损于腰而致病也。此由损血搏于背脊所为……"等论述。腰椎椎管狭窄症患者遭受风寒湿气侵袭或扭挫后，常可出现腰腿疼痛、麻木，持续不愈，主要由于风寒湿诸邪深侵入骨，气血凝结与痰浊互为交争，乃使阴阳有形之浊邪闭阻于腰脊络道，成为一种病理产物而发生充血、水肿。因此，吴云定认为本病中医病机主要为"正虚邪实"，其本为肾虚，其标为风寒湿痹阻及瘀血阻滞。依据

"不通则痛，痛则不通"的治疗原则，主张以祛风散寒通络或活血化瘀为主。临床上所见腰椎椎管狭窄症患者中，感受风寒者多见恶风恶寒，天气骤冷或阴雨时症状加剧，得温则痛减；由于积年劳损，久行则筋伤者，发病就诊时多见动则痛剧，俯仰不利，因此本病都从"痹"论治或从"瘀"论治，吴云定以此诊病临床多有效验。同时吴云定在临床施治中，结合现代医学理论仔细分析认为，腰椎椎管狭窄发病主要由于椎管骨性容积减少，从而影响马尾神经的血供，所以无论是风寒型还是瘀血型都不宜重用破血药。在临床诊治中，吴云定同时深暗"急则治其标，缓则治其本"之道。

一 辨证治疗

针对患者发病的主证进行分型及治疗，简叙如下。

1. 急性发作期　多因感受风寒湿邪亦或跌仆损伤所致，临床可分为以下三型。

（1）寒湿型：腰腿痛以疼痛为主，遇寒则增，得热则缓，苔白腻，脉沉细。治宜散寒止痛，活血通络，方用地龙舒腰汤（验方）。处方：麻黄 3g，独活 5g，秦艽 9g，当归 9g，赤芍 9g，川芎 5g，制川乌 5g，制乳香 5g，制没药 5g，地龙 9g，防己 12g，威灵仙 12g，川牛膝 9g，木瓜 9g，三七末 4g（吞）。

（2）风湿型：腰腿痛以麻木为主，下肢麻木，苔薄白，脉浮缓。治宜疏风通络，方用和营活血汤（验方）。处方：防风 9g，防己 12g，独活 5g，秦艽 9g，当归 9g，赤芍 9g，川芎 5g，威灵仙 12g，五加皮 9g，川牛膝 9g，桑寄生 9g，川续断 9g。

（3）瘀血型：腰扭伤或负重过度等急性损伤为诱因，腰部疼痛逐渐增剧，俯仰转侧均感困难，苔白腻或微黄，脉实大。治宜活血化瘀，通络止痛，方用化瘀通络汤（验方）。处方：当归 9g，赤芍 9g，川芎 9g，红花 5g，川牛膝 9g，三七末 4g（吞），威灵仙 12g，制乳香 5g，制没药 5g，枳壳 9g，防风 9g，防己 12g，地龙 9g。

2. 缓解期　多为急性期未治或治之失当，慢性迁延所致。可分为以下两型。

（1）阳虚型：腰部乏力，绵绵隐痛，小便清长，下肢畏寒，苔白质淡，舌边有齿痕，脉沉无力。治宜温补肾阳，养血健腰，方用补肾健腰汤（验方）。处方：党参 9g，黄芪 9g，当归 9g，白芍 9g，川芎 9g，肉苁蓉 9g，淫羊藿 5g，杜仲 9g，怀牛膝 9g，川续断 9g，狗脊 9g，秦艽 5g，千年健 9g，独活 5g，陈皮 9g。

（2）阴虚型：腰腿痛，虚火时炎，心烦失眠，咽干溲黄，舌质红，脉细数。治宜育阴壮水，养血固腰，方用育阴健腰汤（验方）。处方：生地黄 9g，怀山药 9g，枸杞子 9g，龟板 12g，当归 9g，白芍 9g，川芎 5g，川续断 9g，黄芪 9g，怀牛膝 9g，杜仲 9g，威灵仙 9g，鸡血藤 9g，秦艽 5g，陈皮 9g。

在临床诊治中,吴云定根据整个疾病演变过程,随症加减,不拘泥一方一药。经络闭塞,下肢麻木者加老鹳草 9g,细辛 3g,炮山甲 9g,蚕沙 9g(包),乌梢蛇 5g;兼有气滞,腹痛胀满连及胸胁,忽聚忽散者,加香附 5g,佛手片 9g,小茴香 5g;兼有痰阻,痛有定处,舌苔白腻,脉滑或沉者,加半夏 9g,白芥子 9g,制南星 9g;脾胃困乏,消化不良者,予健益脾胃药,加陈皮 5g,谷芽 9g,麦芽 9g;寒痛甚者,酌加附子、肉桂、制川乌、制草乌;阳虚甚者,酌加鹿角、巴戟肉、补骨脂等;阴虚甚者,酌加何首乌、大补阴丸、六味地黄丸。

二 案例举隅

病例:毛某,女,76 岁,2007 年 11 月 9 日就诊。

现病史:腰腿部隐痛伴双下肢麻木已有 2 年,不能长时间行走。患者 1 周前因外出感受寒湿,回家后腰部疼痛发作,行走不足 15 分钟下肢酸胀难忍,出现间歇性跛行,同时伴有双下肢麻木,大小便正常。2007 年 10 月 22 日腰椎 CT 示 $L_4 \sim$ S_1 椎管狭窄伴 L_4 滑脱。

体格检查:腰椎居中,无明显侧弯,L_4 棘突处略有下陷,$L_4 \sim S_1$ 棘突、棘旁压痛明显,叩击痛(−),双下肢肌力对等正常,双侧外踝处皮肤感觉减退,双侧直腿抬高试验 60°,足背屈加强征(−),屈颈试验(−),双侧膝、踝反射对称引出,病理反射征(−)。舌红,苔白腻,脉沉细。

中医诊断:痹证(寒湿型)。

西医诊断:腰椎椎管狭窄症。

首诊治疗:治以散寒祛湿,通络止痛,方以地龙舒腰汤加减。处方:净麻黄 3g,防风 12g,防己 12g,威灵仙 12g,地龙 9g,川牛膝 9g,三七末 4g(吞),川木瓜 9g,白芍 20g,当归 9g,赤芍 9g,川芎 5g,陈皮 5g,桂枝 5g。

二诊:1 周后患者复诊,诉腰部疼痛有缓解,间歇性跛行依旧,仍有双下肢麻木感,得热痛减,遇寒则加重,舌红,苔白腻,脉沉细。仍以寒湿为主,加用蕲蛇 5g,制川乌 5g,制草乌 5g。

三诊:2 周后患者复诊,腰腿部疼痛基本缓解,间歇性跛行及双下肢麻木仍有,舌红,苔薄白,脉沉细。可见寒湿渐化,上方去制川乌、制草乌,加老鹳草 9g,细辛 3g,乌梢蛇 5g。

四诊:3 周后患者再次复查,诉麻木略有缓解,行走时间略见延长,舌红,苔薄,脉弦细。在寒湿得去之后,重用破血逐瘀之品,加炮山甲 9g,刘寄奴 9g,地鳖虫 9g 以活血破瘀。

五诊:4 周后患者复诊,下肢麻木已基本缓解,腰部疼痛得去,行走时间可达 30 分钟,但时常腰部酸软,有心烦失眠,查见舌红,苔薄,脉细数,以阴虚为本，乃用育阴健腰汤加减以滋阴降火，益肾补骨。处方：生地黄 9g，怀山药 9g，枸杞子 9g，龟板 12g，当归 9g，白芍 9g，川芎 5g，川断 9g，黄芪 9g，怀牛膝 9g，杜仲 9g，威灵仙 9g，鸡血藤 9g，秦艽 5g，炮山甲 9g，刘寄奴 9g，地鳖虫 9g。

随访：2 个月后回访，患者诸症得减，劳累后原症状偶有反复，休息后可自愈，嘱注意休息，忌寒湿，定期随访。

三 结语

腰椎椎管狭窄症患者以老年人居多，多表现为症状多而体征少，这就更加要求我们中医骨伤科工作者运用望、闻、问、切四诊合参，对其进行精确辨证，从而可以进一步提高临床疗效，同时根据患者兼症进行药物加减。

参 考 文 献

[1]　涂泽松，陈志维. 退行性腰椎管狭窄症的中医药治疗近况及展望. 中国中医骨伤科杂志，2007，15（3）：56-57.
[2]　陆建东. 腰椎管狭窄症研究进展. 广西医学，2000，22（6）：1236-1237.
[3]　贾连顺. 退变性腰间盘狭窄症的现代外科学概念. 中华骨科杂志，2002，22（8）：509.

（刘光明，吴云定. 吴云定治疗腰椎管狭窄症经验.
上海中医药杂志，2009，43（12）：18-19）

第四节　吴云定治疗腰腿痛临床经验举隅

吴云定系上海市伤科八大家之一"施氏伤科"第五代传人，师承全国著名中医伤科大家施维智先生，悬壶数十载，临证经验颇丰。吴云定用中医药辨证施治腰椎间盘突出症、腰椎退行性疾病、劳损性腰痛、腰椎椎管狭窄症等引起的腰腿痛疗效显著。笔者有幸侍诊，伴其左右，稍有心得，获益匪浅，现将其治疗腰腿痛临床经验介绍如下。

一 病因病机

中医理论认为，腰为肾之外候，腰部受伤，必内损于肾，病延日久，肾气亦虚，复受风寒或外力，势必宿疾复发。《素问·脉要精微论》曰："腰者肾之府，转摇不能，肾将惫矣。"《证治准绳》中有云："有风、有湿、有寒、有热、有挫闪、有瘀血、有滞气、有痰积，皆标也；肾虚，其本也。"《诸病源候论·腰背痛诸候》载："肾气不足，受风邪之所为也，劳伤则肾虚，虚则受于风冷，风冷与真气交争，故腰脚痛。"提示肾虚为本是腰腿痛的内因,扭伤、劳损及风寒湿邪侵袭为标是导致腰腿痛的外因。吴云定认为腰腿痛的发生多因于肾虚劳损,急性发作时多责于风寒湿邪与闪挫损伤等,病机主要为"本虚邪实"。

二 辨证施治经验

吴云定临床经验丰富,辨证施治简明独特,其深喑"急则治其标,缓则治其本"之理,对腰腿痛患者多分急性期和缓解期进行辨治[1]。急性期多分为风湿型、寒湿型和瘀血型,缓解期分为肾阳虚型和肾阴虚型[2]。

吴云定在治疗腰腿痛时,对急症多散寒祛瘀,缓症多偏补肝肾。诸痛皆因"不通则痛""不荣则痛",祛瘀散寒则不通者可通,补益肝肾则不荣者可荣。吴云定注重鉴别诊断,首先辨病然后分缓急虚实,再者进行辨证施治。在辨证审因的基础上,采用中药,或用整骨推拿手法和中药合用,或中药加贴膏药,或中药和熏洗并用等法施治。同时注意对患者的心理治疗,在潜移默化的问诊中给患者以信心,随访皆收效甚好。

三 案例举隅

病例一:蔡某,男,60 岁,2014 年 4 月 21 日就诊。

主诉:右腰腿部疼痛,活动伸屈欠利 1 个月。

现病史:患者诉曾于 1 个月前因腰部扭伤后发作腰腿部疼痛,以右侧为甚。腰腿部活动伸屈欠利,行走不舒。卧床休息,未做其他治疗至今。患者体瘦,纳可,寐可,二便可,无其他不适症状。

体格检查:$L_4 \sim L_5$ 右侧压痛明显伴放射至臀部疼痛,并右侧臀区压痛,双侧直腿抬高试验各 85°(−),双侧拉氏征(足背屈加强试验)(−)。舌苔薄白,脉弦。

中医诊断:腰腿痛(瘀血型)。证属扭伤,筋脉受损,血溢脉外,瘀滞脉络,不通则痛,且劳损月余夹有痹痛。

西医诊断:腰椎间盘突出症。

首诊治疗:

(1)中药:急则治其标,故治拟活血通络止痛。处方:当归 12g,赤芍 9g,川芎 5g,红花 9g,桃仁 9g,生地黄 12g,制乳香 5g,制没药 5g,灵磁石 30g,伸筋草 15g,川牛膝 9g,白芍 20g,白术 9g,制香附 9g,蜈蚣 2g,姜黄 9g,黄芪 15g,党参 12g,陈皮 5g,共 14 剂,水煎服,每日 1 剂,早晚分温服,宜餐后服。

(2)新伤膏 3 贴(新伤膏即万应膏加新伤散。用法:将万应膏烘热,加新伤散 2g 于膏药中心，贴于痛处。3 日更换一次）。

二诊：2014 年 5 月 5 日。经上述用药 2 周后，患者诉右腰腿部疼痛减轻，活动已较前好转。筋脉受损，风寒湿气易乘袭而入，劳损夹有痹痛，宜疏风通络，散寒化湿。处方：桂枝 5g，防风 9g，威灵仙 12g，怀牛膝 9g，寻骨风 9g，透骨草 12g，川地龙 9g，伸筋草 12g，独活 5g，桑寄生 9g，秦艽 9g，制乳香 5g，制没药 5g，白芍 20g，白术 12g，制香附 9g，地鳖虫 9g，黄芪 20g，党参 15g，蜈蚣 2g，川木瓜 9g，当归 12g，丹参 12g，生地黄 12g，陈皮 5g，共 14 剂，水煎服，每日 1 剂，早晚分温服，餐后服。

三诊：2014 年 5 月 26 日。经上述用药 2 周后，患者诉前症已较前明显减轻，唯胃酸不适，拟前法出入，原方去制乳没，加制川乌 5g，制草乌 5g，生甘草 5g，煅瓦楞子 9g，方予 3 周共 21 剂，以资巩固。

按语：患者年老，患腰腿痛，易反复缠绵难愈，而经吴云定调理月余即收桴鼓之效，功在辨证施法得当。患病初期瘀结疼痛，急则治其标，内以《医宗金鉴》桃红四物汤加减，活血止痛，外以贴敷新伤膏[3]活血续筋；伤后日久风寒湿气乘隙袭入，以疏风通络、散寒化湿以止痛。伤科多用到活血药，为防克伐脾胃，用量多不超过 9g，旨在顾护胃气。如若胃酸不适，去活血行气药——乳香、没药，加制酸止痛之煅瓦楞子，与甘草同用效更佳。宜在餐中或餐后服用。

病例二：陈某，女，30 岁，2014 年 5 月 5 日就诊。

主诉：左腰腿部疼痛 1 个月余。

现病史：患者于 1 个月前无明显诱因出现左腰腿部疼痛、麻木，活动尚可，无外伤史，受寒遇冷后疼痛加重。MRI 示 $L_4 \sim L_5$ 髓核突出。

体格检查：脊柱左侧 $L_4 \sim L_5$ 压痛（+），无放射痛，双侧直腿抬高试验各 90°（−），双侧拉氏征（足背屈加强试验）（−）。舌苔薄白，脉弦。

中医诊断：腰腿痛（寒湿型）。证属劳损夹有风寒湿邪，阻滞经络。

西医诊断：腰椎间盘突出症。

首诊治疗：

（1）中药：治拟疏风散寒，通络止痛。处方：净麻黄 3g，桂枝 5g，防风 9g，威灵仙 12g，川地龙 9g，川牛膝 9g，生甘草 5g，制川乌 5g，制草乌 5g，蜈蚣 2g，川木瓜 9g，寻骨风 9g，独活 5g，桑寄生 9g，秦艽 9g，制香附 9g，黄芪 15g，白芍 12g，白术 12g，当归 9g，赤芍 9g，陈皮 5g，共 14 剂，水煎服，每日 1 剂，早晚分温服，宜餐后服。

（2）宿伤膏 3 贴（宿伤膏即万应膏加宿伤散。用法：将万应膏烘热，加宿伤散 2g 于膏药中心，贴于痛处。3 日更换一次）。

（3）三七通舒胶囊 4 盒，每日 2 次，每次 2 粒，口服。

二诊：2014 年 5 月 19 日。患者诉左腰腿部疼痛已较前明显好转，唯麻木尚有，拟前法出入，以待后效。原方去当归，加全蝎 3g，丹参 12g，地鳖虫 9g，共 14 剂，水煎服，每日 1 剂，早晚分温服，宜餐后服。三七通舒胶囊 4 盒，每日 2 次，每次 2 粒，口服。

按语：患者腰腿痛证属寒湿型，采用施维智先生经验方——地龙舒腰汤加减。发病多因于劳损，导致肾气亏虚，风寒湿邪易乘隙袭入，所谓"肾气不足，受风邪之所为也。劳伤则肾虚，虚则受于风冷，风冷与真气交争，故腰脚痛"（《诸病源候论·腰脚疼痛候》）。配合外敷膏药宿伤膏[3]及口服三七通舒胶囊以增散寒通络、活血止痛之力，效如桴鼓。患者麻木症状较甚者，常加虫类药，如全蝎、蜈蚣，搜风通络止痛之力较强，土鳖虫破血逐瘀、续筋接骨，相须为用，可治顽痹。

四 临证体悟

在临床上，吴云定根据不同患者不同疾病的发生发展辨证加减用药，同时亦随症运用各种辅助疗法如手法、针灸、牵引、中药熏洗、膏药、热敷等。腰腿痛患者亦有见湿热者，以四妙散加减为主并兼顾疏风散寒进行施治。有寒湿不甚者，在地龙舒腰汤中易君药麻黄为桂枝，温通散寒的同时亦可达到调和营卫之功。腰痛胀满连及胸胁，加香附、郁金、小茴香、延胡索；兼有痰阻，痛有定处，加半夏、白芥子、制南星；脾胃困乏、饮食欠佳者，加陈皮、谷芽、麦芽、藿香、佩兰；肾阳虚者，加鹿角胶、仙茅、淫羊藿、肉苁蓉；肾阴虚者，加何首乌、鳖甲、龟板；痛如针刺、脉涩者，加全蝎、蜈蚣、刘寄奴、穿山甲片；湿阻明显者，加薏苡仁、木瓜、苍术、白术。吴云定也常喜对药相须为用以增强效力，如羌活、独活，白芍、白术，赤芍、白芍，防风、防己，制乳香、制没药，制川乌、制草乌等。吴云定教诲，用药如用兵，并非多多益善，更重要的是要恰得其位。

参 考 文 献

[1]　吴云定，李飞跃，邱德华，等. 跟名医做临床·骨伤科难病.北京：中国中医药出版社，2009：18.

[2]　刘光明，吴云定. 吴云定治疗腰椎管狭窄症经验. 上海中医药杂志，2009，43（12）：18-19.

[3]　施维智. 伤科传薪录. 上海：学林出版社，1995：246-247.

（王强，孙波，吴云定. 吴云定治疗腰腿痛临床经验举隅.

中医文献杂志，2015，33（3）：44-46）